AF355640

DU
TYPHUS ÉPIDÉMIQUE

ET

HISTOIRE MÉDICALE DES ÉPIDÉMIES DE TYPHUS

OBSERVÉES AU BAGNE DE TOULON

en 1855 et 1856

PAR

LE Dr A. M. BARRALLIER

Professeur de pathologie médicale à l'École de médecine navale de Toulon,
Second médecin en chef de la Marine,
Officier de l'ordre impérial de la Légion d'honneur,
Membre correspondant de l'Académie royale de médecine et de chirurgie de Cadix,
Membre titulaire de la Société académique du Var.

PARIS

J. B. BAILLIÈRE et FILS,

LIBRAIRES DE L'ACADÉMIE IMPÉRIALE DE MÉDECINE,
Rue Hautefeuille, 19.

LONDRES.   NEW-YORK.
HIPP. BAILLIÈRE, 219, REGENT-STREET. | BAILLIÈRE BROTHERS, 440, BROADWAY.

MADRID, C. BAILLY-BAILLIÈRE, PLAZA DEL PRINCIPE ALFONSO, 16.

1861

TYPHUS ÉPIDÉMIQUE

PUBLICATIONS DE L'AUTEUR.

Note sur les propriétés antiblennorrhagiques de l'aloès (*Bulletin général de thérapeutique*, tome XXIV, 1843, page 413).

Sur les potions purgatives à la magnésie calcinée (*Bulletin général de thérapeutique*, tome XXVI, 1844, page 209).

Des accidents tertiaires de la syphilis. In-4. 1847.

Du traitement des céphalalgies nerveuses par l'emploi du chlorhydrate d'ammoniaque (*Bulletin général de thérapeutique*, tome LVI, 1859, page 305), et in-8. Paris.

Des effets physiologiques et de l'emploi thérapeutique de l'huile essentielle de valériane (*Bulletin général de thérapeutique*, tome LIX, 1860, page 241), et in-8. Paris.

DU
TYPHUS ÉPIDÉMIQUE

ET

HISTOIRE MÉDICALE DES ÉPIDÉMIES DE TYPHUS

OBSERVÉES AU BAGNE DE TOULON

en 1855 et 1856

PAR

LE Dr A. M. BARRALLIER

Professeur de pathologie medicale à l'École de médecine navale de Toulon,
Second médecin en chef de la Marine,
Officier de l'ordre impérial de la Légion d'honneur,
Membre correspondant de l'Académie royale de médecine et de chirurgie de Cadix,
Membre titulaire de la Société académique du Var.

PARIS

J. B. BAILLIÈRE et FILS,

LIBRAIRES DE L'ACADÉMIE IMPÉRIALE DE MÉDECINE,
Rue Hautefeuille, 19.

LONDRES.   NEW-YORK,
HIPP. BAILLIÈRE, 219, REGENT-STREET.   BAILLIÈRE BROTHERS, 440, BROADWAY.
MADRID, C. BAILLY-BAILLIÈRE, PLAZA DEL PRINCIPE ALFONSO, 16.

1861

PRÉFACE.

Pendant les derniers mois de l'année 1855, quand fut terminée l'épidémie de typhus qui venait de sévir sur les condamnés du bagne de Toulon, j'en rédigeai, sur les notes que je faisais recueillir pendant mes visites, une relation médicale, que j'adressai le 20 janvier 1856 à l'Académie impériale de médecine (1). Le typhus s'étant encore développé sur les forçats pendant les premiers mois de la même année, je fis un exposé sommaire de cette seconde épidémie, que je soumis, de nouveau, à cette savante compagnie (2).

À cette même époque, la maladie, qui exerçait de grands ravages sur notre armée d'Orient, se manifesta sur plusieurs des bâtiments destinés au transport des troupes, et à diverses reprises de nombreux typhiques furent débarqués au lazaret de Toulon.

Des rapports très-remarquables furent adressés, à cette occasion, au conseil de santé de ce port par les médecins de la marine appelés à traiter les malades, soit dans cet établissement, soit à bord des bâtiments sur lesquels ils étaient embarqués. En même temps, divers mémoires de nos confrères de l'armée de terre furent publiés dans la presse médicale ou présentés aux corps académiques; des

1 *Bulletin de l'Académie de médecine*, 1856, t. XXI. p. 353.
2. *Ibidem*, 1859, t. XXIV, p. 857.

discussions très-intéressantes eurent lieu à l'Académie impériale ottomane ; de tous côtés, la question, si controversée jusqu'alors, de l'autonomie du typhus était élucidée ; l'histoire complète de cette maladie se faisait ainsi peu à peu. L'attention médicale, que les travaux des officiers de santé de l'armée et de la flotte avaient éveillée, se porta alors sur divers ouvrages publiés à l'étranger sur le typhus et surtout sur ceux des médecins anglais et suédois. Les matériaux abondaient de toutes parts ; les nuages, qui avaient voilé pendant si longtemps la valeur des caractères symptomatiques de cette pyrexie, se dissipaient graduellement ; la conviction se faisait dans l'esprit de tous. Je pensai alors que le moment était opportun d'élargir le cadre que je m'étais tracé dans les relations des épidémies que j'avais observées au bagne de Toulon, et je conçus le projet de faire un traité du typhus. Je reculai longtemps devant cette lourde tâche ; me rendant enfin à des sollicitations émanées de personnes auxquelles je ne pouvais rien refuser, je me suis décidé à rassembler, en un corps d'ouvrage, les notes que j'avais prises, dans les écrits des auteurs qui traitent de cette maladie, dans les intéressants rapports des médecins de la marine déposés aux Archives du Conseil de santé du port de Toulon, et dans les Mémoires publiés par mes confrères de l'armée de terre. Enfin, les deux épidémies qui, en 1855 et 1856, ont sévi sur les condamnés du bagne de Toulon, et pendant lesquelles j'ai observé 1302 typhiques, m'ont fourni, pour la rédaction de ce

A MONSIEUR

A. A. M. REYNAUD

INSPECTEUR GÉNÉRAL DU SERVICE DE SANTÉ DE LA MARINE,

COMMANDEUR DE L'ORDRE IMPÉRIAL DE LA LÉGION D'HONNEUR ET DU MEDJIDIÉ
DE TURQUIE,

MEMBRE CORRESPONDANT DE L'ACADÉMIE IMPÉRIALE DE MÉDECINE, etc.

MONSIEUR L'INSPECTEUR GÉNÉRAL ET CHER MAITRE,

Votre affection et votre bienveillant appui ne m'ont jamais fait défaut pendant tout le cours de ma carrière médicale. Comme un faible témoignage de ma profonde gratitude, je vous dédie ce livre, dont les principaux matériaux ont été recueillis sous vos yeux, et que j'ose aujourd'hui, d'après vos conseils, livrer à la publicité.

Je suis, avec le plus profond respect,

MONSIEUR L'INSPECTEUR GÉNÉRAL ET CHER MAITRE,

Votre très-humble, très-obéissant serviteur
et très-reconnaissant élève,

A. BARRALLIER.

livre, les documents les plus nombreux et les plus importants.

Le travail que je livre aujourd'hui à la publicité, n'est pas certes complet; mais tel qu'il est, je crois qu'il remplit une lacune dans la littérature médicale. Le *Traité du typhus contagieux* d'Hildenbrand, bien que pouvant encore être consulté avec fruit, a vieilli et présente de nombreuses imperfections : cet auteur n'a pas, à mon avis, nettement séparé le typhus de certaines maladies avec lesquelles il offre quelques ressemblances ; de plus les détails nécroscopiques font tout à fait défaut ; mais je dois dire qu'Hildenbrand ne pouvait donner, dans son livre, tout ce qui lui manque, car à l'époque où il le publia, la science du diagnostic et les investigations anatomiques n'étaient pas arrivées au degré de perfection qu'elles ont acquis de nos jours.

Je n'ai pas la prétention de remplacer l'ouvrage d'Hildenbrand ; mais en publiant aujourd'hui mon *Traité du typhus épidémique*, j'ai pensé faire une œuvre utile aux médecins et susceptible de leur éviter, dans l'occurrence, des recherches difficiles et laborieuses.

Cet ouvrage est divisé en deux parties.

Dans la *première*, je traite du typhus épidémique, que je décris le plus complétement qu'il m'a été possible, en mettant à contribution les diverses relations des épidémies publiées jusqu'à nos jours.

Dans la *seconde*, je fais l'histoire médicale des épidémies que j'ai observées au bagne de Toulon en 1855 et 1856. Cette dernière, par les détails plus précis qu'elle comporte, peut être considérée comme un complément de la première partie.

Pour la rédaction du traité du *Typhus épidémique*, j'ai consulté les divers travaux publiés par plusieurs auteurs du siècle dernier, tels que de Courcelle, Poissonnier-Desperrières, Lind, Pringle, Borsieri, etc., l'ouvrage jusqu'à nos jours classique d'Hildenbrand et les divers articles insérés dans les journaux de médecine, sur les épidémies de typhus qui ravagèrent l'Europe pendant la période de 1802 à 1817. A une époque plus rapprochée de nous, le typhus s'étant presque périodiquement établi dans les bagnes, des communications importantes furent faites aux corps académiques et à la presse médicale ; parmi ces travaux, je dois mentionner le mémoire présenté à l'Académie de médecine par M. le professeur Fleury, premier médecin en chef de la marine au port de Toulon, sur le typhus de 1829-1830 ; les lettres adressées à cette savante compagnie par le professeur Pellicot, deuxième médecin en chef, sur la même épidémie; la thèse de M. G. Villers, chirurgien principal de la marine en retraite, sur le typhus de 1833 ; et les notes inédites sur l'épidémie de 1845, que feu M. le professeur Lauvergne, ancien directeur du service de santé de la marine à Toulon, avait bien voulu me communiquer.

J'ai mis pareillement à contribution quelques ouvrages publiés à l'étranger, et surtout ceux de Jenner, de Londres, et du professeur Magnus Huss, de Stockholm.

L'épidémie de typhus qui a ravagé en 1855 et 1856 notre armée devant Sébastopol, a été l'occasion de travaux très-intéressants publiés par nos confrères de l'armée de terre, parmi lesquels je citerai le livre de F. Jacquot, *Sur le typhus de l'armée d'Orient* ; la *Relation médico-chirurgicale de la campagne d'Orient* par M. l'inspecteur Scrive, les articles remarquables, publiés dans divers journaux de médecine, de MM. Tholozan, Garreau, Haspel, Baudens, Mouchet, Godelier, Cazalas, etc.

Les rapports des officiers de santé de la marine, de la collection du port de Toulon, m'ont été d'un très-précieux secours ; ils m'ont fourni des renseignements fort intéressants sur le typhus que ces médecins avaient observé à bord des navires, sur lesquels ils étaient embarqués lors du rapatriement de l'armée de Crimée ; les détails que j'ai puisés dans ces rapports sont tout à fait inédits. Je suis très heureux que la publication de cet ouvrage m'ait fourni l'occasion de faire connaître les travaux remarquables qu'ils renferment et qui malheureusement restent le plus ordinairement ignorés.

J'ai aussi consulté le récent ouvrage que mon ami M. le professeur Marroin vient de faire paraître sous le titre d'*Histoire médicale de la flotte française dans la mer Noire*, et diverses brochures publiées par MM. Arneaud, Thibaut, E. Montgrand, chirurgiens de première classe de la marine.

La seconde partie, consacrée à l'histoire médicale des épidémies observées au bagne de Toulon en 1855 et 1856, comprend de nombreux détails

surl'hygiène des chiourmes, qui, sans doute, seront
lus aujourd'hui avec d'autant plus d'intérêt que,
par suite des prescriptions d'une loi récente, une
nouvelle destination a été donnée aux condamnés
aux travaux forcés.

En exécution de cette loi, les bagnes des ports
de l'Océan ont été supprimés; celui de Toulon
seul est conservé : il sera désormais un lieu de
dépôt, où les forçats provenant de tous les points
de l'Empire se réuniront, pour attendre le départ des navires, qui les transporteront dans les
colonies pénitentiaires.

La partie médicale de cette seconde partie a été
rédigée sur les notes que je dictais pendant mes
visites et qui ont été recueillies : pendant l'épidémie de 1855 par MM. V. Mége, chirurgien de première classe, et Julien, chirurgien de deuxième
classe; pendant l'épidémie de 1856 par M. A. Ro-
main, chirurgien de première classe. M. Baudet,
pharmacien de première classe, a coopéré à ce travail, pendant les deux épidémies, en faisant les
diverses analyses que je lui avais confiées.

Je remercie sincèrement ces estimables confrères, ainsi que les médecins et les étudiants qui, à
ces époques, ont servi sous mes ordres à l'hôpital
du bagne, de leur utile collaboration et du zèle et
du dévouement qu'ils ont montrés pendant les
deux épidémies.

Toulon, le 12 mai 1861.

DU

TYPHUS ÉPIDÉMIQUE

ET

HISTOIRE MÉDICALE DES ÉPIDÉMIES DE TYPHUS

OBSERVÉES AU BAGNE DE TOULON.

PREMIÈRE PARTIE

DU TYPHUS ÉPIDÉMIQUE.

CHAPITRE PREMIER

CONSIDÉRATIONS HISTORIQUES.

Presque jusqu'à nos jours, une grande confusion a régné dans la science, sur la place que l'on devait assigner au typhus, dans les cadres nosologiques.

Parmi les auteurs de Pathologie médicale, nous voyons les uns faire bon marché des relations des épidémies de typhus observées, dans les siècles derniers, soit au sein des armées, soit à bord des vaisseaux, soit dans diverses contrées de l'Europe, par des médecins dont les noms ont mérité d'arriver jusqu'à nous et appuyer leur manière de voir sur l'infidélité ou l'insuffisance prétendues de ces histoires; ils ont, par suite, émis l'opinion que le typhus n'était pas une maladie ayant sa personnalité propre, et qu'il devait s'agréger, comme un très-grand nombre de fièvres continues, dans la maladie nommée aujourd'hui *fièvre typhoïde.*

BAILLALLIER. 1

Des travaux justement estimés ont cherché à soutenir l'identité de ces deux affections, et jusqu'à une époque très-rapprochée de nous, cette manière de voir a été tellement accréditée que, dans un certain nombre d'ouvrages classiques de pathologie médicale, il n'est nullement fait mention du typhus dont l'étude devait naturellement se ranger, d'après leurs auteurs, dans celle de la fièvre typhoïde.

D'autres, meilleurs appréciateurs, conservant un certain respect pour les faits antérieurs à notre époque, ont décrit le typhus en puisant aux sources anciennes, mais avec une manifeste réserve, car ils avouaient timidement que le doute était permis au sujet de la dissemblance de ces deux pyrexies.

On peut donc dire qu'avant la guerre d'Orient, la plupart des médecins pensaient que la maladie désignée jadis sous les dénominations de fièvre des camps, des prisons, des vaisseaux, des hôpitaux, de Hongrie, d'affection pétéchiale, etc., n'était autre chose que la fièvre typhoïde de notre époque dont les lésions anatomiques n'avaient pas été étudiées avec cette sérieuse attention qui préside aujourd'hui aux recherches nécroscopiques ; il existe cependant une école à laquelle je m'honore d'appartenir, où la non-identité du typhus et de la fièvre typhoïde a été toujours professée par tous les membres du corps enseignant ; des épidémies fréquentes ravageant périodiquement les bagnes corroboraient cette opinion qui s'appuyait sur tous les moyens d'une observation exacte, épidémies dont plusieurs relations furent publiées par la presse médicale, ou portées devant les académies ; mais l'influence de ces écrits n'eut aucune puissance pour effacer les déterminations arrêtées d'avance de ceux qui ne voyaient dans le typhus qu'une véritable dothinentérie : il fallut qu'une grave épidémie sévissant sur une nombreuse armée, racontée par nos confrères de l'armée de terre et de la flotte, vînt appeler de nouveau l'attention, et faire entrevoir la possibilité de l'admission d'une existence isolée pour le typhus.

Mais, ainsi que je viens de le dire, alors que cette maladie n'était pour le plus grand nombre des médecins qu'une forme de la fièvre typhoïde, d'autres imitant Sauvages, qui rangeait presque toutes les fièvres continues sous le nom de typhus, conservaient cette dénomination et l'appliquaient à des maladies qui n'avaient avec celle qui nous occupe que des ressemblances très-éloignées : Hildenbrand, M. Andral et plusieurs auteurs modernes ont adopté cette manière de voir ; alors la peste fut nommée typhus d'Orient ; la fièvre jaune, typhus d'Amérique ou ictérode ; le choléra, typhus asiatique ; la pourriture d'hôpital, typhus des plaies ; et le typhus vrai, typhus d'Europe ; on s'était basé, pour établir ces appellations de parenté, sur quelques caractères particuliers, tels que l'épidémicité et certaines analogies étiologiques, car presque toutes ces maladies sont produites par des miasmes de nature organique qui se développent à un haut degré, soit dans leurs lieux d'origine, soit sous l'influence de certaines conditions susceptibles de favoriser leur propagation.

Mais pour légitimer cette dénomination commune, ces rapports devaient avoir pour caractères essentiels de n'appartenir qu'aux seules maladies précitées ; il n'en est pourtant pas ainsi, car avec un peu d'attention, il serait facile de rencontrer dans les cadres nosologiques, un assez bon nombre d'affections qui pourraient, en se plaçant au point de vue où se sont mis les auteurs que je cite, recevoir facilement le nom de typhus.

Il est d'autres auteurs qui, bien loin de repousser cette expression, l'ont adoptée même pour désigner la fièvre typhoïde ; c'est ainsi que certains pathologistes allemands et suédois ont employé la dénomination commune de typhus, en ayant soin de différencier les formes qu'ils admettaient par des épithètes choisies suivant la prédominance de quelques symptômes : ainsi le docteur Magnus Huss, professeur de clinique médicale à l'Université de Stockholm, reconnaît un typhus pétéchial qui est le véritable typhus, un typhus abdominal qui n'est autre chose que notre fièvre typhoïde, et secondairement un broncho-typhus et un pneumo-typhus, formes qui, d'après l'auteur que je viens de citer, ont dans les climats du Nord, surtout pendant la saison froide et humide, tant de points d'affinité avec le typhus pétéchial et abdominal qu'il est difficile de pouvoir les distinguer. On a encore admis un typhus cérébral que quelques auteurs allemands considèrent comme étant notre méningite cérébro-spinale épidémique, et un typhus spinal ; Magnus Huss pense que ces derniers typhus sont plutôt des formes pathologiques que des maladies proprement dites (1).

<hr>

(1) Magnus Huss, *Statistique et traitement du typhus et de la fièvre typhoïde*, Gothenbourg, 1855, page 27.

Au point de vue historique, le typhus peut se diviser en trois époques ou périodes bien distinctes.

La première période commence au moment où furent observées avec plus de soin, et d'une manière réellement scientifique, les épidémies de fièvre pétéchiale qui sévirent au seizième siècle, avec une grande intensité, sur diverses contrées de l'Europe, et se termine à l'époque de la publication des travaux de Petit et Serres, et de la promulgation de la doctrine de Broussais.

La seconde période s'étend depuis cette dernière époque jusqu'à la guerre d'Orient ; elle est caractérisée par la négation presque absolue de l'individualité du typhus.

La troisième commence en 1855 à l'épidémie de Crimée et continue de nos jours ; cette période est caractérisée par une grande réaction contre les doctrines professées pendant la seconde période, et par l'examen consciencieux de toutes les théories émises au sujet du typhus, examen appuyé sur des faits nombreux recueillis avec un soin minutieux, et dont les résultats nous paraissent destinés à fixer toutes les opinions, même les plus dissidentes, sur la maladie qui nous occupe.

Ire Période historique.— Cette période ne doit réellement commencer qu'à l'époque où ont été publiées, pour la première fois, des relations un peu exactes des épidémies de typhus, c'est-à-dire dans le cours du seizième siècle ; il est vrai que certains auteurs ont voulu remonter au delà de cette époque, et ont rapporté au typhus, la peste (λοιμός) dont parle Thucydide, parce que cet historien fait connaître quelques symptômes qui sont propres au typhus et que de plus cette maladie s'était déclarée peu de temps après la réunion d'une armée nombreuse dans le Péloponèse.

Mais l'opinion générale est qu'on ne trouve chez les anciens aucune trace du typhus; il est vrai que Lind (1) dit qu'Aétius a observé, dans les fièvres malignes, des taches légères, aplaties, non soulevées au-dessus de la peau, et semblables à des morsures de puces; mais cette description n'est pas assez complète pour faire supposer qu'elle s'applique au typhus vrai.

La première mention un peu exacte de cette maladie se rencontre dans quelques écrits de plusieurs médecins espagnols du quinzième siècle et dans les commentaires sur Avicenne publiés, à la même époque, par Jacob de Partibus (Jacques Desparts), médecin de Charles V. La première description complète de la fièvre pétéchiale nous a été donnée par Jérôme Fracastor, qui observa et décrivit, avec beaucoup de soin, les épidémies qui régnèrent en Italie en 1505 et 1528, et qui d'après Borsieri furent importées des plages orientales et particulièrement de l'île de Chypre.

Cette maladie apparut pour la première fois en Hongrie, dans la province de Hochelag en 1534. L'épidémie la plus désastreuse eut lieu en 1556 dans l'armée que l'empereur Maximilien II envoya contre les Turcs; elle

(1) *Mémoires sur les fièvres et sur la contagion*, trad. de l'anglais par H. Fouquet. Paris, 1781.

prit de là une grande extension, ravagea tout le royaume, et se répandit en Allemagne et en Suisse, où elle fut portée par les troupes qui venaient de prendre part à la guerre : ce typhus, qui avait pris naissance au sein d'une armée nombreuse qui séjourna longtemps en Hongrie, fut naturellement nommé par les populations qu'elle décima, *fièvre, céphalalgie de Hongrie, morbus Hungaricus*; ces appellations servirent à désigner pendant longtemps cette maladie.

Pendant tout le cours du seizième siècle, le typhus exerça de grands ravages dans diverses contrées de l'Europe ; l'épidémie de Belgique en 1574 fut décrite par Gemma ; celles de Vérone en 1557, 1570 et 1580 par Pierre de Castro ; celle qui ravagea l'Espagne, à la même époque, par Juan de Carmona et Fernando Maldonado.

Dans le dix-septième siècle, le typhus se manifesta plusieurs fois pendant les grandes guerres de cette époque ; Rivière décrivit l'épidémie qu'il observa en 1623, après le siége de Montpellier ; Diemenbrock, celle qui sévit sur l'armée française après la levée du siége de Louvain en 1635, et qui de là se répandit sur les localités voisines ; Willis, celle qui apparut à Oxford en 1643 pendant la guerre civile qui ravageait alors l'Angleterre, et celle qu'il observa en 1658 aux environs de Londres.

A la fin de ce siècle, le typhus ne cessa de parcourir les diverses contrées de l'Europe ; l'Allemagne, l'Italie, la Hollande, la Suisse furent les régions les plus maltraitées. Un grand nombre de relations furent publiées sur ces diverses épidémies ; je me bornerai à citer celle de Ramazzini sur le typhus du duché de Modène en 1692, de Frédéric Hoffmann sur celui de Hall en 1699.

Pendant le dix-huitième siècle, nous voyons de nouveau l'Italie, l'Allemagne et surtout les Palatinats et la Silésie être ravagés par le typhus après le rude hiver de 1709 ; les mémoires qui furent publiés sur ces diverses épidémies présentent très-peu d'intérêt.

La maladie continua à sévir, pendant plusieurs années, tantôt en Allemagne, tantôt en Italie, tantôt dans quelques provinces françaises : les épidémies de cette époque furent décrites par Serink, Brandhor (Prague, Silésie, 1740), Rosen (Upsal, 1742), Lecat (Rouen, 1754), Kuhn, Bergius, (Strasbourg, 1759), de Mertens (1) ; De Haen (Vienne, 1771) ; Pinel rapporte (2) que la fièvre adynamique était endémique à la Salpêtrière et sévit avec une grande intensité en l'an IV de la République (1794) ; il attribue cette maladie aux changements d'existence qu'avaient éprouvés les femmes qui y étaient assistées : jouissant autrefois, dit cet auteur, de toutes les commodités de la vie, elles furent amenées par la disette, ou les événements de la révolution à la misère la plus extrême, et furent enfin forcées de chercher un asile à la Salpêtrière où la plupart d'entre elles furent bientôt attaquées de la fièvre dite putride.

Les armées navales ne furent pas à l'abri du typhus ; en 1740 les vaisseaux anglais *le Panther* et *le Cantorbury*

---

(1) Mertens, *Traité de la peste*, contenant l'histoire de celle qui a régné à Moscou en 1771. Vienne, 1784.

(2) *Nosographie philosophique*, 6e édition. Paris, 1818, tome I, page 140.

ravagés par cette maladie la propagent à Plymouth ; l'escadre de l'amiral de La Mothe en est atteinte et la communique à la fin de 1757 à la ville de Brest ; en 1773 la frégate danoise *le Christian Soë*, en croisière dans la Baltique, est pareillement envahie par le typhus, qui, heureusement n'amène qu'une mortalité restreinte ; en 1780, l'escadre franco-espagnole présente devant Algéziras, après le siége de Gibraltar, une épidémie très-grave qui se compliqua fréquemment de scorbut ; elle fut importée par la flotte française à Toulon, où les malades furent débarqués au fort Lamalgue ; la maladie ne se communiqua pas à la ville. Je dois aussi mentionner les épidémies de typhus qui ravagèrent, à cette époque, les escadres du marquis d'Antin, du comte de Roquefeuil, de Danville, de Piosen, etc.

Dans les premières années du dix-neuvième siècle, l'épidémie la plus remarquable fut celle qui sévit sur l'armée d'Italie, commandée par le général Scherer et qui se propagea dans les départements du midi de la France ; elle fut décrite par Laugier, W. Batt, Brignole et Rasori.

A la même époque, le docteur Geoffroy publiait l'histoire du typhus qu'il avait observé dans les départements de l'Aube et de l'Yonne ; l'épidémie qui se répandit dans le sud-ouest de la France, après la guerre d'Espagne de 1808, fut racontée par Nysten et par plusieurs médecins des pays ravagés.

« L'une des épidémies castrales les plus terribles, dont l'histoire médicale puisse faire mention, dit

J. A. F. Ozanam (1), est sans doute celle qui en 1813, à l'époque de la retraite de l'armée française de Moscou, fit un ravage épouvantable à Wilna parmi les militaires et les habitants. » Dès cette époque le typhus fut en permanence dans les armées, et après la paix, il se répandit dans presque toutes les contrées de l'Europe par suite du retour des troupes dans leurs foyers ; il ne disparut qu'en 1817 : la plupart des travaux qui ont été écrits sur cette épidémie ont été insérés dans les divers journaux de l'époque, particulièrement dans le *Journal général de médecine*, dans le *Journal de médecine* de Leroux, Corvisart et Boyer, et dans un grand nombre de thèses soutenues devant les facultés de médecine.

Les auteurs qui, pendant cette période, ont écrit sur le typhus sont nombreux : je citerai Brandhor, Hoffmann, Campbell, Franck, Sennert, Pringle, Ramazzini, Gonzalès, et plusieurs auteurs qui ont illustré la médecine navale française, à la fin du dix-huitième siècle, entre autres, de Courcelle qui publia la relation de l'épidémie de Brest en 1757 et 1758 (2), Poissonnier-Desperrières qui, dans son *Traité des maladies des gens de mer*, a tracé une histoire remarquable de la fièvre des vaisseaux. Je dois aussi faire une mention spéciale des travaux de Borsieri et d'Hildenbrand ; le premier (3),

<hr>

(1) *Histoire médicale des maladies épidémiques*, Paris 1835, tome III, page 201, 2ᵉ édition.

(2) M. Fonssagrives, professeur à l'École de médecine navale de Brest, a publié en 1859, dans les *Annales d'hygiène publique*, tome XII, pages 241 et suiv., de très-intéressantes recherches historiques sur l'épidémie qui ravagea l'escadre de l'amiral Dubois de La Mothe.

(3) *Instituts de médecine pratique*.

au chapitre consacré à l'affection pétéchiale, a donné
de cette maladie une description très-intéressante que
j'ai utilement consultée; le second (1) a mis à profit
tous les faits que lui avaient fournis les épidémies antérieures et celles qu'il avait observées lui-même, et
a donné de cette maladie une description aussi complète qu'elle le pouvait être à l'époque où il écrivait,
mais qui, aujourd'hui, n'est plus au niveau des con-
naissances nouvelles que nous avons acquises sur le
typhus. Peu de temps après la publication de la traduction française du traité d'Hildenbrand par le docteur
Ch. Gasc (1811), le professeur Hernandez, premier
médecin en chef de la marine, fit paraître un ouvrage (2) remarquable par une grande érudition, mais
déparé par un solidisme trop exclusif qui lui attira une
critique très-vive de la part de Broussais (3).

2ᵉ PÉRIODE HISTORIQUE. — Cette seconde période, qui
s'étend depuis la publication de l'ouvrage de Petit et
Serres (4) et des premières époques de la doctrine
physiologique, jusqu'au typhus de Crimée, est caractérisée par la tendance de presque tous les auteurs à réunir
toutes les fièvres dites essentielles sous une même dési-
gnation, et à leur reconnaître une détermination anatomique, sur l'appareil digestif, de nature inflammatoire;

(1) *Traité du typhus contagieux*, publié en 1809.
(2) *Essai sur le typhus ou fievre asthénique.*
(3) *Examen de la doctrine médicale généralement adoptée.* Paris,
1816.
(4) *Traité de la fièvre entéro-mésentérique.* Paris, 1813.

cette opinion fut professée par Broussais, Bretonneau et principalement par Louis (1). Depuis ces travaux, presque toutes les fièvres qui avaient eu, jusqu'alors, une existence à part, furent réunies sous cette appellation commune, et le typhus lui-même, qui n'avait plus été observé depuis plusieurs années, fut considéré comme devant se rattacher à la dothinentérie.

Cependant, ainsi que je l'ai déjà dit, il y avait encore du doute, à ce sujet, dans certains esprits : ce doute fut même partagé par le corps médical le plus éminent de la France, l'Académie impériale de médecine, qui, en 1835, mit au concours la question suivante : *Faire connaître les analogies et les différences qui existent entre le typhus et la fièvre typhoïde dans l'état actuel de la science.* Deux mémoires furent couronnés, l'un de M. Montault (2) qui établissait que, malgré quelques apparences de ressemblances dans la symptomatologie, ces deux maladies étaient tout à fait distinctes ; l'autre de M. C. E. Gaultier de Claubry qui prouvait l'identité des deux affections (3).

Cette double récompense accordée à des travaux, du reste très-recommandables, et dont les conclusions étaient si opposées, démontrait que l'Académie elle-même partageait le doute dans lequel était un bon nombre de médecins, et qu'elle conservait, malgré les deux mé-

(1) *Recherches anatomiques, pathologiques et thérapeutiques sur la maladie connue sous le nom de Fièvre typhoïde.* Paris, 1841. 2 v. in-8.
(2) *Mémoires de l'Académie de médecine,* tome VII, pages 184 et suiv.
(3) *De l'identité du typhus et de la fièvre typhoïde.* Paris, 1844, in-8.

moires qu'on lui avait adressés, la même incertitude au sujet de l'état du typhus et de la fièvre typhoïde.

Néanmoins le travail de M. Gaultier de Claubry eut, dans le monde médical, un plus grand retentissement que celui de M. Montault : l'opinion se prononça formellement pour les conclusions de l'auteur qui admettait l'identité des deux maladies, et oublia les travaux publiés par plusieurs médecins de la marine, tels que les professeurs Fleury et Pellicot, M. Villers, etc. sur les épidémies de typhus du bagne de Toulon, et les recherches récentes de plusieurs médecins anglais sur le typhus d'Irlande et de Londres (*Typhus fever*).

Cette manière de considérer le typhus était donc acquise presque définitivement dans les ouvrages classiques et dans l'enseignement des écoles, lorsque M. Forget adressa, à l'Institut, le 9 octobre 1854, un mémoire sur une petite épidémie de typhus observée dans les prisons et les hôpitaux de Strasbourg, et que se manifestèrent presque simultanément, les épidémies si graves de l'armée d'Orient et du bagne de Toulon en 1855 et 1856.

La réaction ne tarda pas à s'établir en sens contraire ; et devant la masse des faits que fournirent ces épidémies, on commença à croire qu'on avait peut-être, avec trop de précipitation, admis l'identité des deux maladies, et qu'il convenait d'ajouter foi aux travaux des médecins qui avaient toujours reconnu la séparation de ces pyrexies, et qu'ils étaient assez bons observateurs pour constater les différences symptomatologiques qu'elles présentent, d'assez habiles anatomistes pour voir et reconnaître la lésion intestinale propre à la fièvre typhoïde et qui est toujours absente dans le typhus (1).

3ᵉ Période historique. — Les travaux des médecins militaires qui ont observé le typhus de l'armée d'Orient entre autres ceux de MM. Baudens, Michel Lévy, Scrive, Godelier, Tholozan, Haspel, Ganderax, Cazalas (2), etc.; ceux de mes confrères de la flotte parmi lesquels je citerai M. le professeur Marroin (3), MM. Macret, Montgrand, Gibert, Thibaut, Arneaud, Lecoat-Kernoter, Lambert, etc. ; enfin l'histoire médicale du typhus du bagne de 1855 que j'ai présentée le 20 janvier 1856 à l'Académie impériale de médecine, et que je publie à la fin de ce livre, constituent les travaux qui caractérisent la 3ᵉ période historique du typhus. A part quelques dissidences, qui se sont présentées même parmi ceux qui avaient observé la même épidémie, il est désormais

(1) M. Gaultier de Claubry, dans son ouvrage sur l'*Identité du typhus et de la fièvre typhoïde*, page 277, en analysant l'historique médical de la maladie qui a régné parmi les condamnés du bagne de Toulon en 1829 et 1830, par le professeur Fleury, premier médecin en chef de la marine, inséré dans les *Mémoires de l'Académie de médecine* (Paris, 1833, tome III, pages 501 et suiv.) dit : « Les résultats des nécropsies n'étaient pas tels qu'on nous les a montrés à la suite des autres épidémies de typhus, mais les différences dans les résultats proviennent-elles réellement de l'absence des lésions dans l'épidémie de Toulon, ou bien sont-elles seulement la conséquence du peu de soin avec lesquels les recherches nécroscopiques semblent avoir été faites dans cette occasion ? » Il faut avouer que voilà une manière facile de se débarrasser des faits qui contredisent une opinion arrêtée d'avance.

(2) *Maladies de l'armée d'Orient. Statistique médicale de l'hôpital de l'École militaire à Constantinople.* Paris, 1860, in-8.

(3) *Histoire médicale de la flotte française dans la mer Noire.* Paris, 1861, in-8.

parfaitement acquis qu'on ne saurait confondre aujour-
d'hui le typhus et la fièvre typhoïde, deux maladies
très-bien séparées par leur étiologie, leur symptomatologie et leurs caractères anatomiques.

Dans l'étude générale du typhus épidémique, tout en
tenant un compte sérieux des travaux publiés dans le
siècle précédent et dans le commencement du siècle actuel, principalement par les médecins de la marine,
j'aurai soin de faire une large part aux relations des
épidémies des bagnes, et de celles de l'armée d'Orient,
en mettant à contribution pour cette dernière les mémoires des médecins de l'armée et de la flotte, et enfin tout
ce qui pourra être utile, dans l'exposition générale du
typhus, dans mes notes sur les épidémies du bagne
de 1855 et 1856.

————

CHAPITRE II

DÉNOMINATIONS. — DÉFINITIONS.

Dénominations.—Depuis l'époque où le typhus exerça
de grands ravages en Europe, jusqu'à nos jours, il a
reçu de nombreuses dénominations. Fracastor, qui le
premier le décrivit avec soin, le nomma *febris petechialis
cum puncticulis;* le nom de *febre petechiale* lui a été conservé par les Italiens ; Pierre de Castro se servit de l'expression de *febris maligna puncticulata ;* les dénominations de *fièvre pestilentielle avec pétéchies, de maladie
pétéchiale* lui furent donnés par un grand nombre d'au-

teurs; devenu presque endémique en Hongrie, qui, en effet, fut pendant de longues années le foyer d'où il irradia dans le reste de l'Europe, il fut décrit sous les noms de *fièvre* de *Hongrie*, de *morbus Hungaricus* : son développement plus facile au milieu des grandes agglomérations d'individus le fit dénommer *fièvre des hôpitaux, des camps, des prisons, des vaisseaux* (*typhus nosocomialis, castrensis, carceralis, navalis*). Plusieurs médecins, n'ayant égard qu'à certains symptômes dominants et principalement à l'éruption, appelèrent cette maladie *fièvre exanthématique ponctuée, pourprée, tachetée : fièvre adynamique, ataxique, putride, maligne avec exanthème ;* Fournier et Vaidy, dans le grand dictionnaire des ciences médicales, la nomment *fièvre typhode*. En Espagne, elle est communément désignée sous le nom de *tabardillo de los navios, fièvre des vaisseaux ;* cette expression de *tabardillo* qui s'applique, du reste, même dans le langage populaire, à presque toutes les fièvres continues, trouve son origine dans le mot *tabardo* désignant une espèce de mouche dont la piqûre a quelques ressemblances avec la forme affectée par l'éruption typhique (1).

La maladie si commune en Irlande, où elle est, du reste, réellement endémique, n'est qu'un véritable typhus, qui a été décrit par un grand nombre de médecins anglais sous les noms de *typhus d'Irlande* ou de *typhus fever ;* enfin j'ai déjà dit que les Allemands et les

______

(1) Gonzalès, *Tratado de las enfermedades de la gente de mar .* Madrid, 1805, page 161.

Suédois donnaient au typhus le nom de *typhus petechialis* et à la fièvre typhoïde celui de *typhus abdominalis*.

Définitions. — Il existe deux modes de définitions des maladies : dans le premier mode, on se base sur la cause prochaine, ou sur la nature présumée de l'affection ; dans le second mode, on fait une énumération, et même une description succincte des principaux symptômes susceptibles de la caractériser.

Avec le premier mode, le typhus sera défini : une maladie causée par une altération primitive ou secondaire du sang, sous l'influence d'un principe miasmatique particulier, provenant d'organismes vivants, agglomérés dans des espaces restreints (miasmes de l'encombrement), susceptible de se propager par infection virulente (contagion).

Mais cette définition nous donne-t-elle une connaissance suffisante de la maladie ? non certes, car elle manque de plusieurs des conditions nécessaires à la validité d'une bonne définition, qui doit être une proposition dont l'attribut développe toute la compréhension du sujet. Il y a bien dans les notions que donne cette définition, quelque chose qui réveille l'idée du typhus, mais elle est vague, mal assise, et est susceptible de prêter à discussion.

En employant le second mode, de nouvelles difficultés se présentent ; le typhus n'est pas considéré de la même manière par tous les auteurs : chacun lui donne des caractères particuliers, suivant son appréciation intime, ou bien suivant le génie propre aux épidémies observées : pour établir un accord parfait, il faudrait que le typhus revêtît constamment le même type, ce qui est impossible.

Plusieurs auteurs, éludant ces difficultés, se sont bornés à répéter la définition d'Hildenbrand; d'après cet écrivain, le typhus est une fièvre essentielle dont la marche offre une constante uniformité, fièvre d'une espèce particulière comme la petite vérole, par exemple, contagieuse, caractérisée par un exanthème qui la rattache à la famille des fièvres exanthématiques, ayant un cours déterminé dans ses périodes mesurées et présentant un symptôme constant, pendant toute la maladie, qui est la stupeur avec délire ou la typhomanie, offrant une altération plus ou moins remarquable du foie. Enfin, c'est une fièvre qui est en soi tantôt inflammatoire, tantôt nerveuse ou putride, et qui peut prendre à la fois tous ces caractères (1).

Cette définition n'est pas complète et pèche même dans certains points ; Hildenbrand, partant de l'idée que le typhus a dans sa marche des rapports constants avec les fièvres éruptives et surtout avec la variole, a trop insisté sur la succession presque mathématique des périodes qu'il lui assigne, et qui néanmoins doivent être conservées, avec quelques modifications, pour apprécier convenablement l'enchaînement des symptômes propres à cette maladie.

Sans m'arrêter aux définitions que plusieurs auteurs ont encore données de cette affection, m'appuyant sur les

1) Hildenbrand, *Du typhus contagieux*, traduction de Ch. Gasc, 1811, pages 13 et 14.

diverses épidémies auxquelles j'ai assisté, et principalement sur celles de 1855 et 1856, observées au bagne de Toulon, dont je dirigeais alors le service médical, je définirai le typhus :

Une fièvre ayant une durée à peu près déterminée, suivant des périodes presque régulières, se développant par infection miasmatique sous l'influence principale de l'encombrement et se propageant ensuite par infection virulente, caractérisée par une céphalalgie intense, la rachialgie, une grande débilité musculaire, la constipation, l'abdomen restant souple et indolore, et ensuite par la stupeur, la somnolence, le coma, le délire, présentant une grande variation dans les mouvements du pouls et un exanthème d'un rouge plus ou moins vif, ne disparaissant pas quelquefois sous la pression des doigts, entremêlé de pétéchies, très-rarement de sudamina; une odeur particulière *sui generis*, nauséabonde, rarement des épistaxis et des escarres aux points comprimés et sur les vésicatoires ; compliquée dans quelques cas de contractures des membres ; offrant parfois une hypertrophie notable du foie et dans un petit nombre de cas une augmentation sensible du volume de la rate, et jamais l'altération spéciale des intestins qui caractérise la fièvre typhoïde.

Cette définition est le résultat de l'étude attentive de 1,302 typhiques que j'ai soignés à l'hôpital du bagne en 1855 et 1856; elle ne peut s'appliquer, d'une manière générale, au typhus de l'armée d'Orient qui, ainsi que le fait remarquer F. Jacquot (1), a presque toujours été

(1) *Du typhus de l'armée d'Orient*. Paris, 1858.

anormal, tandis que le typhus du bagne de Toulon, et celui qui a été observé à bord des bâtiments et des lazarets lors du rapatriement des soldats et dans quelques garnisons de l'intérieur, ont presque toujours été réguliers. Ainsi la définition qui précède est parfaitement applicable à la généralité des épidémies qui ont été observées dans ces derniers temps ; en compulsant les travaux des divers médecins qui ont écrit récemment sur le typhus, on verra que cette définition a été adoptée par un grand nombre d'entre eux, tels que M. Arnaud, chirurgien de première classe de la marine, chargé du service de l'hôpital de Thérapia, M. Godelier, professeur au Val-de-Grâce, M. Cazalas, médecin principal de l'armée (1), etc.

<h1 style="text-align:center">CHAPITRE III</h1>

DIVISIONS.

Les auteurs qui ont publié des classifications nosologiques, ou écrit les relations des épidémies de typhus qu'ils avaient observées, ont admis, dans cette maladie, des divisions variées ; j'exposerai seulement les principales.

---

(1) Arnaud, *L'hôpital maritime de Thérapia pendant la guerre d'Orient*, page 12. — Godelier, *Mémoire sur le typhus observé au Val-de-Grâce*. (*Gazette médicale*, 1856, page 538.) — Cazalas, *Des affections typhiques de l'armée d'Orient* (*Union médicale*, tome VII, page 103), et *Maladies de l'armée d'Orient*. Paris. 1860.

Sauvages (1) range le typhus dans sa deuxième classe qui comprend les fièvres continues; il lui reconnaît neuf genres :

1° Typhus des prisons, d'hôpital; maladie de geôle.

2° Typhus nerveux, fièvre nerveuse d'Huxham.

3° Typhus comateux; febris maligna cum sopore de Rivière; fever of spirits de Quincy.

4° Typhus histerico-verminosus, qui n'est qu'une fièvre pernicieuse avec complication vermineuse et dont Sauvages rapporte un cas.

5° Typhus castrensis, dont les symptômes, à part la gravité, ont de grandes analogies avec le typhus du premier genre.

6° Typhus Ægyptiaca de Prosper Alpin, fièvre maligne d'Égypte, dont la cause est rapportée, soit à l'usage de l'eau bourbeuse et putréfiée des citernes, soit aux émanations des amas d'eau; c'est donc plutôt une fièvre paludéenne, qu'un véritable typhus.

7° Typhus icterodes; fièvre jaune.

8° Typhus exhaustorum de Delton; typhus des os esfalfados des Portugais; maladie propre à l'Inde, se développant principalement sur les individus qui abusent du coït.

9° Typhus a manipuera, succus jatrophæ manihot; c'est un empoisonnement.

Parmi ces diverses maladies, si improprement réunies sous l'appellation commune de typhus, nous ne devons retenir ici, comme devant appartenir réellement à cette affection, que les premier et cinquième genres.

(1) Nosologie méthodique, Amsterdam, 1768, tome I, page 308.

Cullen (1) place pareillement le typhus dans les fièvres continues : il en admet trois genres :

1° Typhus ou fièvre lente nerveuse de Huxham (2) : c'est le deuxième genre de Sauvages.

2° Typhus pétéchial, qui est le véritable typhus.

3° Typhus icterodes ou fièvre jaune.

La division de Cullen est plus rationnelle que celle de Sauvages ; les genres sont moins nombreux, et le typhus vrai est convenablement décrit.

Pinel (3) a rangé le typhus dans sa première classe des fièvres, et l'a placé dans l'ordre IV sous le nom de fièvre adynamique avec la fièvre jaune, et dans l'ordre V sous l'appellation de fièvre ataxique ou maligne avec la fièvre cérébrale et la fièvre lente nerveuse.

Hildenbrand divise d'abord le typhus en originaire et en communiqué : le premier se développe spontanément au moyen de toute autre maladie et à de certaines conditions requises, sans être produit par aucune contagion préalable ; mais il peut ensuite se répandre sur d'autres individus par une contagion subséquente. — Le typhus communiqué est celui qui attaque un sujet en santé ou atteint d'une maladie différente, et qui résulte seulement de la communication soutenue d'une matière contagieuse particulière, qui pendant la fièvre se régénère, se fortifie dans le corps humain, de manière à pouvoir se répandre ensuite sur d'autres individus.

(1) *Synopsis nosologiæ methodicæ.* Trévi, 1787
(2) *Essai sur les différentes espèces de fièvres.* Paris, 1764.
(3) *Nosographie philosophique*, 3e édit., 1818.

Pour Hildenbrand le typhus peut encore se diviser en régulier et irrégulier.

Il est régulier quand il offre dans son cours naturel, lorsque aucune cause extraordinaire ne le dérange, une uniformité constante dans ses symptômes, ses périodes, etc., comme la petite vérole et les autres fièvres exanthématiques essentielles, qui peuvent, par la contagion, reproduire leurs analogues.

Il est irrégulier, quand des causes extraordinaires agissent sur lui, de manière à troubler sa marche ordinaire.

Le professeur Hernandez, dont l'enseignement a honoré les écoles de médecine de la marine de Toulon et de Rochefort (1), établissant que l'asthénie ou l'affaiblissement qui est le caractère de cette maladie pouvait attaquer, à la fois, tous les systèmes ou seulement quelques systèmes spéciaux, en reconnaît plusieurs espèces ; il admet : 1° un typhus nerveux ; 2° un typhus musculaire ou fibreux ; 3° un typhus lymphatique ; 4° un typhus général.

1° Le typhus nerveux est caractérisé par les dérangements plus marqués des actions nerveuses et des propriétés sensoriales ; il comprend les fièvres nerveuses des modernes, les fièvres ataxiques, plusieurs des fièvres malignes, la plus grande partie des fièvres pestilentielles et synoques putrides des anciens, enfin plusieurs fièvres hectiques et inflammatoires malignes. Ce typhus est divisé en deux degrés suivant son intensité et sa malignité.

2° Le typhus musculaire caractérisé par une atteinte

(1) *Essai sur le typhus ou sur les fièvres malignes, putrides, bilieuses, muqueuses, jaune, la peste.* 1816.

plus spéciale des systèmes musculaire et fibreux artériel, se compose des fièvres dites putrides ou adynamiques pures, d'un grand nombre de fièvres dénommées pestilentielles et malignes, de plusieurs des synoques, des fièvres inflammatoires ardentes et malignes des anciens et des modernes; cette seconde espèce se divise en deux degrés : dans le premier, Hernandez place le *causus* d'Hippocrate, la fièvre typhode de Galien, la fièvre continue épidémique de Sydenham en 1665 et 1666; dans le second, se trouvent les fièvres des prisons, des armées, des vaisseaux; la fièvre jaune; les pestes.

3° Le typhus lymphatique a, pour caractères, l'altération profonde des systèmes absorbant et sécrétoire; il comprend les fièvres pituiteuses ou muqueuses, la fièvre catarrhale asthénique, la vraie phthisie muqueuse, plusieurs fièvres lentes hectiques; la seconde période de plusieurs rougeoles et de quelques hydropisies; ce typhus se divise aussi en deux degrés.

4° Le typhus général diffère des autres, en ce qu'il attaque, à la fois, tous les systèmes et qu'il offre réunis les symptômes que chacun des typhus particuliers présente isolés.

Cette division ne saurait être admise; basée tout entière sur les idées d'un solidisme exclusif propagé et soutenu par Cullen dont Hernandez s'honore d'être l'élève, elle a confondu, sous des appellations peu justes, la plus grande partie des fièvres essentielles graves, et réuni sous une dénomination générique un ou plusieurs des symptômes dominants que le typhus présente dans son cours.

Malgré les grandes imperfections qu'offre le livre

d'Hernandez si vivement attaqué par Broussais (1), il était de mon devoir de faire mention de son ouvrage ; je le devais surtout, entre autres motifs, comme son successeur dans la chaire de pathologie médicale de l'école de Toulon, qu'il occupa brillamment pendant plusieurs années.

Jusqu'à l'époque de la publication du traité d'Hildenbrand, les auteurs qui avaient écrit sur le typhus, avaient presque tous basé leurs divisions sur des rapprochements plus ou moins exacts, que présentaient les maladies qu'ils associaient, et sur certaines similitudes symptomatologiques.

Ce mode de division fut promptement abandonné ; les travaux importants sur la fièvre typhoïde que l'on commençait à publier, firent penser que le point capital d'une division du typhus devait se trouver dans la lésion pathologique.

Les auteurs allemands qui publièrent, dans le cours de la deuxième période historique, des travaux très-remarquables sur le typhus, n'adoptèrent pas d'une manière exclusive les opinions radicales qui régnaient alors en France, où cette maladie était, pour le plus grand nombre, privée de son existence nosologique ; néanmoins subissant les doctrines dominantes, ils firent une plus grande part aux altérations anatomiques, et établirent sur la lésion, des classifications qu'ils généralisèrent un peu trop.

Le traité le plus important, sinon le plus parfait qui

(1) *Examen des doctrines médicales.*

fût alors publié est celui d'Eisenmann (1) ; pour établir sa division, cet auteur partit de ce fait, que la lésion propre au typhus peut se localiser dans divers appareils organiques, et il admit trois groupes :

1ᵉʳ *groupe.*— Typhus périphérique, comprenant pour espèces : l'ophthalmie typhique et le typhus traumatique.

2ᵉ *groupe.* — Typhus des organes de la respiration ayant pour espèces : le laryngo-typhus ou croup, et angine couenneuse, et le pneumo-typhus ou pneumonie putride ou maligne des anciens.

3ᵉ *groupe.* — Typhus des organes digestifs, renfermant le stomatotyphus (stomatite ulcéreuse), l'esthmotyphus (angine ulcéreuse, le cololyphus dyssenterie ; le puerpérotyphus (fièvre puerpérale) ; l'iléotyphus fièvre typhoïde) ; le typhus pétéchial ou typhus vrai ; le typhus d'Egypte ou la peste.

On trouve, dans cette nouvelle classification, plusieurs maladies ordinairement séparées et qu'on est étonné de voir côte à côte ; cette réunion que l'auteur explique à sa manière , et surtout par l'admission de la possibilité de la transformation de ces typhus les uns dans les autres, constitue un chaînon qui sert à unir les classifications anciennes qui renfermaient aussi un grand nombre de maladies dissemblables, avec les classifications plus modernes où les caractères puisés dans les symptômes ont une part aussi grande que ceux qui ont leur base dans l'étude des lésions anatomiques.

En 1839 et 1840 Schœnlein a proposé une classifica-

_____

(1) *Die Krankheits-Familie des Typhus.* Erlangen , 1835.

tion qu'il a modifiée à diverses reprises : le typhus, d'après
cet auteur, a d'abord son principe dans le système nerveux central, et ensuite dans le système nerveux périphérique et ganglionnaire ; plus tard apparaissent diverses altérations du sang et de l'électricité animale,
qui provoquent des lésions variées sur les membranes
muqueuses et la peau ; il conclut que l'on ne peut admettre que trois typhus : le cérébral, le ganglionnaire,
le pétéchial ; plus tard, Schœnlein supprime de sa classification le typhus cérébral, et lui substitue un typhus
qu'il nomme hématique, le sang étant devenu, pour lui,
le générateur de toutes les autres formes.

Les médecins de l'armée de terre qui ont observé le
typhus en Orient, ont établi des divisions plutôt pathologiques qu'anatomiques ; le docteur Jacquot, qui a publié
un ouvrage très-estimé sur le typhus de Crimée, admet
deux variétés :

1° Le typhus solitaire sévissant sur des individus
sains ;

2° Le typhus complexe, dans lequel il y a concomitance de maladies diverses, telles que le scorbut, la dyssenterie, le choléra, la fièvre paludéenne, les profondes
lésions intestinales, les plaies, la congélation. etc.

Cet auteur reconnaît encore deux autres divisions :

1° L'état typhique, véritable complication ou forme
des maladies intercurrentes, survenant sous l'influence
de la constitution médicale ou de l'épidémie régnante ;

2° La typhisation continue à petites doses, se mani-
estant surtout chez les personnes attachées au service
hospitalier, pouvant, dans quelques cas, amener une sorte

d'assuétude, de tolérance, de saturation typhique insensible, ou bien se terminer par le vrai typhus, qui était alors pour quelques-uns plus grave et plus rapide.

Pendant les épidémies du bagne de 1855 et 1856, où j'ai traité un nombre assez considérable de typhiques, je n'ai pas observé les diverses divisions proposées par mes devanciers; j'ai vu, ainsi que je l'ai déjà dit, un typhus normal, naturel, suivant des périodes à peu près régulières, et ensuite dans quelques cas, des complications diverses susceptibles d'entraver la marche de la maladie. Il est vrai que, lors de l'épidémie du bagne de 1856, j'ai noté une grande irrégularité dans la succession des symptômes, principalement de ceux émanant du système nerveux.

Quant à l'état typhique de Jacquot, on doit l'admettre, car dans toute épidémie, de quelque nature qu'elle soit, l'influence morbide s'étend sur presque tous les individus qui vivent dans les lieux où elle sévit; cette influence n'a pas besoin de preuves.

La typhisation continue à petite dose, qui s'est montrée fréquemment pendant la durée du typhus d'Orient, et dont un seul cas s'est présenté à bord du *Sané*, n'a jamais été observée pendant les deux épidémies du bagne.

En résumé, et d'une manière générale, on peut admettre trois divisions dans l'étude du typhus :

Un typhus normal régulier, sévissant plus particulièrement dans les bagnes, les prisons, les casernes, les vaisseaux.

Un typhus irrégulier, caractérisé par les nombreuses

variations qu'il présente dans sa marche et qui sont causées par des accidents, des complications ordinairement
étrangers à la maladie.

Enfin dans quelques épidémies, un typhus complexe,
où les symptômes typhiques sont influencés, d'une manière plus ou moins manifeste, par ceux de certaines
maladies intercurrentes, telles que le scorbut, la dyssenterie, etc., ainsi qu'on l'a remarqué dans l'épidémie de
Crimée.

CHAPITRE IV

ÉTIOLOGIE.

Tous les auteurs sont d'accord pour donner à l'encombrement la première place parmi les causes déterminantes spécifiques du typhus.

Cette cause est presque en permanence à bord des
navires où le nombre des individus qui y vivent est en
disproportion manifeste avec l'espace trop restreint qu'ils
doivent habiter : « Quand, dit Pringle (1), l'air est resserré
et renfermé, il en résulte une fièvre d'une nature maligne
et très-mortelle; j'ai remarqué la même sorte de fièvre
dans des casernes malsaines et trop pleines, dans des
vaisseaux de transport trop chargés de personnes, ou
retenus longtemps en mer par les vents contraires, ou

____

(1) Pringle, *Observations sur les maladies des armées*, Paris, 1755.
tome II, page 48.

bien lorsque, dans les temps orageux, les hommes sont pressés les uns sur les autres et que les écoutilles sont fermées. »

Cette cause existe aussi, mais plus développée peut-être, dans les bagnes, et surtout dans les bagnes flottants, vieux vaisseaux impropres au service de la flotte, car dans toutes les épidémies de typhus observées sur les forçats, c'est toujours parmi ceux qui étaient logés dans ces localités que la maladie a pris naissance et sévi avec le plus d'énergie.

Dans les villes assiégées, l'encombrement se comprend pareillement par l'agglomération des individus du dehors qui fuient l'ennemi, et par le plus grand nombre de défenseurs que l'état de siége exige.

Il semblerait, au premier abord, qu'une armée en campagne devrait échapper à l'encombrement et à ses suites fâcheuses; cependant, il est certaines conditions qui ont, à diverses reprises, rendu son influence très-funeste; ainsi notre armée devant Sébastopol a éprouvé les désastreux effets de cette cause, par suite de l'agglomération des soldats sous des tentes et des baraques où les tenaient enfermés des journées entières la pluie ou le froid violent de l'hiver 1855-1856. « Une partie de l'armée, dit Jacquot dans l'ouvrage cité, loge sous des huttes qui n'ont que des ouvertures tout à fait insuffisantes, et dont les toits, couverts d'une épaisse couche de terre, reposent sur une excavation; les tentes sont aussi établies sur des trous creusés dans la terre, là où la nature rocheuse du sol ne s'oppose pas à ce travail; le froid est si vif au dehors que le thermomètre descend parfois jusqu'à 22 et 24 degrés au-dessous de zéro, et sa continuité vient encore aggraver les dangers. »

Pendant la campagne d'Italie en 1859, tant que l'armée a marché de victoires en victoires, l'état sanitaire a été très-satisfaisant; mais après la paix de Villafranca, les soldats, réunis en grand nombre dans diverses places, ont présenté quelques cas de typhus, heureusement peu graves, car la saison permettait la vie au dehors, l'aération en un mot, et détruisait ainsi les mauvais effets de l'encombrement de la nuit.

Considéré d'une manière générale, l'encombrement présente divers modes d'action ; il est susceptible de déterminer des effets que j'appellerai aigus et des effets chroniques.

Si on se rappelle les accidents fâcheux qui ont été le résultat de grands entassements d'individus dans des espaces restreints, nous aurons des exemples du mode d'action aigu ou rapide que présente parfois l'encombrement : nous citerons, pour mémoire, le fait rapporté par Percy dans le *Journal de médecine de* 1810, de trois cents prisonniers russes, renfermés dans une caverne pour les préserver du froid et qui, pendant la nuit, furent pris de symptômes très-graves qui occasionnèrent la mort de deux cent cinquante; un fait à peu près semblable eut lieu en 1756 à Calcutta, pendant la guerre des Anglais dans l'Inde.

Cet effet subit et presque instantané de l'encombrement n'est plus ici le résultat d'un miasme particulier, mais provient évidemment de la disette d'air, c'est donc une véritable asphyxie.

Mais l'encombrement ne développe, le plus souvent, ses effets que d'une manière lente, chronique; l'air ambiant ne s'altère qu'à la longue, et vicié par les produits de la perspiration pulmonaire et de la transpiration, finit par donner naissance à un miasme particulier, le miasme de l'encombrement, qui, dans toutes les conditions où il se développe, augmente toujours, d'une manière notable, le chiffre de la mortalité.

Mais ce miasme de l'encombrement peut-il à lui tout seul nous expliquer le développement du typhus? D'autres causes ne sont-elles pas nécessaires pour voir apparaître la maladie dans toute sa plénitude?

Jacquot, qui s'est posé cette dernière question, l'a résolue par l'affirmative : la cause provocatrice qu'il associe à l'encombrement est l'état morbide des individus. « Il paraîtrait, dit-il (1), que l'encombrement ne produit guère le typhus que dans les cas où les miasmes humains s'exhalent d'individus dont l'organisme a subi de profondes modifications, par les mauvaises conditions hygiéniques qu'ils ont supportées, par les maladies régnantes, notamment par les grandes cachexies; en un mot, il paraîtrait que le miasme humain n'est peut-être point typhique par lui-même, mais qu'il acquiert ces propriétés spéciales alors seulement que la matière organique a subi certaines modifications. »

Cette opinion est adoptée par plusieurs des médecins de l'armée de terre, ils s'appuient principalement sur le fait, fort remarquable, que le transport des troupes de

(1) Ouvrage cité, page 71.

France en Orient, sur des navires réellement encombrés,
n'a pas produit de typhus, alors que les hommes étaient
tout à fait sains et valides : dans les rapports des chirurgiens-majors de notre escadre que j'ai actuellement sous les
yeux, je ne lis qu'un seul exemple du développement du
typhus sur des soldats partis de France ; ce fait a eu lieu
sur le vaisseau l'*Iéna*, dont M. Gibert, aujourd'hui chirurgien principal, était le chirurgien-major. Mais ici il ne
faudrait pas seulement accuser l'encombrement ; d'autres causes s'y sont associées pour développer le typhus
à bord de ce bâtiment ; en effet, au départ, le choléra
régnait épidémiquement à Toulon, plusieurs des passagers, bien que provenant de garnisons non suspectes,
et n'ayant séjourné que peu de temps dans cette ville, furent atteints par cette maladie ; de plus, diverses affections communes mais toutes à fond adynamique, l'intem-
périe de la saison (octobre 1855), les gros temps, les
pluies très-fréquentes, les orages presque incessants,
toutes ces causes concoururent à développer le typhus
à bord de l'*Iéna* et à lui donner une énergie peu commune, car dès les premiers malades, on constata plusieurs cas de *typhus siderans*.

Quand j'étais attaché au service de la navigation, les
bâtiments sur lesquels j'ai été embarqué ont eu souvent à transporter de nombreux passagers, occasionnant
à bord un encombrement réel, et cependant je n'ai jamais eu à noter des cas de maladies ayant un caractère
typhique. Un fait qui a aussi son importance vient d'avoir
lieu tout récemment ; l'expédition de Chine a été trans-
portée à une très-grande distance sur des bâtiments de

diverses catégories, et cependant malgré l'encombrement qui existait forcément à bord, soit par la quantité des passagers, soit par un nombreux matériel, les rapports des chirurgiens-majors n'ont signalé aucune maladie suspecte, aucun cas de typhus (1).

Il semblerait que l'on devrait conclure de ce qui précède, que l'encombrement isolé n'est pas susceptible de donner naissance au typhus, et que d'autres causes sont nécessaires pour le développer ; cependant certains faits démontrent que, dans quelques circonstances, l'encombrement seul peut le produire.

Pendant la guerre d'Italie, un corps expéditionnaire fut dirigé d'Alger dans l'Adriatique par les deux transports mixtes *l'Entreprenante* et *le Jura* ; le premier portait 2.200 hommes, le second 1,200. Ces deux navires, arrivés le 5 juillet 1859 devant l'île de Lossini, étaient partis le 27 juin d'Alger où l'état sanitaire était excellent ; les soldats passagers jouissaient au départ d'une santé parfaite ; la traversée ne dura que huit jours ; trois jours après l'appareillage d'Alger les deux bâtiments relâchent à Cagliari ; *l'Entreprenante* laisse à l'hôpital de cette ville treize ou quinze militaires gravement malades ; le jour de l'arrivée à Lossini, ce transport, où l'encombrement était plus grand, envoie à l'hôpital que l'on avait installé dans cette île, onze typhiques dont trois gravement atteints, et le *Jura* deux : les passagers

(1) On lit dans l'*Exposé général de la situation de l'Empire*, présenté au Sénat et au Corps législatif en 1861, que la mortalité, pendant le voyage qui a duré six mois, n'a été que de 0.8 pour 100. (*Moniteur* du 6 février 1861.

valides de ces deux transports furent répartis sur les divers bâtiments de l'escadre, qui appareillèrent pour aller croiser devant Venise ; peu après leur départ, ils évacuèrent sur Lossini un certain nombre de malades atteints de typhus ; aucun ne succomba.

Ce fait mérite une attention sérieuse ; des hommes forts et vigoureux sont embarqués pendant la belle saison sur des bâtiments construits pour transporter des passagers, largement percés, à ponts élevés, et peu après leur départ sont pris, par suite de l'influence de l'encombrement seul, d'accidents typhiques, qui heureusement n'eurent pas de conséquences fâcheuses ; les détails que je viens d'exposer m'ont été communiqués par les chirurgiens de ces bâtiments et complétés par M. Bérenger, chirurgien de 2ᵉ classe de la marine, attaché à l'hôpital de Lossini-Grande. Tous ont rapporté à l'encombrement seul la cause de la maladie, à part une circonstance particulière qui se serait montrée à bord de l'*Entreprenante*, c'est que les hommes, par suite d'un vicieux mode de distribution de l'eau, auraient eu beaucoup à souffrir de la soif pendant la traversée.

En considérant l'épidémie de l'Adriatique comme constituant une véritable exception, nous devons maintenant rechercher les causes qui sont susceptibles de donner à l'encombrement la puissance de développer le typhus.

Ces causes se trouvent dans les mauvaises conditions hygiéniques où sont placés les individus, et dans leur état pathologique passé ou actuel.

Conditions hygiéniques. — Les conditions hygiéni-

ques, susceptibles de favoriser l'action de l'encombrement, sont les mêmes qu'on retrouve le plus communément à bord des vaisseaux, dans les armées en campagne,
dans les prisons, les bagnes, à savoir : fatigues exces-
sives, alimentation peu réparatrice, habillement insuffisant
sous l'action de froids rigoureux et de pluies continuelles, absence de propreté, mauvais état moral, causes
essentiellement débilitantes qui prédisposent les individus qui sont placés sous leur influence à subir, avec plus
de facilité, l'action délétère du miasme typhique : c'est à
cette réunion de causes, qui ont favorisé l'influence nocive de l'encombrement, que nous devons rapporter les
diverses épidémies de typhus que l'on a observées, à
diverses reprises, au bagne de Toulon.

Lors du typhus de l'armée d'Orient, on s'est demandé
si les émanations animales et palustres avaient été susceptibles de fournir leur part d'impulsion à la maladie.

Dans plusieurs séances de la Société impériale de
médecine de Constantinople, on a donné une trop
grande influence aux émanations animales ; certainement elles ont leur place dans l'étiologie générale du
typhus, mais si nous remarquons que cette maladie n'ap-
parait communément que l'hiver, et que les émanations animales développent, à un très-haut point, leur
action nocive l'été, nous admettrons, sans contredit, que
leur influence a été légère et que, dans tous les cas,
elles ne peuvent être considérées comme constituant une
des causes prochaines du typhus ; mais j'ai ici une res-
triction à faire : dans ce que je viens de dire, je n'ai eu
en vue que les émanations animales ordinaires ; mais si

elles proviennent des matières excrémentitielles fournies
par des individus typhisés, alors mes conclusions ne seront
plus les mêmes, car il sera incontestable qu'elles seront
susceptibles de donner naissance à des exhalaisons, qui
deviendront funestes pour ceux qui seront placés sous
leur influence.

Le miasme paludéen a été aussi considéré par plusieurs auteurs, comme générateur du typhus; Fracastor,
qui a décrit l'épidémie qu'il observa en Italie en 1528,
l'attribua à un grand débordement du Pô; la fièvre de
1694 qui sévit à Rochefort et qui n'était qu'un typhus,
reconnut pour cause, d'après Chirac qui en écrivit l'histoire, l'influence pernicieuse des marais. A l'époque de
l'épidémie d'Orient, on a invoqué l'influence palustre
pour expliquer l'apparition du typhus; quelques médecins ont pensé que les marais de la Tchernaïa avaient eu
une grande part dans sa production; mais, comme le
fait judicieusement observer Jacquot, il n'est pas possible de conférer un pareil rôle à ces marais, par un
froid continu qui est allé jusqu'à 22 degrés au-dessous
de zéro.

Conditions pathologiques. — L'histoire des diverses
épidémies nous apprend combien leur développement
devient facile, quand elles s'établissent sur des agglomérations d'individus déjà débilités par des maladies antérieures, ou dont la constitution est affaiblie; ce fait vrai
et incontestable trouve principalement son application
dans l'étude du typhus, et en consultant les documents
qui ont été transmis par ces historiens, nous en voyons
fréquemment la démonstration.

Kéraudren, ancien inspecteur général du service de santé de la marine, dit (1) : « Une triste expérience a déjà montré le danger de faire entrer dans l'équipage d'un vaisseau des malades imparfaitement rétablis ; la maladie contagieuse (typhus) de l'escadre de M. Dubois de la Mothe, qui désola la ville de Brest sur la fin de 1757 et au commencement de 1758, n'eut pas d'autre origine. »

Parmi les maladies dont l'action a été reconnue la plus favorable à l'établissement du typhus, je dois mentionner en première ligne le scorbut. Il est vrai que quelques auteurs lui ont refusé cette influence ; Lind dit que le scorbut étant un état opposé à la fièvre, un scorbutique résiste longtemps à l'infection typhique et y échappe le plus souvent ; M. Boudin considère le scorbut comme un préservatif du typhus (2), et M. Dalmas (3) se range à l'avis de M. Boudin.

De trop nombreux faits sont venus s'inscrire contre cette opinion pour que nous puissions l'admettre : Wagner et Rœderer, dans leur *Traité de la maladie muqueuse* qui comprend le typhus, considèrent le scorbut comme une de ses causes principales ; l'épidémie de fièvre des vaisseaux qui sévit en 1782 sur l'escadre franco-espagnole fut précédée par le scorbut qui la compliqua fréquemment ; Poissonnier-Desperrières, ancien inspecteur général adjoint des hôpitaux de la marine et des colonies (4), dit : « Elle peut naître (la fièvre des vaisseaux) spontanément

(1) *Mémoire sur les causes des maladies des marins*, page 39.
(2) Boudin, *Traité de géographie médicale*. Paris, 1857, tome II, pag. 456 et suivantes.
(3) *Dictionnaire de médecine*, en 30 volumes.
(4) *Traité des maladies des gens de mer*, page 336.

et par la seule action des causes générales parmi des matelots épuisés de fatigue, affligés du scorbut ou fort disposés à en recevoir les atteintes. » J. Franck a également considéré le scorbut comme cause du typhus : « Facile suscipiunt qui scorbuto laborant (1). »

L'influence de cette maladie a été très-manifeste sur le typhus d'Orient et constatée par presque tous les médecins militaires ; parmi eux, M. Netter a été plus explicite, car il déclare que le scorbut est l'origine du typhus de Crimée.

Lors de l'épidémie du bagne de 1855, j'ai constaté aussi l'influence réelle que le scorbut avait exercée sur le typhus.

Les diverses maladies qui ont été observées dans l'armée d'Orient, ont dû aussi préparer l'invasion du typhus en débilitant les soldats et en les exposant plus facilement aux atteintes de l'épidémie : sans contredit, il faut faire la part du choléra, de la dyssenterie, de l'état paludéen qui ont été pendant longtemps en permanence dans nos camps, et qui ont dû agir en diminuant la quantité de force de résistance vitale, et par suite en plaçant les individus sous les conditions les plus favorables à l'invasion typhique.

Du reste, ce n'est pas d'aujourd'hui que l'on a reconnu aux maladies antérieures le pouvoir de favoriser l'établissement du typhus ; avant notre époque, plusieurs auteurs et entre autres Hildenbrand ont admis cette influence, ce dernier dit que le typhus originaire se déve-

(1) *Praxeos medecinæ*, tome IV, page 98.

loppe spontanément au moyen de toute autre maladie ou à de certaines conditions requises.

J'ai déjà cité l'opinion de Keraudren sur les causes de l'épidémie de l'amiral de la Mothe ; un fait de ce genre s'est présenté, en 1841, sur la corvette de charge *le Tarn* ; ce bâtiment destiné à porter aux Antilles, après l'évacuation de l'île de Martin-Garcia (Confédération argentine), les soldats d'infanterie de marine qui avaient tenu garnison, pendant plusieurs mois, dans cette île, et où ils avaient été atteints par des maladies diverses, mais surtout par la dyssenterie, présenta, peu de temps après son départ de Rio de la Plata, une épidémie de typhus qui trouva des causes puissantes d'incitation, en premier lieu dans l'état maladif des passagers, ensuite dans l'encombrement de la corvette, et dans les mauvaises conditions de navigation qu'elle subit dès les premiers jours du voyage, à savoir : vents violents et contraires, pluies continuelles et par suite obligation de tenir, pendant assez longtemps, les sabords et même les panneaux fermés. Sous ces fâcheuses influences l'état sanitaire du *Tarn* devint en peu de temps si alarmant, que M. Lemoux, chirurgien-major de ce bâtiment, fut obligé de demander au commandant Bang d'aborder dans un port voisin, et cette relâche, qui s'effectua à Bahia, permit de déposer dans les hôpitaux brésiliens la plupart des typhiques, et contribua puissamment, avec l'aide d'un ciel plus clément et d'une température plus élevée, à éteindre l'épidémie, et en même temps rendit facile l'assainissement du navire.

Dans tous les faits que j'ai rapportés, nous avons vu le

typhus se développer sur des sujets déjà affaiblis par de mauvaises conditions hygiéniques ou par des affections antérieures ; la maladie trouve, dès les premiers moments de son apparition, des organisations toutes prêtes à recevoir facilement les premières atteintes ; ici l'état morbide antérieur constitue une prédisposition active dont l'influence s'explique facilement ; mais dans d'autres circonstances, ce n'a pas été le fait morbide actuel, présent, qui a servi d'incitation aux funestes effets de l'encombrement, mais bien l'état morbide passé, non pas des individus qui ont éprouvé les funestes effets de cette cause, mais d'autres individus convalescents de maladies diverses qui ont été passagèrement en rapport avec des sujets sains jusqu'alors.

Ce fait a été surtout constaté à bord de nos navires de guerre chargés du rapatriement des soldats de l'armée d'Orient ; presque tous, en partant des côtes de Crimée, prenaient dans les ambulances des malades de diverses catégories, qui devaient être évacués sur les hôpitaux de Constantinople, et ensuite recevaient des convalescents qu'ils devaient ramener en France ; la traversée de Crimée à Constantinople était de courte durée, mais par cela même que la distance n'était pas longue, on encombrait les navires, sans prendre en considération les mauvais temps qui règnent habituellement dans la mer Noire et qui mettent un grand obstacle aux moyens d'aération et de ventilation si nécessaires à bord des bâtiments.

Pendant la première traversée, les équipages ne présentaient rien de particulier ; mais dès que les navires faisaient voile pour France, avec des conditions d'encombrement bien moindre que dans le voyage de Crimée à Constantinople, avec des passagers valides, ou réellement convalescents, alors le typhus se manifestait, et faisait parfois, en peu de temps, de grands ravages ; ce que je relate ici est l'histoire de tous les bâtiments qui ont abordé successivement à Malte, à Messine, à Toulon, à Marseille ; je citerai entre autres la corvette *la Fortune*, qui après avoir porté de Kamiesch à Constantinople 61 Turcs malades, part pour la France, après un court séjour dans cette capitale (janvier 1855), avec très-peu de passagers, et présente peu après une épidémie grave de typhus, qui oblige le commandant à relâcher à Messine et à déposer, dans le lazaret de cette ville, un grand nombre de malades ; le typhus se déclara dans des conditions semblables à bord du *Prince Jérome*, du *Marengo*, de l'*Iéna*, du *Sané*, de l'*Andromaque*, du *Fleurus*, de la *Dordogne*, de l'*Eldorado*, du *Canada*, de la *Néréide*, du *Coligny*, etc. (1).

Un fait que je n'ai vu citer nulle part et que j'ai trouvé dans les Rapports des médecins de la marine, c'est que, dans quelques cas, la variole a marché coïncidemment avec le typhus. M. Gibert, dans la traversée de retour du vaisseau *l'Iéna*, a constaté dans l'hôpital du lazaret de Toulon, où ses typhiques avaient été déposés, que trois malades avaient eu la variole et le typhus, que ces maladies s'étaient suivies chez deux dans cet ordre, chez un varioleux atteint au lazaret dans l'ordre inverse ; je lis dans le rapport de M. Leconial, chirurgien-major du

---

(1) *Rapports des médecins de la marine*. Collection du port de Toulon.

Canada, que la variole et le typhus marchaient parallèlement à bord, mais que le typhus se prolongeait encore
après l'évolution de la variole ; cette coïncidence de ces
deux maladies a été aussi remarquée à bord du vaisseau
le Jean-Bart (M. Mauger, chirurgien-major).

Causes occasionnelles. — Les conditions d'âges, de
sexes, de tempéraments, de professions, de variations de
la température, de saisons, peuvent avoir une certaine
influence sur le développement du typhus.

Ages. — Les auteurs ne sont pas d'accord sur l'épo-
poque de la vie la plus favorable à l'apparition de cette
maladie. Hildenbrand dit que l'âge jeune et moyen est
une condition efficace de la contagion. Pendant l'épidémie du bagne de 1829-1830, décrite par M. Fleury, premier médecin en chef de la marine et professeur de clinique médicale à l'École de médecine de Toulon, le
typhus sévit principalement sur les jeunes gens : « Les
hommes de la dernière chaîne, dit-il (1), et ceux provenant de Brest (le bagne de Toulon ne devait, à cette
époque, renfermer que des condamnés à court terme,
évacués de tous les autres ports), ont été les plus mal-
traités ; les condamnés à temps restreint sont la plupart
jeunes, leur constitution n'est pas décidée, et ils sont les
premiers atteints, dans toute maladie épidémique ou
contagieuse. »

D'après Borsieri, Jenner (2), Jacquot et Fauvel, le
typhus frapperait tous les âges. Reid, dans ses Recherches

(1) *Mémoires de l'Académie de médecine*, tome III, page 506.
(2) *De la non-identité du typhus et de la fièvre typhoïde*, traduction
de l'anglais par L. Verhaeghe. Bruxelles, 1852.

statistiques et anatomo-pathologiques sur le typhus d'Angleterre, a constaté qu'il était plus fréquent dans le dernier tiers de la vie, c'est-à-dire de 50 à 70 ans. Lors des épidémies du bagne en 1855 et 1856, les hommes d'un âge mûr, de 30 à 40 ans, ont fourni le plus grand nombre de malades.

Ces divergences, dans l'appréciation de l'âge où le typhus s'observe le plus fréquemment, s'expliquent facilement par les caractères spéciaux que présentent les diverses épidémies, et par les conditions particulières des individus susceptibles d'en subir les atteintes.

Sexes. — D'après les données statistiques fournies par les médecins qui ont observé des épidémies de typhus sévissant sur les populations, il résulte que le sexe masculin est plus souvent atteint : cependant, d'après Hildenbrand, les femmes seraient plus sujettes que les hommes à contracter cette maladie : « Les femmes, dit-il, page 174, surmontent en général la maladie plus facilement que les hommes, mais la grossesse et les suites de couche aggravent le danger. » Sur 43 cas de typhus observés par Jenner, 20 appartiennent au sexe masculin, et 23 au sexe féminin.

Tempéraments. — « Les hommes délicats, mous, qui ont une peau plus fine et plus disposée à la transpiration, dit Hildenbrand, page 142, et les personnes affaiblies sont généralement plus sujets à cette contagion : au contraire, les hommes forts, robustes, pléthoriques, vigoureux et bien nourris, la contractent peu. » Cette opinion, prise à un point de vue général, est vraie, car il est bien démontré actuellement que, dans les épidémies de typhus, les mauvaises conditions hygiéniques, l'état de misère des individus, leur affaiblissement par des maladies antérieures, sont des causes puissantes, susceptibles d'activer l'action du miasme et du virus typhiques. Mais cette assertion souffre pourtant quelques exceptions : ainsi les matelots qui ont contracté le typhus à bord des bâtiments qui opéraient le rapatriement de l'armée d'Orient. étaient forts, robustes, bien nourris et néanmoins la maladie a exercé sur eux de grands ravages. M. Mattéi, chirurgien-major du transport *la Fortune*, dit, dans son rapport. que les hommes les plus vigoureux furent atteints les premiers, pendant l'épidémie si meurtrière qui ravagea ce navire, et des faits de ce genre abondent dans les relations médicales des officiers du corps de santé de la marine. Magnus Huss a aussi remarqué en Suède que le typhus pétéchial attaquait principalement les constitutions fortes et vigoureuses.

On peut expliquer ces faits, en faisant la part de l'état épidémique et de la nature du milieu dans lequel vivent les individus atteints.

Professions. — Les divers auteurs que j'ai consultés, ne donnent aucun renseignement sur le degré de puissance de l'action typhique en ce qui concerne les professions. Nous n'avons que quelques détails sur l'influence du mal sur certaines professions nautiques. D'après quelques médecins de la marine et entre autres M. Mauger du *Jean-Bart* et M. Julien du *Coligny*, la plus grande partie des cas de typhus observés sur ces bâtiments ont frappé les soutiers, les caliers, les chauffeurs, les cambusiers et en général les personnes logées dans les parties basses des bâtiments. Cette fâcheuse prédilection s'explique parfaitement, car ces hommes, vivant une grande partie de la journée dans des lieux où l'aération est difficile, se trouvent placés, par ce fait, dans de mauvaises conditions hygiéniques, et n'ont pas, pour combattre cette fâcheuse influence, l'action de l'air vivifiant du pont que respirent constamment les gabiers et les hommes de la manœuvre, qui pendant les épidémies ont été moins souvent atteints.

Cette plus grande fréquence des cas sur les hommes vivant dans les parties basses des navires peut aussi s'expliquer par leur voisinage des lieux occupés par les *typhiques*, qui ordinairement sont couchés dans la batterie basse à bord des vaisseaux, et dans le faux-pont à bord des petits bâtiments.

Saisons ; variations de la température. — Hildenbrand considère la saison chaude comme étant susceptible d'activer et de propager le typhus.

Cette assertion est en désaccord avec des faits nombreux.

Le typhus de Brest décrit par de Courcelles, médecin de la marine, et sur lequel M. Fonssagrives a publié d'intéressantes recherches (1), fut dans sa plus grande violence depuis le 22 novembre 1757, jour de l'arrivée de l'escadre de l'amiral de la Mothe, jusqu'à la fin de février 1758. L'épidémie commença à diminuer dans le mois de mars et cessa presque entièrement en avril. Les

(1) *Annales d'hygiène publique et de médecine légale*, 2ᵉ série, tome XII, pag. 241 et suivantes.

diverses épidémies du bagne de Toulon ont presque toutes
commencé l'hiver ou pendant le printemps. En 1820,
le typhus apparut en février et s'éteignit en juillet;
en 1829-1830 la maladie commence en décembre et finit
en avril; en 1833 elle apparaît en février et dure jusqu'en juillet; en 1843, les premiers cas sont observés en
février et les derniers en mai; en 1855 le typhus débute
en mars et cesse en août; en 1856 il commence à la fin
de janvier et se termine en avril; l'épidémie de Crimée
s'est aussi développée l'hiver, elle se manifeste en décembre 1854, cesse pendant l'été et reprend avec une
énergie nouvelle pendant l'hiver de 1855-1856.

Il est facile de se rendre compte de cette prédilection
du typhus pour la saison froide. Nous connaissons sa
cause génératrice, l'encombrement favorisé par certaines
influences hygiéniques et pathologiques; or l'encombrement se produit et se continue principalement l'hiver : à
bord des vaisseaux, moyens de ventilation moins faciles à
cause de l'état de la saison et de la mer; dans les bagnes,
séjour plus prolongé dans des espaces resserrés, ferme-
ture plus hermétique, malgré les ordres les plus formels,
des ouvertures destinées à l'aération, surtout à bord des
bagnes flottants; ces mêmes causes se présentent dans
les camps où les rigueurs de l'hiver sont plus pénibles
à supporter, et engagent les soldats à se faire des abris
presque inaccessibles à l'air extérieur; l'été amène plus
de liberté, l'aération est plus facile et plus continue, les
nuits sont moins longues; les forçats, les prisonniers restent moins longtemps enfermés, ils échappent alors à
l'encombrement et à ses pernicieuses influences.

Les brusques variations de la température et de l'atmosphère ont aussi une action évidente sur le typhus; les changements de temps augmentent le nombre des entrants et aggravent l'état des malades. Pendant l'épidémie du bagne en 1855, ces changements avaient principalement lieu, quand se préparait un temps d'orage, ou bien quand le vent qui était primitivement à l'ouest ou au nord-ouest passait à l'est ou au nord-est, direction qui sur le littoral de Toulon donne naissance à une chaleur humide qui accable et résout les forces.

M. Cazalas a aussi constaté que le nombre des typhiques augmentait en Crimée, à la suite des grandes et subites fluctuations du thermomètre : « Dans les salles de notre hôpital, dit-il (1), les invasions typhiques étaient d'autant plus nombreuses et plus graves, que la température y était plus basse et plus mobile, d'autant plus bénignes et plus rares que la chaleur y était plus élevée et plus uniforme. »

CHAPITRE V

DE LA TRANSMISSIBILITÉ DU TYPHUS.

Tout le monde admet la transmissibilité du typhus. Un trop grand nombre de faits existent dans la science en faveur de cette propriété pour pouvoir la révoquer en doute. Mais de quelle manière a-t-elle lieu? Pouvons-

(1) *Des affections typhiques de l'armée d'Orient*, par M. Cazalas. *Union médicale*, tome VII, page 157.

nous invoquer seulement l'infection ou la contagion ou bien simultanément ou successivement l'une et l'autre?

Parmi les auteurs qui ont écrit sur le typhus, il en est qui ne lui ont reconnu que le seul caractère contagieux; d'autres, en plus grand nombre, ont admis que la maladie se développait par infection et se transmettait par contagion.

Si tout le monde était d'accord sur la signification réelle de ces deux mots, il serait facile de s'entendre et d'établir, d'une manière convenable, les lois de transmissibilité du typhus; mais malheureusement cet accord est bien loin d'être fait, et il règne encore, à ce sujet, de grandes dissidences parmi les divers auteurs classiques. En effet, certains d'entre eux ont considéré, comme infectieuse, une maladie que d'autres qualifiaient de contagieuse; de plus il arrive quelquefois qu'une maladie reputée seulement infectieuse, manifeste, dans certaines épidémies, des propriétés évidemment contagieuses, alors qu'elles avaient fait défaut dans des épidémies antérieures; dans l'impossibilité de coordonner ces opinions divergentes, il en est qui ont proposé de substituer aux mots infection et contagion celui de transmissibilité. J'approuve et j'adopte cette dénomination, mais toute seule elle ne spécifie pas d'une manière bien précise les divers modes de propagation de certaines maladies; il faut pour cela lui adjoindre une épithète qui devra, pour être bien comprise, se rapprocher des expressions que l'on veut remplacer.

La contagion exprimant l'idée de contact, d'attouchement, a paru, avec raison, pour quelques auteurs, avoir une acception trop limitée; alors pour étendre sa signification on a empiété sur l'infection et cherché à élargir le sens restreint de ce mot en lui associant diverses expressions complémentaires, et en admettant, de cette sorte, plusieurs espèces de contagion, telles que la contagion directe, immédiate, dite *contagium vivum*, et la contagion indirecte, médiate, dite *contagium mortuum*.

Pour éviter la confusion qui existe sur la signification du mot contagion, je ne ferai usage, dans cette étude, que de celui d'infection, en ayant soin de bien établir ses véritables acceptions.

L'infection, dont l'étymologie doit être rapportée au verbe latin *inficere*, qui signifie, *teindre, colorer, frotter d'une couleur, s'imprégner, infecter, gâter, corrompre, empoisonner*, se manifeste sous l'influence de certains principes provenant soit de la décomposition ou de l'altération de matières organiques, soit de l'altération de l'air, par l'accumulation d'êtres vivants sains, mais surtout malades ou affaiblis, dans des espaces trop étroits.

Ces principes ont généralement l'air pour véhicule et se nomment *miasmes ;* émanant de ces matières organiques altérées, ils s'incorporent dans la vapeur d'eau qui est en suspension, et constituent de cette manière, d'après M. Robin, les substances organiques, à divers états de modifications catalytiques, faisant partie de l'air atmosphérique ; les miasmes sont susceptibles de subir tous les déplacements que l'atmosphère présente, et d'être transportés à des distances parfois considérables, quand rien ne vient mettre obstacle à la transmission du courant.

Mis en contact avec un organisme vivant, ces principes peuvent s'y introduire par diverses voies. Hallé croyait que leur absorption se faisait surtout par la peau, Baglivi par l'appareil digestif, les auteurs modernes pensent avec plus de raison que cette absorption se fait principalement par les organes de la respiration.

Il est certaines maladies dont la cause première est due à l'action d'un miasme qui s'éteint dans l'organisme où il a pénétré, et reste constamment individuel, tel est le miasme paludéen ; il en est d'autres, au contraire, où ce miasme une fois absorbé se conserve se régénère, pour ainsi dire, et devient apte à se propager de l'homme à l'homme.

Mais pour que cette propriété se manifeste, il est nécessaire qu'il se fasse au sein de l'organisme l'élaboration d'un principe morbide spécifique, ayant la propriété de transmettre une affection déterminée d'un individu malade à un individu sain ou atteint d'une maladie différente. Ce principe morbide spécifique qui ne développe cette puissance que parce qu'il a subi, d'après M. Robin, une modification particulière par catalyse isomérique, invisible, impalpable, transporté par les matières organiques qui lui servent de supports (mucus, sérosité, pus, produits de la transpiration et de la respiration), se nomme virus, principe contagieux, contage.

Ce principe morbide exerce son action à la suite de son absorption par la peau, par les muqueuses exposées et surtout par l'acte respiratoire.

De ce qui précède, on peut admettre qu'il existe, pour le typhus, deux modes de développement dont l'un est dérivé de l'autre ; je les désignerai tous les deux par la dénomination commune d'Infection. La première est l'*infection miasmatique*, qui prend naissance dans les lieux où existent de grandes agglomérations d'individus soumis à des causes déprimantes, hygiéniques ou pathologiques ; la seconde est l'*infection virulente*, qui a son principe dans l'individu malade ; c'est par lui que la maladie possède la faculté de se transmettre d'un sujet atteint à un sujet sain ou atteint d'une maladie différente.

Si cette manière d'expliquer la transmissibilité du typhus était adoptée, on verrait, je pense, cesser toutes les discussions qui ont eu lieu sur les maladies susceptibles de se communiquer (sont exceptées les maladies parasitaires), et leur étude étiologique deviendrait plus lucide et plus compréhensible.

Certains virus peuvent, dans leurs reproductions successives, perdre de leur puissance, de leur propriété de transmissibilité ; ce fait s'observe surtout alors que les malades sont placés dans des conditions différentes de celles où l'infection virulente s'est primitivement manifestée.

C'est par cette propriété que l'on peut s'expliquer l'extinction du typhus en France, après le retour de l'armée d'Orient ; c'est ainsi qu'au lazaret de Toulon, dans les hôpitaux du Frioul, de Marseille, d'Avignon, de Châlon-sur-Saône, de Neufchâteau, du Val-de-Grâce, le typhus n'a pas développé une trop grande puissance de virulence ; à peine si quelques sœurs hospitalières, si quelques infirmiers ont été atteints et généralement d'une manière peu grave.

Le typhus d'Orient importé en France a présenté un caractère tout particulier qui mérite d'être noté, c'est que le pouvoir transmissif a diminué graduellement des côtes méditerranéennes, où les débarquements des soldats avaient eu lieu, jusqu'aux garnisons de l'intérieur ; ainsi la puissance virulente de la maladie a été plus marquée à Marseille, à Avignon, tandis qu'elle a été moins évidente à Châlon-sur-Saône, à Paris, au Val-de-Grâce.

Dans les épidémies typhiques les plus récentes, la maladie n'a jamais dépassé l'enceinte des ambulances, des hôpitaux ; pendant les épidémies du bagne de Toulon, les ouvriers de l'arsenal, souvent en rapport dans leurs travaux avec les forçats, n'ont jamais contracté la maladie ; à peine si quelques agents de surveillance ont été atteints par le fléau.

« Pendant l'année 1856, en Crimée, les Anglais, dit Jacquot. (*Du typhus de l'armée d'Orient*, page 67), dont les camps étaient vastes et bien disséminés et où par conséquent la condition d'encombrement faisait entièrement défaut, ont été exempts du typhus, bien qu'étant en rapports incessants avec nos soldats qui ont été si cruellement frappés. »

Il importe donc, pour que le typhus soit susceptible de se disséminer, que le miasme qui le produit, que l'agent virulent qui le propage, soient doués d'une grande énergie, et que de plus les individus soumis à leur influence plus ou moins directe se trouvent dans de mauvaises conditions hygiéniques et aient perdu une partie de leur force de résistance vitale. C'est ainsi que l'on peut s'expliquer les ravages que fit à Brest, en 1757-1758, l'épidémie qui y fut portée en premier lieu par les vaisseaux *le Bizarre* et *le Célèbre* qui arrivaient de Québec, et ensuite par l'escadre de l'amiral de la Mothe. D'abord concentrée dans les hôpitaux, elle se répandit bientôt dans la ville et y fit de nombreuses victimes. Je citerai aussi l'extension que prit en 1814, dans certains départements ravagés par la guerre, à la suite de l'invasion étrangère, le typhus qui décima, à cette époque, l'armée et les populations.

Les maladies transmissibles peuvent se développer dans des lieux où n'existent plus de malades, mais qui en ont contenu peu de temps auparavant; ce fait observé pour le typhus, dans tous les lieux où il a exercé ses ravages, est aujourd'hui au-dessus de toute contestation.

D'après Joseph Frank, Jacquot, Michel Lévy et plusieurs autres auteurs, les vêtements, le linge, les objets de literie, tout ce qui a été en contact avec les malades, peut transmettre le typhus; des individus sains peuvent apporter dans leurs vêtements le principe virulent, contracter eux-mêmes la maladie et la communiquer aux personnes avec lesquelles ils sont en rapports fréquents.

Plusieurs virus, après avoir exercé tous leurs effets chez un individu, perdent toute leur aptitude à affecter de nouveau le même sujet: tels sont ceux qui propagent le typhus, la variole, la scarlatine, la rougeole, etc. Il est vrai qu'il existe des exceptions à cette règle. Pendant les épidémies du bagne en 1855 et 1856, j'ai noté 10 récidives sur 1302 malades, presque toujours une des deux atteintes avait été légère : aussi j'ai pu conclure qu'il fallait, pour être préservé une seconde fois du typhus avoir éprouvé, les symptômes les mieux caractérisés de cette maladie. Je reviendrai plus tard sur cette question des récidives.

J'ai dit que le typhus était susceptible de se développer spontanément sous l'influence de certaines conditions. Cette manière de voir, adoptée par un grand nombre d'auteurs, a trouvé quelques contradicteurs; ainsi M. Boudin ne pense pas que l'encombrement, la misère, les privations, puissent à eux seuls engendrer cette maladie, il faut indispensablement de la semence : « C'est assez dire, dit-il, que nous n'admettons pas de typhus spontané; il est un fait dont l'importance nous semble avoir généralement échappé, c'est que le typhus, avant d'exercer ses ravages parmi les troupes françaises en Crimée, avait régné à Toulon en mars 1855 à bord du bagne n° 4, ancien vaisseau *Algéziras*, mouillé à Castigneau, près du parc à charbon. Les condamnés qui l'habitaient étaient alors occupés jour et nuit à embarquer le charbon à bord des bateaux à vapeur..... Or, ne serait-il pas possible que le typhus ait été importé de France à Constantinople et en Crimée? Nous nous bornons à poser la question (1). »

______

(1) *Traité de géographie et de statistique médicales*, par le docteur Boudin, Paris, 1857, tome II, page 486.

Ces renseignements sont exacts, car pendant le séjour de M. Boudin à Toulon, en 1856, il me fit l'honneur de venir me voir plusieurs fois, et je lui communiquai mes notes sur l'épidémie qui sévissait encore sur les forçats; mais il y a une objection sérieuse à faire sur son opinion de l'importation du typhus de France en Crimée, c'est que cette maladie s'était manifestée dans notre armée avant son apparition sur le bagne n° 4 le 22 mars 1855. D'après les travaux publiés par nos confrères de l'armée de terre et de la flotte, les premiers cas de typhus se présentèrent en Orient dans le courant de décembre 1854, quatre mois environ avant l'épidémie du bagne; celle-ci commençait à peine, que le lazaret de Toulon s'ouvrait le 2 avril pour recevoir les typhiques de provenance criméenne apportés successivement par le *Prince-Jérôme*, le *Fleurus*, et le *Canada* ; ils y furent traités par M. Eugène Montgrand, chirurgien de première classe de la marine. Aussi nous ne pouvons que résoudre par la négative la question que s'est posée M. Boudin et continuer à admettre l'existence authentique d'un typhus spontané.

Le typhus a presque constamment sévi à l'état épidémique, rarement il s'est présenté sous forme sporadique; il a été pourtant observé, sous ce dernier état, en Suède, en Irlande, et pendant l'intervalle qui a séparé les deux épidémies de Crimée en 1855 et 1856; la sporadicité n'a pas été notée dans l'espace de temps qui a séparé celles du bagne pendant les mêmes années.

Cette maladie revêt le caractère endémique, dans les

localités où ses causes génératrices, encombrement, misère, malpropreté, alimentation insuffisante, sont, pour ainsi dire, en permanence; c'est ainsi qu'on l'observe. sous cet état, en Irlande, dans certains quartiers de Londres, dans quelques localités de la Suède et de l'Amérique du Nord; dans ces pays l'endémicité se lie souvent à l'épidémicité. alors que les causes prédisposantes, froid rigoureux, variations atmosphériques, etc., viennent donner une impulsion plus énergique aux causes déterminantes spécifiques.

CHAPITRE VI

INCUBATION.

Quand un individu a subi l'influence miasmatique ou virulente qui développe le typhus, les symptômes qui le caractérisent ne se déclarent pas immédiatement, il existe, avant leur apparition, un temps plus ou moins long pendant lequel sa santé ne parait nullement altérée; cet état de latence de la maladie a reçu le nom d'Incubation.

Les auteurs ont diversement mesuré le temps de la durée de l'incubation ; Magnus Huss (1) fixe la longueur de ce temps, « en recherchant si les sujets tombés malades ont été voir des individus typhisés: » il compte ensuite le temps d'incubation à partir de cette visite ; il

_____

(1) *Statistique et traitement du typhus et de la fièvre typhoïde,* observations recueillies à l'hôpital Séraphin de Stockholm. Paris, 1855.

a constaté de cette manière qu'il s'est passé quelquefois 1, 2, 3 et même 10 jours avant l'apparition des prodromes ; cet auteur ajoute, du reste, qu'il est difficile de fixer la durée du temps d'incubation.

Nous trouvons des données plus précises sur cette durée, dans les rapports des médecins de la flotte ; les divers bâtiments sur lesquels ils étaient embarqués, n'ayant jamais subi l'influence typhique, ont vu l'épidémie se développer, après un transport, de courte durée, d'individus malades provenant des ambulances de Crimée, dont le plus grand nombre était atteint de blessures diverses, de dyssenterie, de congélation, de scorbut, etc.

Le vaisseau *l'Iéna* (M. Gibert, chirurgien-major) part de Kamiesch le 22 décembre 1855 avec 300 malades destinés aux hôpitaux de Constantinople ; le 26, ils sont débarqués ; le vaisseau part le 3 janvier 1856 pour France, et le même jour le typhus se déclare à bord ; en prenant pour date de l'infection le jour du départ de Kamiesch, nous avons 12 jours d'incubation.

Le vaisseau *le Marengo* (M. Arnoux, chirurgien-major) part de Kamiesch pour Toulon le 14 décembre 1855 avec un chargement de matériel considérable, et 80 condamnés militaires, dont plusieurs avaient subi une détention prolongée dans des silos. Après avoir relâché quelques jours à Constantinople où régnait le choléra, quelques heures à Gallipoli, le vaisseau part pour France ; le 23 le premier cas de typhus se présente, et le 25 une véritable épidémie se déclare ; nous avons ici une incubation de 10 à 12 jours.

La frégate à vapeur *le Sané* (M. Charles Terrin, chirurgien-major) transporte aussi des malades de Crimée à Constantinople ; il part de Kamiesch avec plus de 300 malades le 6 février 1856, arrive le 9 à Constantinople, part le 12 pour France, n'ayant à bord que l'ambassadeur turc se rendant au congrès de Paris, avec sa suite. Le 17 février le typhus éclate à bord après 11 jours d'incubation ; l'épidémie prend de graves proportions, et environ 150 typhiques sont débarqués au lazaret de Toulon dont le service médical fut confié à M. Lambert, chirurgien de première classe de la marine.

A bord du vaisseau *le Fleurus* (M. Chaspoul, chirurgien-major) l'incubation a eu une période de 12 jours.

Sur le transport *la Fortune* (M. Mattéi, chirurgien-major), qui a présenté une épidémie grave de typhus, l'incubation a été de 8 jours.

Je lis dans les *Considérations sur le typhus de la mer Noire* par M. Thibaut, chirurgien de première classe de la marine, que la période d'incubation a été en moyenne de 15 jours sur les bâtiments ; elle a été de 12 jours pour 2, de 13 pour 1, de 14 pour 3, de 17 pour 1 (*Vauban*), de 19 pour 1 (*Lucifer*).

Je pourrais citer encore un grand nombre de faits sur l'incubation typhique, recueillis par les médecins de la marine ; mais tous leurs rapports, que j'ai actuellement sous les yeux, s'accordent pour donner à l'incubation une période de temps qui varie entre 8 et 19 jours. D'après les observations que j'ai faites, pendant les

épidémies du bagne de 1855 et 1856, je fixerais la durée
de l'incubation à 12 ou 15 jours.

Il existe pourtant des auteurs qui nous ont fait connaître des incubations beaucoup plus prolongées; le docteur Bancroft a constaté dans l'armée anglaise, qui
opérait en Espagne en 1809, des cas de typhus sur-
venus 68 jours après l'infection. Johnson (1) avance
que l'incubation typhique peut se prolonger cinq à
six mois.

M. Garcin, médecin de l'hôpital de Neufchâteau
(Vosges), dit avoir reconnu sur les soldats du 64ᵉ régiment, une incubation de 26 jours.

M. Godelier, professeur au Val-de-Grâce, a constaté sur
les hommes du 50ᵉ régiment une incubation très-pro-
longée qu'il fixe à 50 jours. Voici les faits sur lesquels il
s'appuie : un transport du commerce, *le Monarque des
eaux*, embarque à Kamiesch, le 13 novembre 1855, les
deux premiers bataillons de ce régiment forts de huit
cents hommes; ce transport avait deux batteries sans sabords, sa cale dégageait des odeurs nauséabondes; l'aération était très-difficile, malgré les moyens de ventilation
qu'il présentait; ces conditions, unies aux inconvénients
de la saison froide, des pluies et de l'encombrement, favo-
risèrent l'apparition du typhus, qui se montra 15 jours
après le départ. Le 1ᵉʳ janvier 1856, ce transport arrive
à Marseille et dépose au lazaret 25 typhiques; le 3, les
bataillons sont dirigés sur Paris par les voies ferrées
et arrivent le 5 ; du 7 janvier au 1ᵉʳ février, ils envoient

(1) *The influence of tropical climates on european constitutions*,
4th edit. London, 1827.

90 typhiques à l'hôpital, et 18 du 1er au 20 février ; dès ce moment, aucun cas de typhus ne se manifeste plus parmi les soldats de ce régiment ; d'après M. Godelier le dernier malade reçu le 20 février avait incubé le germe typhique depuis le jour du débarquement, c'est-à-dire depuis 50 jours.

Le 3e bataillon de chasseurs à pied part sur le *Timour* le 1er janvier 1856 et arrive à Constantinople ; là il passe sur le vapeur *le Glascow* qui avait servi jusqu'alors de bâtiment-hôpital ; le 11e jour après le départ, le typhus se déclare à bord ; le médecin du bataillon, M. France, demande, avec instance, une relâche, l'obtient, fait désinfecter le navire, renouveler les provisions alimentaires ; le *Glascow* reprend la mer, et arrive à Marseille le 29 janvier ; 6 typhiques sont laissés au lazaret de Marseille ; le bataillon part de cette ville le 30 janvier par étapes. arrive à Vincennes le 3 mars, après avoir laissé une vingtaine de malades dans les hôpitaux de la route, et après son arrivée continue à en envoyer au Val-de-Grâce jusqu'au 29 mars, 60 jours après le débarquement.

Je ne puis, qu'avec peine. admettre, dans toute leur rigueur. ces longues incubations ; le typhus du *Monarque des eaux* et du *Glascow* prend naissance dans les mauvaises conditions hygiéniques déjà signalées, continue pendant la traversée. après le débarquement et même assez longtemps après l'arrivée des passagers dans les garnisons qui leur ont été assignées. Nous n'avons donc ici qu'une seule et même épidémie qui commence à bord des transports et s'éteint graduellement dans les lieux où s'arrêtent les hommes. Cependant M. Godelier donne pour date du commencement de l'incubation du typhus du Val-de-Grâce, le jour du débarquement à Marseille ; les navires qui les avaient conduits en France sont pour ce savant professeur le seul et véritable foyer générateur de cette maladie. Mais ces soldats se sont-ils totalement dépouillés de toute influence suspecte par le seul fait de l'éloignement des lieux où le typhus avait pris naissance ? Ne peuvent-ils pas être considérés comme constituant, dans leur ensemble, un véritable foyer continuant celui qui s'était établi à bord, présentant, il est vrai, des conditions moins fâcheuses, mais étant, néanmoins, incontestablement susceptible de propager la maladie, soit par infection miasmatique, soit par infection virulente ?

Il est évident qu'on doit répondre négativement à la première question, et affirmativement à la seconde ; car les soldats pendant leur trajet de Marseille à Paris laissent des maladies dans divers points, à Avignon, à Châlon-sur-Saône ; plusieurs sont reçus au Val-de-Grâce à leur arrivée ; ceux qui sont traités dans les villes du trajet communiquent le mal à divers individus appartenant au service hospitalier. Un véritable foyer migrateur, dont l'influence nocive diminuait de jour en jour, existait donc parmi ces militaires, et ceux-ci qui, pendant le voyage, avaient pu disséminer le typhus dont ils portaient les germes, pouvaient pareillement le propager et l'entretenir au milieu d'eux (1).

(1) L'appréciation que je viens de donner de ces longues incubations, était écrite (janvier 1857) quand a paru (1858) l'ouvrage sur le *Typhus de l'armée d'Orient* de M. Jacquot ; j'ai vu avec le plus grand plaisir que ce regrettable confrère interprétait de la même manière les faits que j'ai relatés ci-dessus.

En résumé, je pense que l'incubation moyenne du typhus peut être portée à 12 ou 15 jours, et je me base surtout, pour étayer mon opinion, sur les nombreux rapports de mes confrères de la marine ; néanmoins je ne nie pas absolument quelques-unes des incubations tardives dont parlent les auteurs, mais je suis porté à émettre des doutes à leur sujet.

Plusieurs médecins ont avancé que parfois, au moment où les sujets recevaient l'impression du miasme ou du virus typhique, ils éprouvaient certains phénomènes particuliers qui leur annonçaient qu'ils étaient saisis par le mal ; en preuve de la réalité de ce fait J. Frank rapporte l'exemple de son frère, qui, en visitant des malades, crut reconnaître le moment où il fut atteint ; M. Gérhard, dans l'histoire de l'épidémie de Philadelphie, dit qu'un infirmier rasant un typhique fut frappé par la mauvaise odeur de son haleine et fut pris peu après des symptômes caractéristiques du typhus ; un autre infirmier. ayant eu le bras imprégné de la sueur d'un moribond, ressentit à l'instant quelques symptômes précurseurs de la maladie ; mais, je dois dire que les faits de ce genre ne sont ni assez nombreux, ni assez circonstanciés, pour qu'il soit actuellement possible d'établir le moment précis de l'imprégnation typhique.

CHAPITRE VII

PÉRIODES DU TYPHUS.

On a admis, dans le cours du typhus, une série de périodes basées sur la prédominance de certains actes ou de certains groupes de symptômes que présente la maladie; leur nombre varie suivant les divers auteurs.

Hildenbrand en admet huit :

1° Période de la contagion, qui ne dure qu'un moment.

2° Période de l'opportunité, caractérisée par l'apparition des avant-coureurs de la maladie.

3° Période de l'invasion ou du commencement de la fièvre.

4° Période inflammatoire que l'on peut aussi dénommer catarrhale, exanthématique, d'irritation ou d'ébullition. suivant l'expression des anciens médecins.

5° Période nerveuse.

6° Période de la crise.

7° Période de la rémission.

8° Période de la convalescence.

Les deux premières périodes ne doivent pas être admises, puisque aucun fait, aucun symptôme spécial ne les signalent; la troisième est constituée par les prodromes; la sixième période, de la crise, manque très-souvent; c'est assez dire que je n'admets pas la division d'Hildenbrand.

La plupart des auteurs ont divisé le typhus en périodes moins nombreuses, basées presque toutes sur les changements que la maladie présente dans son cours; telle est la marche suivie par Fournier et Vaidy dans le *Dictionnaire des sciences médicales*, par Magnus Huss, dans son ouvrage sur le typhus de Suède, par F. Jacquot et plusieurs de nos confrères de l'armée et de la flotte: d'autres n'ont suivi que les phases successives de la maladie et par suite lui ont reconnu des périodes d'augment, d'état, de déclin, division moins scientifique que la précédente, et que nous ne saurions adopter malgré sa simplicité apparente.

Les diverses modifications que le typhus a présentées dans sa marche, lors des épidémies du bagne de Toulon en 1855 et 1856, et celles qui ont été observées à bord des transports, dans les lazarets, et dans certaines villes du littoral ou de l'intérieur, sont, à mon avis, susceptibles de se classer en cinq périodes bien distinctes :

1° Période d'invasion ou des prodromes ;

2° Période d'irritation ou d'intoxication confirmée ;

3° Période nerveuse, d'ataxie ou d'adynamie ;

4° Période de la rémission ;

5° Période de la convalescence.

CHAPITRE VIII

SYMPTOMATOLOGIE.

Nous avons dit, dans un précédent chapitre, que l'on pouvait admettre deux divisions principales dans l'étude du typhus :

1° Un typhus normal, régulier ;

2° Un typhus irrégulier, présentant dans sa marche de nombreuses variations résultant des accidents et des complications ordinairement étrangers à la maladie.

Dans l'histoire symptomatologique du typhus que nous

allons maintenant exposer, nous aurons égard à ces deux divisions ; ainsi nous la partagerons en deux parties distinctes : la première comprendra l'étude des phénomènes morbides présentés par le typhus régulier ; la seconde, celle des complications et des accidents qui constituent le typhus à l'état irrégulier.

§ Ier. SYMPTOMES DU TYPHUS RÉGULIER.

Pour bien apprécier les symptômes nombreux que présente le typhus, je vais en donner d'abord une description d'ensemble en suivant l'ordre des périodes que j'ai exposé précédemment, et ensuite j'étudierai, avec détail, les manifestations morbides les plus importantes qui caractérisent cette maladie.

1º Tableau général des symptômes.

1° *Période d'invasion ou des prodromes.* — Sa durée est généralement de un à quatre jours ; elle offre à considérer les symptômes suivants :

Céphalalgie plus ou moins intense qui ne fait jamais défaut ; vertiges ; fatigue rapide ; douleurs contusives dans les membres, surtout dans les cuisses ; rachialgie plus ou moins marquée ; frissons alternant avec des bouffées de chaleur ; sentiment d'oppression à la région sternale avec ou sans toux ; yeux larmoyants ; paupières légèrement tuméfiées ; langue large, recouverte d'un enduit blanchâtre ou blanc jaunâtre ; soif vive ; perte de l'appétit ; quelques nausées ; presque jamais de vomissements ; pas de douleurs abdominales ; constipation dans le plus grand nombre des cas ; pouls serré, un peu accéléré ; urines abondantes.

Dans certaines épidémies, on a observé que cette période manquait totalement, et que par conséquent l'invasion était brusque et arrivait au milieu d'un état complet de santé ; cette brusquerie de l'invasion a été assez fréquemment observée en Crimée (environ 2 fois sur 3), et à Montpellier à l'hôpital Saint-Éloi.

2ᵉ Période d'irritation. — Céphalalgie beaucoup plus intense ; insomnie ; forte rachialgie ; douleurs plus vives dans les membres inférieurs ; démarche vacillante comme dans l'ivresse.—Cette débilité musculaire si évidente dans cette période a été notée par tous les auteurs et plusieurs en ont fait un caractère constant et pathognomonique des premiers temps de la maladie. — Facies hébété et un peu turgide ; conjonctive injectée ; pupilles contractées ; paupières tuméfiées surtout à leurs bords libres ; langue large, recouverte d'un enduit épais, blanchâtre, quelquefois jaunâtre ; anorexie complète ; soif vive ; haleine fétide ; douleurs oppressives dans les hypocondres ; abdomen souple et indolore ; constipation ; — toux par rares quintes ; parfois douleur dans la région laryngienne ; altération de la voix ; expectoration de crachats épais, muqueux ; tantôt la respiration est lente, tantôt accélérée, mais presque toujours régulière ; sonorité complète dans toutes les parties de la poitrine dans presque tous les cas ; râles muqueux, humides soit aux régions sous-claviculaires (épidémies du bagne), soit à la base (épidémie de Crimée). — Les phénomènes catarrhaux ont été plus fréquents et plus continus chez les typhiques observés à bord des bâtiments qui ont été employés au transport des troupes. — Mouvements du cœur plus ou moins accélérés ; pouls variant de 80 à 140 pulsations ; dans quelques cas rares, épistaxis, plus fréquemment observées quand la forme est inflammatoire ; chaleur de la peau variable comme le pouls, quelquefois naturelle, d'autres fois brûlante et sèche.

Pendant cette période apparaît l'éruption typhique constituée par un exanthème particulier et par des pétéchies. Cette période a une durée de cinq ou six jours.

3° *Période nerveuse.* — Elle a la même durée que la précédente ; elle est caractérisée par deux ordres de phénomènes ; tantôt il y a surexcitation nerveuse, désordre, irrégularité, perversion des principales fonctions, ataxie en un mot ; ou bien, il y a affaissement général, prostration complète, faiblesse musculaire plus marquée ; résolution des forces, c'est l'adynamie ; ces deux états peuvent se confondre, leurs symptômes propres se mêlent, s'enchevêtrent pour ainsi dire, il y a alors ataxo-adynamie ; ce mélange, cette confusion de l'ataxie et de l'adynamie s'observent assez fréquemment ; c'est pendant cette période que se développe l'odeur typhique particulière dont je parlerai plus tard avec détail.

a. *Phénomènes ataxiques.* — Facies hébété, yeux fixes, injectés, et largement ouverts ; contraction des pupilles ; obtusion de l'ouïe ; le malade paraît étranger à tout ce qui se passe autour de lui ; il garde le silence quand on l'interpelle, ou fait des réponses qui ne se rapportent point aux questions ; insomnie opiniâtre ; mobilité convulsive variant d'intensité ; typhomanie ; délire tantôt bruyant, tantôt tranquille, de courte durée quand la terminaison sera heureuse, se continuant souvent jusqu'à la mort, dans les cas malheureux ; il présente fréquemment de singuliers caractères ; le malade est en proie à des idées qui roulent avec ténacité sur le même objet, c'est un délire bizarre, fantastique, rempli d'hallucinations qui ont souvent leur origine dans des faits réels, antérieurs à la maladie ; on observe aussi des soubresauts des tendons, des convulsions toniques, mais le plus ordinairement cloniques, de la carphologie, des contractures des muscles de la face, des membres; celles des membres thoraciques ont été très-fréquentes pendant le typhus du bagne de 1855; pendant cette épidémie j'ai remarqué parfois une grande agitation musculaire, suivie, peu après, d'un affaissement complet ; cet état s'est aussi manifesté, à la fin du délire, quand il avait été très-intense.

Pendant l'ataxie, on observe encore les symptômes suivants : langue sèche, ramassée sur elle-même en forme de boule (langue de perroquet), ou bien resserrée et à papilles hérissées (langue murale), bien rarement fuligineuse ; lèvres engluées par une matière visqueuse, filante, blanc jaunâtre ; déglutition difficile ; abdomen de forme normale, sans douleur appréciable ; parfois un peu de météorisme; selles liquides, souvent involontaires, bilieuses, ayant l'odeur des matières fécales, écoulement involontaire des urines ; on observe rarement la rétention de ce liquide ; la respiration présente, dans cette période, de nombreuses variations, tantôt elle est lente, tantôt rapide; le catarrhe bronchique continue, on perçoit toujours les râles muqueux ; dans quelques épidémies, on a noté, dans ce temps de la maladie, des congestions pulmonaires rapides et quelquefois de véritables pneumonies; on a aussi constaté des pleurésies, mais plus rarement : dans un assez bon nombre de cas, on a reconnu un épanchement modéré dans les plèvres, sans inflammation de la séreuse.

Le pouls est très-variable, tantôt petit et fréquent, tantôt large et peu accéléré, mais le plus souvent il est fortement agité, ondulé et battant jusqu'à 140 ; la chaleur de la peau est âcre; cette enveloppe est sèche ou bien recouverte d'une sueur visqueuse ayant une odeur nauséabonde.

Pendant l'état ataxique, l'éruption se développe, sa couleur est plus marquée, les taches typhiques sont mêlées à de nombreuses pétéchies, leur coloration peut aller jusqu'au rouge garance.

b. *Phénomènes adynamiques.* — Prostration très-grande; le malade est couché en supination; face moins turgide, et souvent cyanosée ; abolition presque complète des fonctions intellectuelles et sensorielles ; bouche ouverte, langue sèche, haleine fétide, déglutition difficile; abdomen affaissé sur lui-même et rétracté; selles involontaires et fétides ; rétention d'urine.

La respiration est lente ; dans les cas graves, il y a immobilisation de la boîte thoracique ; la respiration est seulement diaphragmatique et abdominale.

Le pouls est large, dépressible et lent, je l'ai vu à 28 pulsations, pendant trois jours, chez un forçat âgé de 55 ans.

La chaleur de la peau est modérée, l'exanthème et les pétéchies pâlissent et prennent une couleur violacée, et parfois ardoisée ; l'odeur typhique est très-prononcée.

Diverses complications dont je parlerai plus loin, se présentent surtout dans cette forme ; telles sont les plaies de position, les gangrènes spontanées, les otorrhées, les parotides, etc.

Les symptômes de la période nerveuse se développent ordinairement pendant le deuxième septénaire, quelquefois pendant le premier ; ils cessent dans l'immense majorité des cas du douzième au quatorzième jour rarement au dix-neuvième ou vingt-et-unième.

Cette période se continue presque sans transition avec la période de rémission, dans les cas heureux ; quand la terminaison doit être fatale, on observe les symptômes suivants :

Stupeur profonde, altération des traits de la face ; cyanose plus marquée ; sueur visqueuse sur le front ; paupières affaissées, légèrement entr'ouvertes ; globe de l'œil porté en haut et en dedans ; langue sèche et comme parcheminée ; plus de déglutition possible ; selles involontaires, fétides ; rétention d'urine ; respiration diaphragmatique, il y a rarement du stertor au moment de la mort ; mouvements convulsifs des muscles de la face, et des régions sus et sous-hyoïdiennes ; j'ai observé pendant l'épidémie du bagne de 1855, que l'inspiration était laborieuse, et l'expiration rapide ; de gros râles muqueux existent dans les grosses bronches.

La cyanose se présente d'abord à la face, puis s'étend au cou, à la partie supérieure de la poitrine et aux extrémités ; la sueur visqueuse commence aux parties supérieures et s'étend de là à tout le corps, les doigts sont parfois plissés et comme macérés par cette sueur ; on note aussi, au moment de la mort, une anesthésie ou une hyperesthésie générale.

4° *Période de rémission.* — Cette période survient presque brusquement ; le délire cesse, le malade fixe ses regards autour de lui, comme une personne qui sort d'un long sommeil ; une sueur douce recouvre tout le corps, la langue s'humecte, s'élargit, les selles sont volontaires. perdent de leur fétidité, et présentent plus de consistance ; les urines sont excrétées naturellement ; l'intelligence n'est pas encore tout à fait libre, les idées ne sont point assez nettes ; il y a encore des bourdonnements d'oreilles; un peu de surdité se prolongeant parfois pendant la convalescence ; la face, qui a conservé de la turgescence, reprend son premier aspect ; l'amaigrissement apparaît alors, et ce signe annonce presque toujours une amélioration très-notable.

C'est pendant la période de rémission que l'on a observé certains phénomènes morbides, que les auteurs ont considérés comme critiques, puisque souvent ils coïncidaient avec des changements très-évidents présentés par la maladie ; ce sont : des sueurs qu'Hildenbrand regarde comme constituant une crise de meilleur augure, des hémorrhagies rarement abondantes, des selles nombreuses et fétides, des urines copieuses, claires ou sédimenteuses, une toux peu fatigante, avec expectoration facile, que j'ai appelée, dans l'histoire du typhus du bagne en 1855, *bronchite de retour,* une éruption furonculeuse générale que M. Billot du Frioul a considérée comme un phénomène critique favorable : parmi tous ces symptômes.

celui qui est le plus fréquent, et qui a été observé le plus souvent, est la sueur dont l'abondance varie et qui a paru, dans bien des cas, juger la maladie, principalement à bord des bâtiments chargés du transport des troupes après la prise de Sébastopol.

5° *Période de la convalescence.* — Dans toutes les épidémies observées dans ces derniers temps, la convalescence a été franche et rapide : la face s'épanouit, les yeux deviennent expressifs et prennent un éclat particulier ; la langue reprend sa coloration habituelle, la soif est modérée, les malades demandent, avec instance, des aliments qu'ils supportent, du reste, très-bien ; je ne sais aucune fièvre, dit F. Jacquot, à la suite de laquelle l'appétit se fasse sitôt sentir et après laquelle on puisse accorder plus vite des aliments.

Le sommeil devient réparateur, cependant dans quelques cas l'insomnie persiste ; quelquefois des douleurs contusives dans les membres inférieurs tourmentent les malades pendant encore quelques jours ; on a aussi observé, mais rarement, un peu d'œdème autour des malléoles.

Dans le plus grand nombre des épidémies on n'a jamais noté la chute des cheveux et des ongles, qui a lieu dans la convalescence de plusieurs fièvres graves.

2° Étude particulière des principaux symptômes.

a. Phénomènes morbides observés à la peau.

Éruptions. — Les auteurs qui appartiennent à la première période historique du typhus n'ont étudié que l'éruption pétéchiale et ne font pas mention de l'exanthème qui l'accompagne.

Henri Schlichthorst et Borsieri (1), après avoir décrit les pétéchies, parlent des changements qu'elles peuvent présenter, signalent les variations de nuances qu'elles offrent parfois, reconnaissent leur double caractère exanthémo-ecchymotique ; cependant leurs descriptions sont embarrassées ; Borsieri admet qu'il y a quelque chose de spécial, mais il ne peut dire si cette éruption, qui s'éloigne des pétéchies, est inflammatoire ou ecchymotique.

Fournier et Vaidy (2) établissent qu'à côté des pétéchies il existe un exanthème pourpré à la poitrine, aux bras, au dos et aux cuisses. Dans l'ouvrage de Jenner sur les épidémies de Londres, l'éruption exanthématique a été très-bien séparée de l'éruption pétéchiale. La première consiste d'abord en taches nombreuses, arrondies, légèrement élevées au-dessus du niveau de la peau environnante, d'une couleur rose foncé, s'effaçant, sous la pression des doigts, pendant les deux premiers jours de son apparition, et peu après conservant leur couleur et leur forme sous cette même pression ; en même temps, cet auteur a remarqué une autre éruption beaucoup plus pâle que l'on semble voir à travers l'épiderme, comme si les taches qui la forment n'étaient pas bien *sorties ;* il la nomme *éruption sous-cuticulaire ;* ces deux formes reçoivent le nom commun de *mulberry-Rash* (taches couleur de mûres).

(1) Henri Schlichthorst, *Dissertation sur les pétéchies*, 1783, page 7. Borsieri, *Instituts de médecine pratique*, traduction de M. P. E. Chauffard, tome II, page 375.

(2) Article *Fièvre* du *Dictionnaire des sciences médicales.*

Borsieri, avant Jenner, avait remarqué cette éruption sous-cuticulaire : « Parfois, dit-il, les pétéchies se cachent sous l'épiderme, sont à peine visibles, et peuvent être seulement aperçues comme à travers un voile et par un œil attentif et exercé. »

D'après Jenner, les pétéchies ont une existence isolée, ou bien sont la transformation des *mulberry-rashes ;* elles sont constituées par des taches non élevées au-dessus de la peau, d'une couleur rouge très-foncé ou pourpre qui ne change pas sous la pression des doigts.

Les médecins de l'armée d'Orient et de la flotte ont pareillement admis les deux éruptions exanthématique et pétéchiale ; la première a été plus rare que la seconde, elle offrait les caractères assignés ordinairement aux taches rubéoliques, que l'on a aussi constatés à bord de plusieurs transports, et dans plusieurs villes de l'intérieur.

« Comme aspect, comme disposition, dit M. Godelier dans le travail déjà cité, on ne saurait mieux la comparer (l'éruption exanthématique) qu'à celle de la rougeole, sauf qu'elle apparaît rarement au visage et qu'elle est d'ordinaire moins abondante sur les membres ; aussi presque tous les auteurs l'ont appelée *morbilliforme.* Nous tous, au Val-de-Grâce, nous avons cru, au premier abord, en voyant nos premiers cas de typhus, avoir affaire à une rougeole ataxique, mais non pas à une fièvre typhoïde. »

Les deux éruptions ont été observées en 1855 et 1856, au bagne de Toulon ; l'exanthème était caractérisé par de véritables papules et les pétéchies par de petites hémorrhagies sous-épidermiques.

Les taches exanthématiques sont ordinairement nombreuses, rapprochées l'une de l'autre, quelquefois confluentes; toutes apparaissent dans le premier, le deuxième ou troisième jour de leur manifestation ; après ce temps, il ne s'en montre plus de nouvelles.

Cette éruption présente, dans le plus grand nombre des cas, une évolution lente ; elle reste stationnaire pendant trois ou quatre jours, puis prend une couleur plus foncée, les bords des taches se dessinent plus clairement; plus tard elles pâlissent et disparaissent totalement ; d'après Jenner, dans quelques cas, ces taches peuvent se changer en pétéchies, et cela a lieu principalement pour celles qui siégent au dos, au pli du coude et aux aines.

Quelquefois l'exanthème, après avoir pâli et presque disparu, reprend une coloration très-vive ; j'ai observé ce retour pendant l'épidémie de 1855 au bagne de Toulon, et toutes les fois, il a aggravé, d'une manière très-notable, l'état des malades. Jenner dit n'avoir jamais observé ce retour de l'éruption.

Les taches exanthématiques se terminent assez souvent par des macules d'un brun rougeâtre faiblement marquées, et qui se confondent promptement avec la couleur de la peau ; le plus souvent, je les ai vues, surtout dans les cas heureux, pâlir rapidement, et disparaître par furfuration. Cela a lieu ordinairement du dixième au quatorzième jour.

Ces taches, que presque tous les auteurs modernes considèrent comme pathognomoniques du typhus, siégent ordinairement au tronc et aux extrémités, on les a observées quelquefois à la face ; au bagne de Toulon je les ai vues sur toutes les parties du corps, au pavillon de l'oreille, aux faces dorsales des doigts et des orteils, à la verge ; elles sont généralement plus colorées dans les points conprimés.

Les pétéchies dont F. Jacquot donne la description sous le nom d'exanthème tacheté de rouge apparaissent en même temps que l'exanthème, ou même un peu plus tard pendant le deuxième septénaire ; elles s'annoncent par un petit point couleur brique, qui s'agrandit rapidement et atteint le diamètre de 4 à 6 millimètres ; leur centre est plus coloré que la circonférence ; elles disparaissent plus tard que l'exanthème, et sont encore visibles après la mort alors que les taches sont presque entièrement effacées.

Les sudamina sont en petit nombre et s'observent à la fin du deuxième septénaire ; ils n'existent pas toujours. Jenner dit qu'ils se montrent rarement et jamais peut-être sur les individus au-dessus de 50 ans ; F. Jacquot les considère comme exceptionnels ; ils ont été rares pendant les épidémies du bagne de 1855 et 1856.

Les deux éruptions exanthématique et pétéchiale dont je viens de parler, sont quelquefois accompagnées d'autres éruptions, dont les unes ne présentent pas de caractères particuliers, tandis que les autres ont des rapports réels avec les formes affectées par les diverses maladies cutanées.

Parmi les premières, nous mentionnerons des taches d'un rouge vif, saillantes, discrètes, ayant une durée très-courte ; d'autres sont plus petites, arrondies, et ont été comparées par Borsieri à des gouttes de sang. Enfin des ecchymoses de couleur et de grandeur variées, siégeant sur les points où la peau est plus fine, s'observent fréquemment ; tantôt elles sont arrondies, tantôt allongées et minces, elles suivent la même évolution que les ecchymoses ordinaires.

Parmi les éruptions caractéristiques de plusieurs maladies de la peau, nous citerons l'herpès, et surtout l'*herpes labialis* qui s'est montré en Orient, au moment de la rémission chez un cinquième ou un sixième des malades ; l'urticaire, des bulles, du pemphigus ; M. Ganderax a vu un typhique couvert de pustules comme dans la morve.

Ces diverses éruptions marchent conjointement avec l'exanthème typhique et les pétéchies.

Odeur typhique. — Signalée par Sarcone, et par les auteurs qui ont écrit sur les épidémies de typhus observées pendant les guerres du commencement du siècle, cette odeur que plusieurs médecins de l'armée d'Orient comparent à l'odeur de souris ou à celles qui proviennent de la macération des plantes vireuses, a été très-marquée pendant les épidémies du bagne, où elle a présenté une ténacité et des caractères que j'étudierai plus tard.

Modifications de la sensibilité cutanée. — Quelquefois, et surtout dans les cas graves, la sensibilité de la peau a été exaltée ou même abolie ; l'hyperesthésie est tantôt générale, tantôt partielle ; l'anesthésie est beaucoup plus fréquente, et pendant les derniers typhus du bagne elle a été toujours générale.

b. Phénomènes morbides fournis par les organes des sens.

Organe de la vision. — L'injection de la conjonctive a été constatée dans presque toutes les épidémies ; elle était constituée tantôt par une coloration unie formant au centre une véritable suffusion sanguine, et par des arborisations saillantes aux angles, tantôt les vaisseaux sanguins s'entremêlent, en laissant des espaces plus ou moins réguliers et étendus qui montrent le blanc de la sclérotique ; la conjonctive palpébrale présente une coloration vineuse. Cet aspect de la muqueuse oculaire, qui est le même dans la fièvre jaune, est un des signes les plus constants du début du typhus.

Les yeux sont en outre humides, brillants, et la sécrétion des glandes de Meibomius augmente d'une manière notable.

Pendant l'épidémie observée au bagne de Toulon en 1833, l'inflammation de la conjonctive a été tellement violente, qu'elle a envahi, chez plusieurs malades, de proche en proche, toutes les membranes de l'œil, déterminé l'opacité de la cornée, et ensuite la fonte purulente de l'organe entier.

Les pupilles sont ordinairement contractées, surtout pendant l'ataxie ; M. Fauvel a principalement appelé l'attention sur ce fait, en le mettant en regard de ce que l'on observe dans la dothinentérie, où les pupilles sont le plus souvent dilatées.

Organe de l'audition. — Pendant les prodromes et la période d'irritation, les malades perçoivent assez souvent des bruits divers, et éprouvent des bourdonnements et des tintements d'oreilles très-fatigants ; pendant la période nerveuse l'ouïe est diminuée et quelquefois abolie.

Organe de l'olfaction. — L'état catarrhal des fosses nasales est un des symptômes les plus fréquents que l'on observe pendant le premier septénaire ; en 1833 , au bagne de Toulon, on a remarqué une coloration rouge ou pourpre de la pituitaire avec gonflement de cette membrane, et une sécrétion abondante de mucus épais et gluant.

Les épistaxis ont varié sous le rapport de leur fréquence, dans les diverses épidémies ; en 1833, à Toulon, elles ont été presque toujours notées au début, et se sont répétées souvent dans le cours de la maladie ; à l'armée d'Orient elles ont eu lieu sur à peu près le quart des malades : elles ont varié de fréquence selon les époques de l'épidémie ; elles ont été plus abondantes chez les scorbuto-typhiques de Crimée et du bagne de Toulon.

c. Phénomènes morbides fournis par les fonctions cérébrales.

Céphalalgie. — Dans toutes les épidémies. la céphalalgie a été le phénomène le plus constant du début ; le plus souvent elle est générale, quelquefois frontale, sus-orbitaire, ou occipitale ; son intensité varie ; ordinairement elle persiste pendant le premier septénaire, et ne disparaît ou du moins ne cesse d'être perçue que quand le délire survient.

Stupeur, somnolence, coma. — La stupeur est un des premiers symptômes du typhus ; au début elle n'est carac-

térisée que par un véritable état d'hébétude dont on tire
facilement les malades : plus tard elle est plus prononcée,
et dégénère bientôt en une véritable somnolence ; alors
le malade semble étranger à tout ce qui se passe autour
de lui, pourtant il ne dort pas réellement, car on le réveille très-facilement.

Dans une période plus avancée, ces symptômes sont
plus marqués. le malade tombe alors dans le coma : les
fonctions de sensibilité, de motilité et d'intelligence paraissent complétement abolies.

Délire. — Le délire complique ordinairement les états
précédents et surtout la stupeur; on observe alors ce
que Hildenbrand appelle typhomanie. dont il donne la
description suivante : « Les impressions qui viennent des
sens externes étant imparfaitement perçues par le sen-
sorium, il arrive que les malades qui s'exercent sur ces
impressions rêvent sans dormir, et que lorsqu'ils sont à
demi endormis, ils gesticulent sans cesse, ils délirent avec
une singulière incohérence, sur des objets extérieurs,
au milieu d'occupations continuelles, d'impressions inté-
rieures. confondant les uns avec les autres. Il est singulier
combien une impression dominante, et l'idée fixe et fantastique qui en résulte, tourmentent sans relâche le malade pendant tout le temps de la fièvre, et cause souvent
des angoisses terribles par sa constante immobilité... C'est
par là que se distingue principalement l'état de stupeur
frénétique du typhus, de tous les autres états analogues
de stupeur ou d'ivresse, dans lesquels on ne rencontre
pas aussi facilement d'idée fixe et continuelle (1). »

(1 *Du typhus contagieux*. Paris, 1811, pages 71 et 72.

Le délire se présente souvent dès les premiers jours de la maladie ; au début, il est peu marqué, constitué par des hallucinations, des rêvasseries plus fréquentes la nuit que le jour ; le malade a presque toujours une idée, une occupation fixe ; il n'est pas seul, il se croit entouré d'un ou de plusieurs individus qui prennent soin de lui, partagent son lit, boivent et mangent avec lui et participent à ses joies et à ses peines imaginaires ; plus tard, le délire devient continu, bruyant ou tranquille ; dans quelques épidémies on a remarqué une véritable monomanie suicide, nous citerons pour exemple, l'épidémie de la *Fortune*, du *Magellan*, de quelques hôpitaux de Constantinople, du bagne de Toulon en 1855.

L'insomnie est opiniâtre jusqu'à la période de rémission.

Motilité. — Dès les premiers moments de l'invasion, il existe une véritable adynamie des puissances musculaires, caractérisée par des tremblements, une grande faiblesse, une réelle impuissance de la locomotion ; la démarche des malades rappelle celle des individus ivres ; ils chancellent, titubent à chaque pas, et si on ne les soutenait, ils pourraient faire des chutes dangereuses.

Pendant la période nerveuse, on a remarqué, assez souvent, une véritable exaltation de la mobilité, les malades conservent et même acquièrent une force considérable ; ils quittent leurs lits, vaguent dans les salles, soulèvent de lourds fardeaux ; en Crimée on les a vus courir délirants dans les champs ; ordinairement, quand le délire est moins actif, ils se lèvent seuls pour satisfaire à leurs besoins. On a aussi observé des contractures siégeant dans les membres ; des convulsions toniques

(*trismus, opisthotonos, crampes*) ou clonique (tremblements partiels, mouvements choréiques). Assez souvent
de la carphologie, du crocidisme et quelquefois du strabisme; au Val-de-Grâce M. Godelier a noté sur une sœur
hospitalière une catalepsie au milieu du deuxième septénaire.

Les douleurs musculaires du début cessent ordinairement à la fin du premier septénaire; elles apparaissent
de nouveau, dans quelques cas, pendant la convalescence.

Appareil digestif. — Pendant la période d'irritation
la muqueuse buccale est rouge et humide; les bords
libres des gencives sont rouges et saillants autour des
dents.

La langue est large, humide, recouverte d'un enduit
blanc, ou blanc jaunâtre pendant le premier septénaire;
plus tard elle se sèche et affecte les deux formes dont j'ai
déjà parlé plus haut; des exsudations diphthéritiques sur
les diverses parties de la bouche, les amygdales, le voile
du palais, le pharynx ont été notées dans plusieurs épidémies; les fuliginosités sont rares dans le typhus. A
Toulon, les liquides buccaux, essayés au papier réactif, ont été le plus ordinairement acides, quelquefois
alcalins et très-rarement neutres.

L'anorexie existe dès le début de la maladie et se continue jusqu'à la rémission; dès l'invasion, la soif est vive,
elle cesse pendant l'état ataxique.

Les nausées et les vomissements sont rares.

L'abdomen est souple, indolore dans les premiers
temps de la maladie; le gargouillement y est rare; quand
il se présente, il existe dans toute l'étendue de cette

cavité; le météorisme ne se remarque ordinairement que dans l'état adynamique.

Pendant les deux premières périodes, la constipation est la règle générale. parfois les selles sont régulières et normales; la diarrhée est l'exception; au lazaret de Toulon, en avril 1855, M. Montgrand a remarqué que ses malades avaient, dès les premiers jours, dans la grande majorité des cas, des selles diarrhéiques jaunâtres; mais ceci s'observe très-rarement. La diarrhée apparaît à la fin de la période d'irritation, et pendant tout le cours de la période nerveuse; les selles sont d'abord peu fréquentes et volontaires : quand l'état du malade s'aggrave et pendant l'adynamie, leur fréquence est plus grande, et elles deviennent involontaires ; j'ai remarqué, au bagne de Toulon, que quand elles étaient nombreuses, l'exanthème prenait de l'extension et une coloration plus intense. La diarrhée cesse lors de la rémission, alors les selles se régularisent, ou bien survient de nouveau la constipation. La présence des lombrics dans les selles, si fréquemment notée dans les épidémies du siècle dernier et dans celles de l'armée d'Espagne, en 1809, a été observée exceptionnellement en Orient et au bagne de Toulon ; elle a été fréquente à bord de l'*Eldorado*.

La rate et le foie ont présenté dans certaines épidémies une augmentation de volume plus ou moins notable ; à Toulon, en 1855 et 1856, j'ai rarement reconnu des dimensions sensiblement plus grandes au premier organe, tandis que dans à peu près le tiers des cas, j'ai trouvé au second une hypertrophie plus ou moins évidente.

Appareil respiratoire. — En même temps que se présentent les symptômes dont les organes olfactif et oculaire sont le siége, on voit survenir divers états morbides dans l'appareil respiratoire : une toux sèche, dès le début, puis plus tard catarrhale, des crachats épais, visqueux. difficiles à détacher ; il y a aussi parfois de l'oppression et des douleurs sternales.

Souvent la sonorité est complète dans tous les points de la poitrine ; les râles sont muqueux, humides et s'observent dans les diverses parties du poumon ; ils ne sont jamais ronflants et sibilants comme dans la dothinentérie. En Crimée, dans quelques villes de France et notamment à Montpellier (1), on a reconnu une demi-matité, l'absence de râles sonores. la présence d'un râle muqueux fin, accompagné d'un souffle bronchique obscur, profond.

Dans plusieurs épidémies, on a constaté des congestions rapides des poumons. amenant promptement une terminaison fatale ; de véritables pneumonies dont les signes varient et qui ne sont pas toujours révélées par les crachats caractéristiques et le râle crépitant ; elles siégent dans les divers points du poumon, à la base, au centre, au sommet ; les pneumonies ont été fréquentes pendant le typhus de Crimée. soit dans l'armée française, soit dans l'armée russe ; Magnus Huss les a bien des fois observées en Suède. On a aussi noté des pleurésies. mais moins souvent que les pneumonies ; dans un assez bon nombre de cas, sans inflammation préalable de la séreuse, on a reconnu un épanchement modéré dans la cavité pleurale.

(1 *Observations et réflexions sur une fièvre grave*, par M. Bourely, professeur agrégé. Montpellier, 1856.

Les mouvements respiratoires sont normaux pendant les premiers jours, ils s'accélèrent pendant la période d'irritation, et présentent, pendant l'ataxie, de nombreuses variations ; ils sont tantôt accélérés, bruyants, tantôt irréguliers, saccadés ; la respiration est quelquefois suspirieuse et s'accompagne dans quelques cas de dyspnée.

L'air expiré a, au début, une odeur aigre, désagréable, qui persiste pendant tout le cours de la maladie, et qui parfois se rapproche de celle exhalée par la peau.

La voix est faible, lente dans la période d'irritation ; pendant l'ataxie elle est communément brève, saccadée, cependant elle conserve parfois son timbre naturel.

Appareil circulatoire. — Dans les premiers temps de la maladie, quand la céphalalgie se manifeste, on constate un frisson plus ou moins prolongé suivi d'une vive chaleur.

La peau présente des variations sensibles sous le rapport de la température ; elle est ordinairement élevée chez les sujets jeunes et vigoureux, elle est plus basse chez ceux qui sont affaiblis par l'âge, les privations et les maladies antérieures.

Sèche pendant le premier septénaire, la peau s'humecte plus tard ; la sueur présente des caractères variés : tantôt elle est modérée, générale, limpide ; tantôt, mais plus rarement, visqueuse, gluante ; pendant la période de rémission, elle constitue quelquefois un phénomène critique.

Plein, large, accéléré, mais mou et dépressible pendant les deux premières périodes, le pouls faiblit, devient petit, tout en restant fréquent dans la période nerveuse ; alors qu'au début il battait de 90 à 100 pulsations, il peut aller, quelques jours après, à 120 ou même 140 ; dans l'état adynamique ou comateux, il est très-lent, peut descendre jusqu'à 40 et même jusqu'à 28, ainsi que je l'ai observé à l'hôpital du bagne en 1855. Le pouls présente du reste de nombreuses variations dans la même journée, dans l'espace de quelques heures il baisse ou il monte de 15 à 20 pulsations ; il existe assez souvent de l'exacerbation le soir.

Dans les cas très-graves et pendant l'agonie, le pouls est irrégulier et inégal, il prend quelquefois ce caractère pendant l'ataxie ; il est peu fréquent, au-dessous de l'état normal pendant les périodes de rémission et de convalescence.

Diverses hémorrhagies se présentent parfois, elles ont lieu par la cavité buccale (parois, gencives, langue), surtout chez les hommes qui ont eu antérieurement le scorbut ; quelquefois, mais rarement, par la voie rectocolique ; j'ai fait mention plus haut des épistaxis.

Le sang tiré de la veine présente des caractères variés ; il se coagule promptement, le caillot est large, volumineux ; le sérum peu abondant ; le caillot est très-peu consistant, et est très-diffluent dans certains cas. Rarement il est recouvert d'une couenne mince, cela a lieu principalement chez les sujets forts et robustes.

Dans la relation de l'épidémie du bagne de 1856, j'ai donné neuf analyses de sang, dont on trouvera les détails dans la deuxième partie de ce livre.

Appareil génito-urinaire. — Au début, *les urines* sont

abondantes, elles diminuent dans la période nerveuse; les urines étaient peu copieuses pendant l'épidémie de Crimée (Jacquot). Pendant la période d'irritation, ce liquide est plus coloré et présente une quantité assez considérable de mucus et des débris d'épithélium. Dans la période nerveuse, sa couleur est plus foncée, l'odeur est désagréable, le mucus plus abondant, sa réaction est acide; il y a alors fréquemment de la rétention d'urine. Pendant la période de rémission, l'abondance des urines augmente, leur couleur est plus claire, leur acidité moindre, le mucus peu abondant.

Parmi les auteurs qui ont écrit sur le typhus, il en est peu qui nous aient donné l'analyse des urines pendant les diverses périodes de la maladie; à ma connaissance, le docteur Georges Edwards est le seul qui nous ait fait connaître les conditions pathologiques de ce liquide dans cette maladie; il a constaté, qu'au début, il présentait constamment de l'albumine et que ce produit ne disparaissait qu'à partir du dix-huitième jour.

Pendant les épidémies du bagne en 1855 et 1856, j'ai fait analyser les urines des diverses périodes (*voir la deuxième partie*), et je n'y ai jamais rencontré d'albumine.

Les fonctions utérines éprouvent de fréquents dérangements dès le début du typhus; l'éruption périodique ou irrégulière des menstrues a toujours lieu dès les premiers jours, elle a été observée par M. Maillot chez les douze sœurs hospitalières qui furent atteintes du typhus à Marseille, et M. Godelier l'a pareillement constatée sur trois sœurs de son service au Val-de-Grâce.

Dans certaines épidémies les femmes enceintes ont souvent avorté et fréquemment d'un enfant mort ; Borsieri rapporte que celles qui avortèrent à Belgiojoso et à Stratella furent toutes guéries.

B. SYMPTOMES DU TYPHUS IRRÉGULIER, COMPLIQUÉ OU ANORMAL.

D'après Hildenbrand le typhus est compliqué, lorsqu'il présente dans sa marche un grand nombre de variations, constituées par des accidents étrangers à la maladie et formant ce que l'on appelle complications.

Ces variations ont leur origine dans l'action d'une foule de causes que je vais rapidement passer en revue.

D'abord l'état pathologique antérieur exerce une grande influence sur cette maladie; c'est ainsi qu'en Crimée elle s'est presque constamment montrée irrégulière, car elle sévissait sur des individus déjà épuisés par le choléra, la dyssenterie, le scorbut, les fièvres paludéennes, les plaies, les privations, les fatigues, etc. : ces anomalies si fréquentes que le typhus d'Orient a présentées, ont fait dire à certains auteurs et principalement à F. Jacquot, que le typhus que décrit Hildenbrand est inadmissible et même impossible (1). Les épidémies du bagne de Toulon, du Val-de-Grâce, ont démontré que le livre d'Hildenbrand ne méritait en aucune manière, les graves reproches qu'on lui a adressés, et que malgré certaines imperfections, il pouvait être encore utilement consulté aujourd'hui.

Le typhus, comme toutes les autres maladies épidémi-

(1, *Du typhus de l'armée d'Orient*, page 9.

ques, est influencé par certaines circonstances particulières qui dérivent de ce que l'on appelle génie épidémique et constitution médicale; il est bien rare qu'une épidémie présente les mêmes caractères, la même évolution dans la marche des symptômes; il importe de tenir compte des variations anormales, mais pourtant parfaitement admissibles, que la maladie peut offrir, pour comprendre les différences que présentent les divers auteurs, et il n'est pas permis de repousser comme entachée d'erreurs une description, dont l'ensemble ne cadre pas avec celle de la maladie que l'on a observée.

Les anomalies du typhus peuvent être constituées à un degré peu marqué, par la prédominance des divers symptômes, constituant par leur réunion les diverses formes qu'il est susceptible d'affecter.

La forme est inflammatoire quand le typhus atteint des sujets jeunes, robustes; les symptômes dominants sont : céphalalgie plus intense; accélération et plénitude du pouls; facies rouge, animé, plus fortement coloré que d'habitude, et rappelant la rougeur si manifeste que l'on observe dans la fièvre jaune; éruption plus générale; constipation plus opiniâtre; épistaxis plus fréquentes et plus abondantes; en un mot, prédominance très-évidente des phénomènes de réaction.

La forme ataxique est caractérisée par l'intensité du délire, l'agitation, les convulsions toniques et cloniques, les contractures des membres, et l'étendue et la coloration plus marquées des éruptions exanthématique et pétéchiale.

Dans la forme adynamique, l'hyposthénie se présente

presque dès le début, la stupeur est plus manifeste, le délire peu agité, les selles et les urines sont involontaires ; l'éruption est lente à se manifester ; elle est livide et quelquefois violette ou ardoisée.

La forme ataxo-adynamique ou mixte est constituée par la réunion des symptômes propres aux deux formes précédentes.

Dans la forme rémittente, on observe une notable diminution des symptômes pendant une partie du jour et surtout le matin ; la forme intermittente pure est rare.

La rapidité avec laquelle les symptômes se succèdent, ou plutôt s'accumulent, la mort prompte et quelquefois foudroyante que l'on a quelquefois observée, ont fait admettre l'existence d'une forme particulière qui a reçu le nom de *typhus siderans*, de forme sidérante ; observée pendant l'épidémie de Gênes, à l'hôpital du bagne de Toulon en 1829-30 par M. le professeur Fleury, et à bord de plusieurs bâtiments de l'État, cette forme a été très-rare en Crimée ; je ne l'ai pas observée au bagne en 1855 : en 1856, je n'en ai noté qu'un seul cas.

M. Garreau admet trois formes de *typhus siderans*, la céphalique, l'asphyxique, l'ictérode ; ces formes peuvent se combiner ; la première est la plus fréquente, la seconde s'observe surtout chez les sujets débilités.

Certains auteurs ont admis d'autres formes basées soit sur les lésions matérielles, soit sur les lésions fonctionnelles présentées par divers appareils : ainsi ils ont décrit des formes céphalique, comateuse, ictérode, pec— torale, cardiaque, abdominale. syncopale, asphyxique, hémorrhagique, dissolutive . etc. Sans contester que quelquefois il existe, dans le cours du typhus, un ou plusieurs symptômes dominants, je ne crois pas pourtant qu'ils aient une suffisante importance pour contribuer à faire établir des formes nouvelles.

Les anomalies du typhus peuvent avoir une influence réelle sur la qualité et la durée des périodes qu'il présente dans son évolution.

Anomalies de la première période. — Les anomalies sont rares pendant les prodromes ; elles consistent dans les changements que présente le frisson initial ; tantôt il dure longtemps, tantôt il est à peine appréciable, ou bien il manque tout à fait ; dans ce dernier cas le malade éprouve une chaleur générale durable et très-vive : j'ai déjà dit que cette période pouvait manquer.

Anomalies de la seconde période. — Dans la période d'irritation les anomalies sont plus nombreuses : je mentionnerai, en premier lieu, le mouvement fébrile qui parfois devient très-intense. Dans quelques cas, des congestions et même des inflammations locales plus ou moins violentes peuvent se manifester, telles sont entre autres les congestions cérébrales et pulmonaires ; c'est ainsi qu'à l'hôpital du bagne en 1829-30, on a souvent constaté des états inflammatoires du cerveau, des méninges, des poumons, des intestins, que l'on dénommait, à cette époque où les idées broussaissiennes étaient encore toutes-puissantes, par les appellations d'encéphalite, de méningite, de pneumonie, de gastrite, d'entérite typhodes.

La chaleur fébrile peut manquer, ainsi qu'on l'a observé pendant le typhus de Crimée ; les malades n'éprou-

vaient que de la céphalalgie, des vertiges, des bourdonnements d'oreilles, de l'insomnie ; cette absence de fièvre,
dans cette période, s'observait surtout quand le typhus se
compliquait de dyssenterie ; quelquefois la fièvre existait,
suivait en apparence un cours régulier, puis cessait
brusquement, et l'on voyait apparaître le scorbut sous sa
forme la plus grave ; il existait alors un état mixte qui
souvent pouvait dévoyer le clinicien le plus habile (1).

La céphalalgie présente aussi quelques variations ; elle
est quelquefois légère, d'autres fois elle devient d'emblée
très-intense.

L'éruption qui apparaît, dans l'immense majorité des
cas, pendant cette période, est sujette à de nombreuses
variations ; d'après Jenner, elle manque quand le typhus
se complique de dyssenterie, et chez les enfants ; elle
peut être absente, alors même que le typhus suit régulièrement son cours (*Typhus de Strasbourg*, prof. Forget;
—*Typhus de la frégate la Néréïde*, janvier et février 1856,
chirurgien-major M. Ed. Martin). A bord de l'*Eldorado*,
l'éruption n'apparaît que pendant la période nerveuse ; à
bord du vaisseau *l'Iéna*, M. Gibert n'observa que rarement l'éruption exanthématique ; les pétéchies furent
plus nombreuses ; une fois pendant l'épidémie du bagne,
en 1855, les deux éruptions firent défaut et furent rem-
placées par une urticaire générale ; en 1829-30, l'éruption
fut très-rare au début, mais fut observée plus fréquemment à la fin, ainsi qu'il résulte d'une communication

(1 *Recherches sur les maladies de l'armée d'Orient*, par M. Tholozan.
Gazette médicale de Paris, 1856, tome II, page 612.)

faite par M. le professeur Pellicot à l'Académie de médecine dans la séance du 2 mars 1830.

Pendant l'épidémie de Crimée, l'éruption a souvent manqué chez les individus qui, avant de contracter le typhus, avaient été profondément atteints par la dyssenterie ou le scorbut.

Cette absence de l'éruption a été notée par plusieurs auteurs anciens, tels que Pringle, Sennert, etc.; ce dernier, en décrivant la maladie de Hongrie, dit : *et potest hic morbus esse sine maculis.* Dans le typhus observé en Bohème en 1742, par Bache et Scrinius, qui sévit sur l'armée française commandée par le maréchal de Belle-Isle, les pétéchies ne furent jamais observées sur les soldats, tandis qu'elles existaient en très-grand nombre sur les habitants du pays.

L'éruption peut, dans sa forme et sa constitution, présenter un assez bon nombre d'anomalies. Dans certaines épidémies, elle a été si générale, d'une couleur si vive, que l'on a considéré la maladie, non pas comme un typhus, mais comme une rougeole maligne; quelquefois l'exanthème fait saillie au-dessus de la peau, présente les caractères de la papule, comme cela a eu lieu dans les deux dernières épidémies du bagne, ou bien rester au niveau de la surface cutanée; ordinairement il précède l'éruption pétéchiale, et est plus étendu que cette dernière; plus rarement celle-ci apparaît la première, je ne connais qu'un fait de ce genre relaté par M. Terrin dans son rapport sur le typhus du *Sané.*

L'éruption peut varier pour le moment de son apparition; dans le typhus fever ou typhus d'Irlande, elle se montre pendant le deuxième septénaire ; dans le typhus régulier, à la fin du premier, mais elle peut quelquefois se manifester plus tard, comme Rasori l'a observé à Gênes.

J'ai parlé précédemment des diverses éruptions qui peuvent s'adjoindre à l'exanthème typhique et aux pétéchies, et qui, du reste, se présentent dans les typhus les plus réguliers.

Pendant la seconde période, il peut survenir des phénomènes nerveux qui appartiennent ordinairement à la période suivante : tels sont le délire, la somnolence, le coma ; ces anomalies ne se présentent ordinairement que lorsque l'état ataxique domine ; cette prompte apparition des symptômes nerveux a été assez communément notée en Crimée et à Constantinople ; au lazaret de Messine, où furent reçus, en avril 1856, les typhiques de la *Fortune*, M. Lecoat-Kernoter, chirurgien de première classe de la marine, a constaté, dans le plus grand nombre des cas, que, dès le début, apparaissaient des troubles profonds de l'innervation qui se faisaient remarquer par leur persistance et surtout par la promptitude avec laquelle ils s'aggravaient.

Anomalies de la troisième période. — Pendant la période nerveuse, les irrégularités que présente le typhus, ont surtout lieu en ce qui concerne le délire ; il est parfois tranquille, d'autres fois furieux, et susceptible de présenter, dans quelques cas, les caractères de la monomanie suicide (*Fortune*, *Magellan*, bagne en 1855). La céphalalgie qui cesse ordinairement pendant cette période, peut continuer et devenir atroce (*Sané ;* chirurgien-major, M. Terrin).

Les parotites et les gangrènes constituent des complications, qui entravent la marche régulière du typhus et qui se présentent surtout dans ce troisième temps de la maladie; leur apparition subit, du reste, de nombreuses influences qui dérivent, soit du génie particulier de l'épidémie, soit des conditions hygiéniques ou pathologiques où se trouvent les individus atteints. En Crimée, les parotites ont été plus fréquentes en 1855 qu'en 1856; la suppuration les envahissait très-vite; elles se manifestaient ordinairement pendant la période nerveuse, mais cependant elles se sont montrées quelquefois dès les premiers jours de la maladie (Jacquot, Ganderax). Au bagne, en 1855 et 1856, l'engorgement parotidien a été rarement observé; les parotidites suppurées ont été, pour les deux épidémies, dans le rapport de 2 à 100.

La gangrène a été observée dans un grand nombre d'épidémies; plus fréquente en Crimée en 1855 qu'en 1856, elle se présentait, le plus souvent, à la bouche; pendant les mêmes époques, cette complication a été rare au bagne de Toulon, puisque sur un total de 1302 malades, elle n'a été notée que 18 fois; un fait digne de remarque, et que je trouve relaté dans les histoires de presque toutes les épidémies, c'est que la mortification des parties comprimées est très-rare dans le typhus, tandis qu'elle s'observe fréquemment dans la dothinentérie.

Les cas de gangrène spontanée sont plus communs; on les observe sur toutes les parties du corps, mais principalement aux extrémités. En 1829-30, les vésicatoires donnaient presque toujours lieu à des escarres et à des ulcérations qui prolongeaient la convalescence et rendaient souvent la terminaison de la maladie incertaine ; sous l'influence de la constitution médicale qui régnait en Crimée en 1855 et 1856, il a été impossible d'avoir recours à ces exutoires qui étaient immédiatement envahis par la pourriture d'hôpital et par la gangrène; au lazaret de Toulon, dans le service de M. Gibert, tous les vésicatoires se sont gangrenés profondément ; en 1855, au bagne, je n'ai observé cette complication qu'une seule fois.

Les érysipèles, les abcès, les furoncles, les anthrax, les otites, les otorrhées, les paralysies se remarquent pendant la période nerveuse et sont susceptibles parfois de compromettre la vie des malades, et, dans les cas moins graves, de prolonger indéfiniment la durée de la maladie.

Anomalies de la convalescence. — Dans l'immense majorité des épidémies, la convalescence a été rapide, franche et partant régulière ; quelquefois cependant elle ne se présente pas d'une manière aussi favorable; les diverses complications que j'ai fait connaître plus haut sont susceptibles de l'entraver, de la rendre plus longue et même dangereuse ; cette période a été de longue durée et très-pénible, en 1833, au bagne de Toulon ; cet état de la convalescence fut la règle ; alors qu'en général, les malades arrivés à ce temps de la maladie supportent parfaitement bien les aliments qu'on leur prescrit, dans cette épidémie, le moindre écart de régime exposait à des rechutes souvent funestes (1).

(1) G. Villers, chirurgien de la marine, *Thèses* de Paris. 1834, n° 352.

Dans les premiers mois de 1856, M. Lambert a constaté au lazaret de Toulon que la convalescence de plusieurs de ses malades avait été traversée par des accidents sérieux ; les plus fréquents furent des parotites, des furoncles, des anthrax, des surdités très-tenaces, de la faiblesse de la vue ; chez un jeune novice, M. Lambert observa de véritables accès d'épilepsie ; ce marin, pendant deux ans consécutifs d'embarquement sur le *Sané*, n'avait jamais été atteint de cette maladie ; les attaques se présentèrent, pendant les premiers jours de la convalescence, au nombre de quatre à cinq dans les vingt-quatre heures ; plus tard elles devinrent moins nombreuses, et lors de l'évacuation du lazaret, on n'avait plus constaté d'accès depuis trois jours.

Anomalies fournies par les saisons. — En Crimée et à Constantinople, on a remarqué que pendant l'hiver, les phénomènes nerveux avaient une très-grande intensité, et que la constipation était plus opiniâtre ; au printemps, quand la température s'élevait, la diarrhée était plus fréquente ; pendant l'hiver, les phénomènes catarrhaux ont été plus prononcés, surtout dans l'armée russe (Mœring), les épistaxis auraient été plus souvent observées pendant cette saison, tandis qu'à Toulon, en 1855, on les a notées surtout au printemps et au commencement de l'été ; la chaleur de la peau est beaucoup plus prononcée pendant la saison chaude, et c'est alors que se présente la forme inflammatoire.

CHAPITRE IX

MARCHE. — DURÉE. — TERMINAISON.

Marche. — Quand j'ai fait connaître les diverses périodes que suit le typhus, j'ai établi la marche de cette maladie, dans le cas où aucune complication ne l'entravait; mais cette marche est susceptible parfois de présenter des variations que je vais actuellement exposer.

Quelquefois le typhus ne parcourt pas la totalité de ses périodes. Plusieurs médecins militaires ont constaté qu'il pouvait exister des typhus incomplets, caractérisés seulement par les symptômes propres à la période d'irritation, ceux de la période nerveuse faisant tout à fait défaut, de sorte que la première était suivie de la troisième; cette irrégularité a été reconnue en Orient par MM. Haspel, Ganderax, Garreau, etc.; elle a fait le sujet de communications importantes de MM. Jacquot et Fauvel à l'Académie impériale ottomane ; je n'ai jamais observé des cas de typhus incomplets pendant les diverses épidémies auxquelles j'ai assisté.

Dans le cours du typhus, on voit assez généralement se préparer graduellement le passage d'une période à une autre; ainsi, pendant la période d'irritation, surviennent, au bout de peu de jours, des phénomènes nerveux qui annoncent l'arrivée de la troisième période ; mais d'autres fois cette gradation dans les phénomènes morbides fait tout à fait défaut; presque sans transition, la période nerveuse s'établit avec tous ses caractères.

Dans le typhus compliqué ou irrégulier, la marche est plus accidentée, plus en dehors de la succession des périodes qu'il parcourt ordinairement; tantôt, il y a aggravation manifeste alors que tout faisait espérer une amélioration réelle; tantôt, quand une terminaison heureuse semblait se préparer, survenaient des décès inattendus : en Crimée, on a vu la mort avoir lieu pendant la convalescence chez des malades qui mangeaient la demie ou les trois quarts de la portion (Jacquot).

Durée. — « Le typhus, ainsi que quelques autres maladies, la rougeole et la scarlatine, par exemple, dit Jenner (1), ont leur origine dans des causes spécifiques et sont accompagnées d'éruptions. L'analogie nous conduirait à supposer qu'à l'instar de ces mêmes maladies, le typhus pourrait avoir une durée déterminée; c'est, en effet, ce que l'expérience a démontré; le typhus est une maladie constamment aiguë et ne peut, d'aucune façon, devenir chronique. » Sa durée varie suivant les épidémies. En général, alors que la cause excitatrice est plus puissante, plus énergique, on observe ces morts rapides qui ont fait établir la forme nommée typhus siderans; plus fréquente dans les typhus des temps anciens, elle s'est présentée principalement dans plusieurs épidémies qui sévirent sur les escadres anglaise, française, espagnole, pendant la fin du dernier siècle, et dans celle qui ravagea Gênes et son territoire en 1799. Elle a été aussi

____

(1) Jenner, *Ouvrage cité*. 1re partie, p. 68.

notée en Crimée : la mort survenait souvent, dit M. Baudens, le troisième, même le deuxième, et quelquefois le premier jour ; il était alors foudroyant dans la force du mot (1).

Dans l'armée d'Orient, la durée du typhus a été, en général, de 10 à 12 jours ; rarement, dit M. Baudens, il a persisté au delà de 12 à 15 jours, à moins de complications ; le cours ordinaire et naturel de cette maladie, dit Hildenbrand, est d'environ 14 jours ; le typhus de l'armée russe a eu une durée moins longue : d'après le docteur Mœring, elle a été de 7 à 8 jours, et d'après le docteur Alferief, de 8 à 9 dans les cas ordinaires, et de 14 à 15 dans les cas graves.

La durée du typhus, pendant les deux épidémies de Crimée, n'a pas été la même ; en 1855, où il a été moins grave et moins général, la durée a été de 12 à 13 jours ; en 1856, où il a pris de plus grandes proportions et plus de gravité, elle a été de 10 à 12 jours.

Au lazaret de Toulon, en avril 1855 (M. Montgrand), la durée de la maladie a été en moyenne de 15 jours ; au lazaret de Messine, en mai 1856 (M. Lecoat-Kernoter), de 12 jours ; au lazaret de Toulon (M. Lambert, mai 1856), la durée est plus longue ; pour les cas sérieux, elle est en moyenne de 24 jours, et pour les cas légers elle s'arrête au quatorzième jour.

Dans les hôpitaux de France, la durée du typhus a été plus longue qu'en Crimée ; elle est de 14 à 20 jours

______

(1) Lettre de M. l'inspecteur Baudens, communiquée à l'Académie des sciences, séance du 2 juin 1856.

au Frioul et à Avignon ; de 20 jours à Châlons-sur-Saône ; au Val-de-Grâce la durée moyenne est de 14 à 15 jours ; les cas graves ont une durée de 21 jours quand la guérison a lieu, et seulement de 11 jours quand la maladie se termine par la mort. A l'hôpital du bagne, le typhus a eu une durée moyenne de 16 jours.

Si maintenant nous mettons en regard le temps de la durée du typhus avec les chiffres de la mortalité donnés par les épidémies de ces dernières années, il en résultera un fait très-remarquable, c'est que plus la maladie sera intense, plus courte sera sa durée ; ainsi la mortalité de l'armée russe est de plus de 50 p. 100, la durée est de 8 à 9 jours ; en Crimée elle est de 1 sur 2, la durée est en moyenne de 13 jours ; au Val-de-Grâce, dernière étape du typhus criméen, nous n'avons que 14 décès sur 100 typhiques, la maladie dure à peu près 16 jours. La seule explication que l'on puisse donner de ce fait singulier, c'est que plus la cause première aura de puissance et d'énergie, plus son action s'exercera avec rapidité et promptitude sur les individus, et alors les terminaisons par la mort ou par la guérison auront lieu plus vite.

Terminaisons. — Le typhus, comme les autres maladies, peut se terminer par la guérison, par une autre maladie, et par la mort.

Dans le typhus régulier, la convalescence étant prompte et franche, la guérison est plus rapide ; au contraire, dans le typhus irrégulier, la guérison, quand elle aura lieu, arrivera plus tardivement par suite des complications que j'ai précédemment indiquées.

Je n'ai jamais observé, pendant les épidémies du bagne, en 1855 et 1856, la terminaison du typhus par une autre maladie, tandis qu'elle s'est présentée assez souvent pendant le typhus d'Orient ; d'après les médecins russes, il aboutissait souvent à la diarrhée et à la dyssenterie ; les médecins français ont constaté, le plus ordinairement, des déterminations morbides sur le cerveau, les poumons, les organes digestifs, des altérations diverses des actes intellectuels et sensoriels ; pendant le typhus de Torgau en 1813, on a souvent vu la maladie se terminer par des perversions de la sensibilité soit générale, soit locale.

La terminaison par la mort s'annonce, le plus souvent, par certains symptômes ; quelquefois elle survient brusquement. F. Jacquot rapporte l'exemple de son confrère le docteur Bouquenot, qui succomba d'une manière inattendue, après avoir mangé avec bon appétit et écrit une lettre à sa mère.

Les symptômes qui annoncent la mort varient : tantôt il y a des phénomènes morbides indiquant un état congestif du cerveau ; tantôt un sentiment très-marqué d'oppression, allant parfois jusqu'à l'asphyxie ; le plus souvent il existe un affaiblissement lent et gradué de toutes les actions nerveuses, ce genre de mort a été plus fréquent lors des dernières épidémies du bagne de Toulon.

CHAPITRE X

RECHUTES ET RÉCIDIVES.

Les rechutes sont rares dans le typhus ; au bagne de Toulon, sur 1058 malades je n'en ai noté que 11.

Presque tous les auteurs qui ont écrit sur cette maladie, ont constaté qu'une attaque antérieure met à l'abri d'une nouvelle atteinte ; les typhiques guéris peuvent ainsi affronter les foyers d'infection, soigner les malades sans avoir rien à craindre ; cependant Pringle, dans ses observations sur la fièvre maligne des hôpitaux (1), admet la fréquence des récidives : « Une personne qui s'est rétablie, dit-il, devient aussi sujette à une rechute qu'elle l'était d'abord à cette maladie. »

Hildenbrand partage l'opinion générale de l'immunité après une première atteinte : « Le typhus, dit-il, appartient aussi à la classe des maladies contagieuses qui, une fois passées, affaiblissent ou détruisent même, si ce n'est pour toujours, du moins pour longtemps, la disposition à la même maladie ; c'est au point qu'après l'avoir éprouvée, il est des individus qui peuvent s'exposer derechef, sans danger, à la contagion (2). »

Les auteurs qui sont d'avis que le typhus et la fièvre typhoïde sont deux formes de la même maladie, pensent que l'immunité, après une première atteinte, peut avoir lieu pour ces deux formes, c'est-à-dire qu'un individu qui précédemment a eu le typhus, ne peut, plus

(1) *Ouvrage cité*, t. II, p. 68.
(2) *Du typhus contagieux*, p. 145, 146.

tard , contracter la fièvre typhoïde, et réciproquement.

Un grand nombre de faits , racontés par plusieurs auteurs, sont tout à fait contraires à cette opinion.

Ainsi , pendant l'épidémie de Reims , M. Landouzy a remarqué qu'aucune des sœurs hospitalières qui avaient été atteintes du typhus en 1814, n'avait subi, en aucune manière, l'influence de l'épidémie de 1839-1840.

Baudens, dans sa communication à l'Académie des sciences, rapporte que deux médecins, MM. Lardy et Laval, ont succombé au typhus en Orient, bien qu'ils eussent eu, quatre ou cinq ans auparavant, la fièvre typhoïde dont on a pu retrouver des traces dans les cicatrices d'ulcères intestinaux.

En octobre 1856, M. Jacquot a recueilli des cas semblables à l'hôpital militaire de Thionville, sur des militaires du 44ᵉ régiment qui avaient souffert du typhus en Crimée.

En 1855 et 1856, au bagne de Toulon , j'ai constaté que plusieurs forçats, qui antérieurement avaient été atteints de dothinentérie, n'en avaient pas moins contracté le typhus.

CHAPITRE XI

ANATOMIE PATHOLOGIQUE.

Les altérations anatomiques que l'on trouve sur les individus qui ont succombé au typhus, n'ont rien de constant et de caractéristique ; de même que les symptômes, elles présentent de nombreuses variations causées par les conditions hygiéniques des sujets, par le génie épidémique et par plusieurs autres circonstances propres à la maladie.

Les auteurs du siècle dernier, alors que les épidémies typhiques étaient plus fréquentes et plus meurtrières que celles que l'on a observées dans ces derniers temps, ont indiqué des lésions qui ne se sont retrouvées que rarement à notre époque, telles que surtout l'état gangréneux de la peau, de l'estomac, des intestins. De nos jours on a remarqué dans certaines épidémies des altérations variées que l'on n'a pas rencontrées dans d'autres; telles sont : un épanchement très notable de sérosité dans l'arachnoïde et les ventricules (Horn, Jacquot, Mœring), l'œdème du cerveau (Jacquot, Tholozan), l'hypertrophie des glandes de Pacchioni (Jacquot, Lallemand), des engorgements pulmonaires très-marqués (les médecins russes), l'augmentation du volume avec ramollissement de la moelle (Landouzy, Godélier), la pulmonisation du foie (Jacquot), etc.

J'exposerai avec soin, dans l'histoire des typhus du bagne en 1855 et 1856, les altérations cadavériques remarquées sur les 166 sujets que j'ai nécropsiés, et dont on trouvera les détails circonstanciés dans la seconde partie de cet ouvrage; je me bornerai en ce moment à donner un aperçu abrégé des principales lésions que l'on observe le plus communément dans le typhus.

Habitude extérieure. — Dans quelques épidémies, la putréfaction est très-rapide; dans d'autres, elle arrive à une époque tardive, mais, en général, elle est toujours plus hâtive que de coutume.

Le dos, les fesses, les parties postérieures des membres pelviens, sont couverts de plaques d'étendue variable, de lignes plus ou moins larges de couleur rosée ; ces lésions sont hypostatiques ; les mains et les pieds sont assez souvent plissés et comme macérés, surtout aux doigts et aux orteils ; les cadavres sont moins rigides que d'habitude.

La surface de la peau présente les traces des éruptions exanthématique et pétéchiale ; leur couleur varie suivant l'époque de la mort et la forme affectée par la maladie ; quand le malade a succombé dans le cours du deuxième septénaire, et que les phénomènes ataxiques ont été dominants, l'exanthème est d'un rouge livide ; si la mort a eu lieu plus tard, il est d'un jaune pâle ; en incisant une tache exanthématique, on rencontre sous le derme une fine injection de petits vaisseaux ; on ne trouve sous les pétéchies qu'une tache ecchymotique.

Cavité crânienne. — Écoulement d'une quantité plus ou moins considérable de sang fluide et noirâtre au moment de l'ouverture ; injection très-marquée des membranes ; épanchement d'un liquide limpide, opalin, dans l'arachnoïde, dont l'abondance varie suivant les épidémies ; sinus gorgés de sang ; cerveau congestionné, excepté chez les sujets qui ont eu antérieurement au typhus des diarrhées rebelles et du scorbut, ainsi qu'on l'a observé à l'armée d'Orient ; l'œdème cérébral a été noté dans des circonstances semblables ; coupe à aspect sablé, soit dans la substance cérébrale, soit, mais plus rarement, dans la substance grise qui, quelquefois, a présenté une coloration foncée ; dans certains cas, la pulpe cérébrale est ramollie et d'une densité normale dans d'autres.

MM. Jacquot et Tholozan ont remarqué assez souvent du ramollissement du cerveau chez les typhiques de Crimée; il siégeait de préférence aux environs des ventricules latéraux, et coïncidait alors avec un épanchement abondant dans ces cavités; cette altération était commune chez les scorbuto-typhiques.

Le cervelet et la protubérance cérébrale présentent les mêmes lésions que le cerveau; le ramollissement y est moins fréquent; en 1856, j'ai observé à l'hôpital du bagne, dans la proportion de 25 sur 100, une altération très-singulière consistant dans l'effacement plus ou moins complet de l'arbre de vie du cervelet.

La moelle épinière offre les mêmes lésions que le cerveau, mais à un degré moins marqué. Jamais on n'a trouvé de pus entre les membranes et le tissu médullaire; en 1855, au bagne de Toulon, le liquide céphalo-rachidien était plus abondant que de coutume dans environ les deux tiers des sujets.

L'état congestif que présentent les parties qui entrent dans la composition du système nerveux central est surtout très-évident quand les sujets ont succombé à la forme ataxique pure.

Appareil digestif. — La muqueuse buccale est ordinairement pâle, parsemée quelquefois de plaques de couleur brune foncée.

L'estomac affaissé ou distendu par des gaz, présente assez souvent, surtout au grand cul de sac, de fines arborisations; la muqueuse est tapissée par un mucus gluant très-adhérent.

Les arborisations de l'intestin sont plus marquées que

celles de l'estomac; elles sont constituées, tantôt par un
entrelacement de vaisseaux très-déliés, tantôt par des
réseaux ramiformes; leur coloration varie du rouge
foncé au rouge brunâtre; on a quelquefois observé
sous la muqueuse de véritables ecchymoses, se révélant
au dehors par une coloration variant du rose au rouge
brun.

Dans quelques épidémies, et particulièrement dans
celle observée au bagne de Toulon en 1845, on a remarqué, sur un assez grand nombre de sujets, des pétéchies
clair-semées, existant sur une étendue assez considérable
de l'intestin grêle.

Une altération assez fréquente consiste en taches elliptiques, constituées par un pointillé noir, que l'on a comparé, non sans raison, à l'aspect d'une barbe récemment
rasée: j'appelle ces taches, *taches de Rœderer*, parce que
c'est cet auteur qui les a le premier décrites avec beaucoup de soin (1); là où elles existent, la muqueuse ne
présente aucune saillie, elle conserve sa transparence;
si on la soumet au lavage, les points noirs ne disparaissent pas, mais prennent une teinte grise; au lazaret de
Toulon (avril 1855), ce pointillé, que M. E. Montgrand
compare à une surface saupoudrée de charbon en poudre,
s'effaçait par le grattage, la muqueuse restant saine,
surtout dans l'intestin grêle et le duodenum. Ces taches
se présentent dans le petit intestin, et généralement sont
plus nombreuses aux parties supérieures; on les a vues
quelquefois dans l'estomac; elles existent dans un cer-

(1) *Traité de la maladie muqueuse*, par Wagner et Rœderer, traduit
par Leprieur. Paris, 1806, p. 300 et autres.

tain nombre de maladies, telles que le choléra, les fièvres éruptives, la phthisie pulmonaire, etc., et, par conséquent, ne peuvent être considérées comme constituant un caractère anatomique propre au typhus, d'autant qu'il peut manquer sur plusieurs sujets dans une même épidémie. La psorentérie a été notée sur un assez bon nombre de cadavres.

Je n'ai jamais observé sur les 166 sujets nécropsiés pendant les deux épidémies du bagne, aucune des altérations des plaques de Peyer et des follicules de Brunner que l'on rencontre dans la fièvre typhoïde ; les observations anatomiques recueillies au bagne, à diverses époques, concordent avec les faits relatés par un assez bon nombre d'auteurs, parmi lesquels je citerai MM. les professeurs Fleury et Pellicot pour le typhus du bagne de 1829-30 ; Villers, chirurgien principal de la marine, pour celui de 1833 ; les professeurs Lauvergne et Blache, pour celui de 1845 ; MM. Forget et Parisot, pour le typhus carcéraire de Strasbourg et de Nancy en 1854 ; enfin la presque unanimité des médecins militaires et maritimes, français, anglais et russes, qui ont observé le typhus en Crimée, ou après l'évacuation dans diverses villes de France.

On lit dans le mémoire de M. Cazalas, qui parmi les médecins de l'armée est le seul dissident : « Je ne crains pas de dire que la lésion *plus ou moins profonde* des plaques de Peyer était le caractère anatomique spécial du typhus de l'armée d'Orient, comme elle est le signe propre de la fièvre typhoïde de Chomel. » À cette assertion, qui est en contradiction avec tous les auteurs que je viens de citer, nous répondrons avec M. Haspel (1) qu'il y a dans les diverses maladies une distinction importante à établir entre les lésions folliculaires de l'intestin ; que ces lésions peuvent être divisées en deux groupes bien distincts.

L'un formé par les lésions que l'on peut appeler rudimentaires, banales, qui se rencontrent dans une foule d'affections très-diverses, la morve, le choléra, le typhus, la scarlatine maligne, etc.; ce sont la psorentérie, les taches pointillées, et même, selon quelques-uns, les plaques réticulées, altérations dont quelques auteurs contestent même le caractère morbide.

L'autre groupe est constitué par les lésions caractéristiques, spéciales à la fièvre typhoïde, formant l'entérite folliculeuse proprement dite ; ce sont les plaques gaufrées, les plaques fongueuses, pustuleuses, les plaques ulcéreuses et les plaques gangréneuses.

A part les altérations que j'ai indiquées plus haut, on ne rencontre que très-rarement d'autres lésions dans le typhus ; en Crimée, on a vu quelquefois des ramollissements par places de la muqueuse intestinale et des ulcères d'une petite étendue épars dans tout l'intestin ; cette lésion était rare ; ces divers états de la muqueuse digestive étaient fréquents, surtout chez les scorbuto-typhiques.

Un liquide jaunâtre ou brunâtre, adhérent, plus abondant aux parties supérieures, ayant une odeur qui rappelle celle que la peau exhalait pendant la vie, se rencontre dans l'intestin qui souvent est, en outre, distendu par des gaz.

____

(1) *Rapport sur les maladies qui ont sévi sur l'armée d'Orient*, par le docteur Ang. Haspel. (*Gazette médicale de Paris*, 1856, page 244.)

Ces matières existent aussi dans le gros intestin qui présente un état congestif moins prononcé que celui du petit intestin.

Le péritoine a quelquefois offert dans sa cavité un liquide séreux, limpide, peu abondant ; on a vu, sur sa surface, des pétéchies, ou peut-être mieux de petites ecchymoses disséminées çà et là ; ses vaisseaux sont proéminents et généralement congestionnés.

Les ganglions mésentériques sont ordinairement sains et ne présentent pas cette hypertrophie si remarquable que l'on observe dans la dothinentérie.

Le foie est hypérémié, souvent plus volumineux que dans l'état normal, et offre assez fréquemment une coloration feuille morte disposée par plaques. La bile de la vésicule est plus fluide (1).

M. Barudel et F. Jacquot ont observé, sur les typhiques de Crimée, une altération singulière de l'organe hépatique, que ce dernier auteur a nommée *pulmonisation du foie.* « Le parenchyme, dit-il, était d'un brun verdâtre livide, criblé de vacuoles, aréolaire, spongieux, mou, friable, évidemment crépitant, contenant un peu de liquide spumeux mêlé de bulles de gaz (2). »

La rate est congestionnée et hypertrophiée dans quelques épidémies ; en Crimée, elle présentait cet état pendant la période d'irritation ; plus tard son volume était moindre, bien qu'offrant encore un certain degré d'hypérémie ; pendant les épidémies du bagne de 1855

(1) Lebert, *Anatomie pathologique générale et spéciale*, t. II, p. 213. Paris, 1861.

(2) F. Jacquot, *Ouvrage cité*, p. 250.

et 1856, quelle que fût l'époque de la mort, cet organe était d'un volume normal, et sain dans la proportion de 68 sur 100 : sa couleur était plus foncée que d'habitude.

Dans l'épidémie de Crimée, le pancréas était presque toujours sain, il était rarement un peu congestionné; tandis qu'au bagne de Toulon, il était le plus souvent hypérémié et sensiblement hypertrophié.

Appareil respiratoire. — On a presque constamment observé une congestion très-évidente de la pituitaire, principalement quand les sujets avaient présenté les caractères propres à la forme inflammatoire.

Les voies aériennes sont généralement saines ; on y voit, dans quelques cas, des plaques rouges disséminées sur la muqueuse, et des traces de diphtérie; parfois, elles sont tapissées par un mucus épais et tenace.

On rencontre rarement des altérations évidentes dans les plèvres ; des adhérences causées par des affections anciennes, un épanchement de sérosité ordinairement peu considérable, quelques rares ecchymoses sur leur surface (Jacquot, Godelier), telles sont les lésions qui ont été le plus communément notées.

Les poumons sont toujours fortement engoués à leur partie postérieure; en avant, ils sont sains et crépitants ; en Crimée, on a quelquefois remarqué un état emphysémateux des rebords des lobes et quelques-unes des altérations propres aux diverses périodes de la pneumonie. Les lésions pulmonaires ont été fréquemment observées dans l'armée russe et à l'hôpital St-Éloi de Montpellier, chez les typhiques provenant de l'armée d'Orient (1).

1 Bourely. Ouvrage cité.

Appareil circulatoire. — Le péricarde est ordinairement sain et ne renferme qu'une petite quantité de sérosité. Le tissu du cœur est mou et facile à déchirer : le ventricule droit est rempli d'un sang noir et de quelques caillots mous et liquides, le gauche de caillots blancs jaunâtres, se continuant jusque dans l'aorte.

Jenner (1) a constaté, dans douze cas, une coloration rouge foncé de l'endocarde ; dans huit de ceux-ci, elle existait, à la fois, dans les quatre cavités de l'organe, mais, en général, elle était plus prononcée dans les cavités droites ; cet état de l'endocarde coïncidait avec la flaccidité du cœur.

L'aorte et la plupart des gros vaisseaux ne présentent aucune altération notable ; à l'hôpital du bagne en 1820, Dubreuil, alors professeur d'anatomie à l'école de Toulon, avait trouvé assez souvent une coloration rouge foncé de l'aorte, que je n'ai vue que trois fois en 1855.

Les veines sont remplies d'un sang noir, poisseux ; quelquefois on y remarque des caillots tantôt noirs et mous, tantôt et le plus souvent fibrineux et grisâtres.

Organes génito-urinaires. — Hyperémiés, dans le plus grand nombre des cas, dans le typhus ordinaire, les reins sont presque atrophiés, revenus sur eux-mêmes, quand le typhus a été compliqué de dyssenterie et surtout de scorbut.

Les uretères sont sains.

La vessie est habituellement remplie d'une quantité plus ou moins considérable d'urine ; la muqueuse offre

(1) *De la non identité du typhus et de la fièvre typhoïde.* Bruxelles. 1852.

quelquefois une légère injection ; quelques auteurs y ont vu des pétéchies (Tholozan).

Les testicules, le canal déférent, les vésicules séminales. le canal urétral ne présentent aucune altération notable.

Sur cinq nécropsies de femmes, relatées dans le livre de Jenner, les ovaires, l'utérus, le vagin, furent toujours trouvés à l'état sain.

Dans quelques épidémies les muscles étaient rouges et gorgés de sang; dans d'autres ils présentaient leur coloration ordinaire.

Le tissu cellulaire est sain dans le typhus normal ; quand celui-ci se complique de scorbut, il est assez souvent œdémateux.

CHAPITRE XII

PRONOSTIC ET MORTALITÉ.

Pronostic. — Le pronostic du typhus est toujours très-grave ; son étude doit être basée sur les diverses circonstances étiologiques et symptomatologiques de la maladie.

Le pronostic est plus fâcheux chez les vieillards que chez les jeunes sujets; d'après Jenner, la mortalité est rare avant la puberté ; en 1814, à l'hôpital des enfants malades, Jadelot avait constaté le même fait.

Le typhus transmis par voie miasmatique est plus grave que le typhus communiqué par virulence; il semble alors que le principe délétère a eu le temps, en passant par un ou plusieurs individus, de se modifier, de perdre une partie de ses propriétés nocives, et par conséquent de n'agir qu'avec un pouvoir restreint ; on peut citer pour exemple, les faits déjà mentionnés de la moins grande intensité des épidémies de typhus observées soit à bord des transports, soit dans diverses villes de France après l'évacuation de l'armée d'Orient.

Les mauvaises conditions hygiéniques ou pathologiques, où se sont trouvés les sujets au moment de l'invasion, sont encore susceptibles de rendre le pronostic sérieux ; ainsi il y a à craindre une terminaison fâcheuse, quand le typhus atteint des individus dont la constitution est faible, usée par la misère, les privations de toute nature ; cependant dans quelques épidémies la maladie a sévi de préférence sur les personnes fortes et robustes et a rapidement présenté des symptômes d'une grande gravité.

L'épidémie d'Orient a démontré que le typhus était plus souvent mortel quand il atteignait les sujets débilités par des fatigues continues et surtout par des maladies antérieures ; aussi on ne doit pas être étonné d'apprendre que parmi nos soldats la mortalité a été de 50 p. 100.

Les variations atmosphériques peuvent avoir une influence réelle sur l'état du malade, l'aggraver et faire porter un pronostic fâcheux ; cela a lieu surtout quand la température est chaude et humide, quand survient un orage, tandis qu'il y a amélioration évidente quand le temps est sec et la température uniforme.

L'état moral des sujets, la prédominance de certains symptômes, peuvent avoir une influence notable sur le pronostic ; on a considéré avec raison comme de fàcheux augure : la peur de la mort, la certitude qu'ont quelques malades qu'on les a empoisonnés (épidémie du bagne en 1855); une stupeur plus marquée que de coutume; un délire prématuré; une adynamie rapide; la confluence de l'éruption et sa coloration plus foncée ; les contractures et les convulsions fréquentes et continues ; l'odeur typhique plus développée; la teinte terreuse ou cyanosée de la face et de la partie supérieure du tronc; les sueurs froides, visqueuses; la sécheresse cornée de la langue ; les selles involontaires, nombreuses et fétides; la respiration anxieuse; le hoquet. la petitesse et l'irrégularité du pouls.

Quelques auteurs ont considéré les parotides, les abcès et les éruptions furonculeuses et anthraxoïdes comme susceptibles de favoriser la guérison ; Borsieri dit que ces symptômes, s'ils ne jugent pas la maladie, en amènent souvent la diminution notable: les parotides, ajoute-t-il, à moins que la suppuration n'en soit rapide et parfaite, sont ordinairement d'un présage douteux.

Dans les dernières épidémies du bagne, les parotides non suppurées n'ont eu aucune influence sur l'issue de la maladie. tandis que celles qui se terminaient par la suppuration ont presque toujours rendu le pronostic plus grave; les parotides, dit M. Haspel (1), bien loin de devoir être considérées comme une crise favorable, sont au contraire un épiphénomène, une complication qui augmente la gravité de la maladie.

(1) *Mémoire* déjà cité.

Les signes qui peuvent faire prévoir une issue heureuse sont les suivants :

Facies épanoui ; yeux intelligents ; amaigrissement très-notable de la face ; cessation brusque du délire ; sueur modérée à la peau ; langue humide ; pouls régulier, sans fréquence ; urines claires et abondantes ; retour du sommeil.

Les diverses formes que le typhus présente, peuvent faire varier le pronostic.

La forme ataxique pure est souvent funeste ; s'il existe de l'ataxo-adynamie, la gravité se déduira de la prédominance des symptômes ataxiques ; la forme adynamique est moins fâcheuse, à condition qu'elle ne se présente pas sur des individus trop débilités et qu'elle ne survienne pas dès les premiers moments de la maladie ; la forme rémittente est, en général, moins grave que les précédentes.

Le typhus anormal, compliqué ou irrégulier, amène presque toujours un pronostic funeste.

Mortalité. — Tous les auteurs, principalement ceux qui ont écrit dans les siècles derniers et au commencement du XIXe siècle, s'accordent à considérer le typhus comme l'une des épidémies les plus désastreuses ; Poissonnier-Desperrières, dit, en commençant l'histoire de la fièvre des vaisseaux, qu'elle est l'ennemi le plus redoutable que les équipages aient à craindre, le fer et le feu enlèvent moins de victimes ; Lind, Pringle, Fournier et Vaidy, et tous ceux qui ont décrit les épidémies typhiques du premier Empire formulent la même opinion.

De nos jours, le typhus a aussi exercé de grands ravages, mais moins désastreux que dans les temps passés ;
nous devons cette atténuation aux progrès de l'hygiène,
tant dans les armées en campagne qu'à bord des navires
de guerre : les soins intelligents dont on entoure aujourd'hui les soldats et les marins, les améliorations in-
troduites dans l'art naval et la castramétation supprime-
ront probablement un jour, des grandes agglomérations
d'individus, cette maladie si redoutable, comme elle a
presque entièrement disparu des escadres où, conjointement avec le scorbut, elle faisait jadis de si nombreuses
victimes.

Dans le résumé que je vais donner de la mortalité des
diverses épidémies de typhus, il sera facile de voir combien les ravages de cette maladie ont diminué graduellement jusqu'à nos jours, excepté pourtant dans quelques
circonstances exceptionnelles, et au sein de certaines
populations malheureuses, tels que les Irlandais par
exemple.

L'épidémie de Brest de 1757-58 enleva, pendant l'espace de cinq mois, au moins 10,000 personnes dans les
hôpitaux ; le nombre des morts en ville fut encore plus
considérable (Poissonnier-Desperrières, de Courcelles).

A Paris, où le typhus sévit dans les premières années
du siècle, la mortalité a été : en 1800, de 1 sur 7 ; en
1801, de 1 sur 10 ; en 1802, de 1 sur 4 ; à l'hôpital de
la Charité elle a été, en 1800, de 1 sur 9 ; en 1801, de 1
sur 17, et en 1802 de 1 sur 7 ; l'épidémie de Strasbourg
de 1809, racontée par le professeur Massuyer, a donné
1 décès sur 21 malades.

Le docteur Ducastaings a vu périr à Gaëte les trois quarts du nombre total des malades ; à Dantzig, le typhus enleva les deux tiers de la garnison et un quart de la population ; à Torgau, en 1813, à Anvers, en 1814, plus de la moitié des malades succombèrent ; à l'hôpital de la Charité, en 1814, dans le service du professeur Fouquier, la mortalité ne fut que d'un tiers ; elle fut plus faible chez les jeunes sujets, car, pendant la même année, à l'hôpital des enfants malades, Jadelot, sur les 150 sujets qu'il eut à traiter, n'en perdit que 4.

Lors de l'épidémie du bagne de Toulon de 1829-30, la mortalité fut d'un septième ; en 1845, d'un tiers. En 1834, la corvette *la Favorite* (M. Hauvel, chirurgien-major), commandée par M. Hamelin, actuellement amiral de France, contracta le typhus à Guayaquil, où il régnait épidémiquement et malgré les sages précautions hygiéniques qui furent prises de bonne heure, il sévit avec une telle intensité, que le chiffre de la mortalité s'éleva à 40 pour 100.

L'épidémie du transport *le Tarn*, en 1841, fut moins funeste ; sur 107 malades on n'enregistra que 20 décès ; cette faible proportion s'explique par le peu de temps que l'équipage et les passagers restèrent sous l'influence des causes génératrices de la maladie, et par les heureux résultats que l'on obtint de la relâche à Bahia.

Le typhus observé en 1836, à Philadelphie, par M. Gerhard, a donné une mortalité de 1 sur 3 pour les malades qui n'étaient pas traités, et de 1 sur 7 pour ceux qui recevaient des soins convenables.

A Toulon, en 1855, la mortalité a été de 34 sur 100,

un peu plus d'un tiers, et en 1856 de 31 sur 100.

A l'armée d'Orient, d'après les statistiques officielles, la mortalité aurait été de 1 sur 2 pour les Français, et de un peu plus de 50 pour 100 pour les Russes.

A bord des bâtiments qui ont été chargés de rapatrier une partie de nos soldats, le chiffre de la mortalité a varié.

En juin 1855, à bord du *Christophe-Colomb*, elle est de 23 pour 100 ; pour le vaisseau *le Saint-Louis* (chirurgien-major M. Mannet), la mortalité fut environ d'un quart tant à bord qu'à l'hôpital de Malte où les malades furent déposés ; pour le vaisseau *le Jean Bart*, elle est de 19 sur 100 ; pour le *Coligny,* de 1 sur 4.

Dans les lazarets, la mortalité a été à peu près la même qu'à bord des bâtiments ; au lazaret de Toulon, lors de la première évacuation des typhiques d'Orient, la mortalité a été de 12 pour 100 ; à Messine, où furent traités les malades de *l'Andromaque*, de la *Dordogne,* de *l'Avenir* et de la *Fortune*, elle a été de 28 sur 100 ; au lazaret de Toulon encore, en janvier et février 1856, elle a été de 31 sur 100 et à la fin de l'année, de 1 sur 7.

Le typhus observé dans certaines villes de France a donné une mortalité moindre, qui a progessivement diminué à mesure que les hommes étaient atteints à une distance plus éloignée du point de départ ; à Avignon, d'après M. Chauffard, on compte 33 décès sur 100 ; à Châlons-sur-Saône, 11 sur 100 (docteur Canat) ; à Neufchâteau, M. Garcin traite 9 typhiques et n'enregistre aucun mort ; M. le professeur Godelier, au Val-de-Grâce, compte 9 décès sur 63 cas, ou 14 sur 100.

Les différences que présente le chiffre de la mortalité

fourni par les diverses épidémies et que l'on observe, du reste, dans le cours d'une même épidémie, s'expliquent par les variations fréquentes qu'offre la maladie selon les circonstances particulières où sont placés les individus atteints, selon les lieux, les conditions climatériques et atmosphériques, selon la marche spéciale régulière ou irrégulière de l'épidémie, etc.

En général, la mortalité est plus grande dans les hôpitaux que dans les villes, dans les lieux où les sujets sont agglomérés et où existent des causes génératrices de la maladie; tels sont, par exemple, les bâtiments, les prisons, les bagnes, etc. Elle est aussi plus considérable pour les personnes qui, à divers titres, donnent des soins aux malades, comme les médecins, les sœurs hospitalières, les aumôniers, les infirmiers. Pendant le typhus d'Orient, 120 médecins de l'armée de terre et 50 de la marine ont succombé; la mortalité des sœurs a été d'environ 20 pour 100 ; les aumôniers et les infirmiers ont été aussi maltraité que les médecins (1).

CHAPITRE XIII

DIAGNOSTIC DIFFÉRENTIEL.

Fièvre typhoïde. — J'ai dit, dans le premier chapitre de cet ouvrage, qu'à une époque encore peu éloignée de nous, le typhus n'avait pas une existence nosologique à part, et que, pour plusieurs médecins, son étude devait

(1. F. Jacquot : ouvrage cité, p. 112.

se confondre avec celle de la fièvre typhoïde : les épidémies récentes, en venant donner une nouvelle consécra-
tion aux faits relatés en d'autres temps, ont démontré que
cette absorption du typhus devait être soumise à révision
et qu'il présentait des caractères propres assez tranchés
pour être définitivement séparé de la dothinentérie.

Malgré les travaux d'un grand mérite, publiés sur
l'identité de ces deux maladies, nous avions toujours admis leur séparation complète en nous basant sur les observations recueillies dans les diverses épidémies du bagne
et sur l'enseignement de notre école ; plus tard, le typhus
d'Orient est venu corroborer encore notre opinion, malgré les rares dissidences qui se sont produites.

Il me sera facile de légitimer ma manière de voir, en
donnant une analyse succincte et comparée des principaux symptômes qu'offrent ces deux maladies ; mais
avant, il est nécessaire de soumettre à un examen sérieux
diverses opinions émises. depuis ces dernières années,
sur l'état nosologique du typhus, principalement en Allemagne, en Angleterre et en Suède.

Les auteurs auxquels je me réfère ont d'abord établi
que le typhus et la fièvre typhoïde n'étaient pas des maladies distinctes et séparées, mais deux formes d'une
même maladie. à laquelle les uns ont donné le nom de
typhus, les autres de fièvre continue ; pour les premiers,
le typhus présenterait deux formes, la forme abdominale, la forme pétéchiale ou exanthématique ; l'une et
l'autre se développeraient sous l'influence des mêmes
causes. Dans une même épidémie, elles peuvent se présenter ensemble et prédominer tour à tour ; bien plus,

l'une, par exemple l'abdominale (fièvre typhoïde), est susceptible de donner naissance par infection virulente à la forme exanthématique (typhus), et réciproquement : cette opinion a été émise par Stokes, Lindwurn, etc.

Magnus Huss, de Stockolm (1), qui admet aussi l'identité des deux maladies, ne parle pas de cette communication de l'une par l'autre, mais il dit avoir vu des épidémies commencer par le typhus et finir par la fièvre typhoïde; d'autres qui présentaient en même temps les deux formes réunies : c'est ce que l'on nomme les épidémies mixtes.

Cette concomitance des deux maladies est sans doute le motif déterminant qui a porté le médecin suédois à admettre leur identité; il est évident que dans les contrées où elles règnent simultanément, il devient parfois difficile de les reconnaître à toutes les périodes; mais dans des cas de ce genre, la difficulté du diagnostic ne saurait impliquer nécessairement l'analogie des deux pyrexies.

Les faits énoncés par les auteurs que je viens de nommer sont en contradiction avec ceux que l'on a observés dans de nombreuses épidémies; en Crimée, le typhus et la fièvre typhoïde ont existé simultanément, et cependant on n'a jamais noté la transformation et la communication d'une maladie dans l'autre; M. Cazalas lui-même, dont l'opinion, sous certains rapports, se rapproche de celle de quelques médecins du Nord, ne signale pas cette transmissibilité.

(1) *Statistique et traitement du typhus et de la fièvre typhoïde*. Observations recueillies à l'hôpital Séraphin de Stockholm, Paris, 1855.

Du reste, cette fusion d'une maladie dans une autre me paraît devoir être admise avec beaucoup de réserve, car il est possible que les promoteurs de cette opinion aient été trompés par le passage d'une épidémie typhique à une épidémie dothinentérique, que Magnus Huss a observé parfois en Suède, et qui aurait fait croire que la fièvre typhoïde qui succèdait au typhus était réellement engendrée par celui-ci.

Il est incontestable qu'il existe des épidémies mixtes, mais il est aussi avéré que, dans d'autres, le typhus a chassé la fièvre typhoïde. Le 22 mars 1855, le premier cas de typhus se présente au bagne de Toulon; depuis le commencement du mois de février, on n'avait reçu aucun malade atteint de dothinentérie; le typhus cesse à la fin d'août, et ce n'est que le 4 novembre que la fièvre typhoïde reparaît; dix dothinentériques sont admis à l'hôpital en novembre et décembre; quatre succombent en offrant tous les caractères propres à l'entérite folliculeuse. Ces décès nous permirent, alors que le souvenir des symptômes et des altérations anatomiques du typhus était encore tout frais dans notre esprit, d'établir des comparaisons, et de déduire des conséquences que tous, du reste, nous comprenions très-bien.

Pendant un mois environ, aucun cas de fièvre typhoïde ne se présenta, malgré l'arrivée de plusieurs voitures cellulaires; me rappelant ce que j'avais observé l'an dernier, j'exprimai, avec beaucoup de réserve, aux médecins et aux élèves attachés à mon service, mes craintes au sujet de l'apparition future du typhus; mes prévisions ne furent pas trompées; le 19 janvier 1856, cette maladie se présentait de nouveau et durait jusqu'au printemps.

Certains auteurs anglais ont réuni, sous l'appellation commune de fièvre continue, plusieurs maladies parmi lesquelles se trouvent la fièvre typhoïde et le typhus; ce dernier, plus particulièrement connu sous le nom de *typhus fever*, peut-il être considéré comme appartenant au typhus proprement dit, ou bien comme étant synonime de dothinentérie? Cette question a été soumise à une étude sérieuse par MM. Gerhard, Henri Gueneau de Mussy, et par plusieurs autres auteurs. Le premier (1) dit : « Le typhus fever nous paraît identique à la maladie (typhus) qui fait l'objet de ce mémoire et qui a été désignée souvent par les noms de typhus gravior, de fièvre des prisons, des vaisseaux, des camps, de fièvre tachetée, pétéchiale; en Amérique, il y a eu plusieurs épidémies plus ou moins semblables au typhus anglais. » M. Gueneau de Mussy, admet aussi l'identité complète du typhus et du typhus fever; Valleix qui le premier nous fit connaître celui-ci, disait (2) que le typhus nosocomial et la fièvre typhoïde étaient identiques, mais qu'il existait une maladie très-différente qui était le typhus fever d'Irlande. Plus tard, dans la 4e édition de cet ouvrage publiée après la mort de Valleix, MM. Racle et Lorain ont réuni, sous la même étude, le typhus et le typhus fever qu'ils considèrent comme une seule et même maladie très-différente de la dothinentérie (3). Cette manière

(1) Le journal *l'Expérience*, 1838, n° 20.
(2) *Guide du médecin praticien*, 3e édition. Paris, 1853.
(3) *Ibidem*, 4e édition. Paris, 1860. t. I. p. 33.

de voir est basée sur les derniers travaux de plusieurs
médecins anglais, et principalement sur l'ouvrage de
Jenner; celui-ci a établi que le typhus fever, décrit par
plusieurs médecins de la Grande-Bretagne sous l'appellation générique de fièvre continue, n'était autre chose
que la maladie désignée autrefois sous les noms de fièvre
des armées, des hôpitaux , des vaisseaux, et que ses caractères étiologiques, symptomatiques et anatomo-pa-
tologiques devaient la faire séparer de la fièvre typhoïde,
de la fièvre à rechute (*relapsing fever*), de la fièvre
continue simple (*febricula*), avec autant de raison que
doivent être séparées l'une de l'autre la rougeole et
la scarlatine.

Avant que nous exposions d'une manière plus précise les différences réelles qui existent entre le typhus et la fièvre typhoïde, nous voyons déjà, par les
citations qui précèdent, s'établir l'opinion de la non-
identité; de plus , parmi ceux qui soutiennent que
cette non-identité n'existe pas, nous en rencontrons
quelques-uns qui expriment des doutes sur cette fusion
des deux maladies, tels sont les auteurs du *Compen-
dium de médecine*, et Magnus Huss lui-même qui,
tout en penchant pour l'identité, dit (1) : « D'un autre
côté, dans les lieux ou l'une où l'autre forme domine exclusivement, j'avoue, bien que ce ne soit pas,
d'une façon absolue, qu'il peut sembler y avoir des motifs, qui rendent probable qu'on devrait pouvoir admettre
dans ces affections pathologiques, deux genres de maladies bien distinctes. »

(1) Ouvrage cité. page 11.

L'auteur que je viens de citer, après l'aveu qui précède, cherche à établir des similitudes entre les formes de son typhus et celles que présente parfois la scarlatine, sous le rapport de l'éruption, des symptômes généraux, des altérations pathologiques (dans un cas de scarlatine terminé parla mort, Magnus Huss (1), dit avoir trouvé dans l'intestin, les lésions propres à la fièvre typhoïde). Cette comparaison le conduit à conclure à l'identité. M. Cazalas a aussi établi les rapports qui existent entre le typhus et certaines fièvres éruptives et en particulier la variole. Ce médecin distingué n'ayant observé que le typhus si complexe de Crimée, et n'ayant pas, pour sa part, reconnu les différences constatées par le plus grand nombre de ses confrères de l'armée et de la flotte entre celui-ci et l'entérite folliculeuse, établit un genre de maladie qu'il nomme typhique, et qui comprend le typhus, la dothinentérie, le typhus-fever, toutes les fièvres graves avec stupeur ; le typhus proprement dit serait l'expression la plus complète de l'infection typhique, comme la variole, l'est de l'infection varioleuse. D'après le même auteur, le typhus et la fièvre typhoïde sont identiques, et caractérisés dans leur type, par *les mêmes symptômes essentiels, le même nombre de périodes, la même marche dans l'évolution mesurée de chacune d'elles, la même durée, la même lésion anatomique propre, et exigeant le même traitement prophylactique et curatif.*

Pour moi, me basant sur les relations des nombreuses épidémiesobservées au bagne de Toulon, sur les rapports

<hr>

(1) *Statistique et traitement du typhus et de la fièvre typhoïde.*

de mes confrères de la marine qui ont observé le typhus
à bord de leurs bâtiments et dans les lazarets, sur les
travaux publiés par plusieurs médecins de l'armée de
terre sur le typhus d'Orient et de France, je dirai : non
le typhus et la fièvre typhoïde ne sont pas deux maladies semblables, *elles sont séparées l'une de l'autre par
leurs causes, leurs symptômes, leur marche, leur durée,
leurs caractères anatomiques*, elles appartiennent réellement à la même classe de maladies, les fièvres essentielles spécifiques, mais elles constituent des genres à
part, comme la rougeole et la scarlatine dans le groupe
des fièvres éruptives.

J'espère faire partager ma conviction profonde sur la
non-identité des deux maladies, en donnant une analyse
succincte et comparée des causes, des symptômes, de la
durée, des caractères anatomiques du typhus et de la
dothinentérie, mais avant tout il est nécessaire de
mettre en regard leur définition ; pour la fièvre typhoïde
j'adopterai celle de M. Louis (1) ; pour le typhus je donnerai, en la complétant, la définition que j'ai déjà fait
connaître et en n'ayant en vue que le typhus régulier.

DÉFINITION DE LA FIÈVRE TYPHOÏDE.	DÉFINITION DU TYPHUS.
La fièvre typhoïde est une maladie aiguë, accompagnée d'un mouvement fébrile plus ou moins intense ; — variable dans sa durée, — propre aux jeunes sujets, principalement à ceux qui se trouvent depuis peu de	Le typhus est une maladie aiguë, qui présente un état fébrile très-variable, — une durée à peu près déterminée, des périodes régulières ; — sévit sur tous les âges, mais principalement sur l'âge mûr, et surtout

(1) *Recherches sur la fièvre typhoïde*. Paris, 1841.

temps au milieu de circonstances nouvelles pour eux,

débutant par un frisson violent, l'anorexie, la soif et dans la très-grande majorité des cas par des coliques et la diarrhée ; bientôt accompagnée d'une faiblesse peu en proportion avec les autres symptômes, puis plus ou moins promptement de somnolence, d'étourdissements, de troubles de la vue, de bourdonnements d'oreilles, de torpeur, de délire, de météorisme, d'augmentation sensible du volume de la rate, de sudamina, de taches rosées lenticulaires, d'escarres au sacrum, d'ulcérations plus ou moins profondes de la peau dans les points occupés par les vésicatoires, de surdité, de mouvements spasmodiques variés, ou de contraction permanente ; quelquefois d'hémorrhagie intestinale, bien rarement d'aphonie. — Le carac-

sur les individus épuisés par des maladies antérieures, ou placés au milieu de conditions hygiéniques mauvaises ; — se développe par infection miasmatique, sous l'influence de l'encombrement et se propage ensuite par infection virulente ; — débute par des frissons peu intenses, une grande céphalalgie, la rachialgie, des douleurs contusives dans les membres et les articulations, une grande débilité musculaire, la stupeur, les bourdonnements d'oreilles, la surdité, l'anorexie, la soif, et dans la très-grande majorité des cas par la constipation, l'abdomen restant souple et indolore ; bientôt apparaît un délire fantastique, spécial, plus tard de la somnolence, du coma ; le volume de la rate n'augmente pas d'une manière sensible ; dans le cours du premier septénaire, rarement plus tard, apparaît une éruption exanthémo-pétéchiale, les sudamina se montrant très-rarement ; dans cette époque de la maladie, se manifeste une odeur particulière *sui generis*, nauséabonde ; les escarres au sacrum et sur les vésicatoires sont très-rares ; quelquefois on note des contractures dans les membres ; et peu souvent des hémorrhagies de diverses natures ; parfois, il y

tère anatomique de cette mala- a altération de la voix. — Enfin
die consiste dans une altération la lésion anatomique spéciale
spéciale des plaques elliptiques de la fièvre typhoïde ne s'ob-
de l'iléon. serve jamais.

Ces deux définitions, que j'ai à dessein mises en regard,
montrent déjà les différences réelles qu'offrent les deux
maladies ; mais pour les rendre plus évidentes, je dois
comparer entre eux leurs divers caractères, surtout au
point de vue des causes, des symptômes, des altérations
nécropsiques, etc.

a. Différences étiologiques.

Quelques auteurs ont admis que les causes du typhus
et de la fièvre typhoïde étaient identiques et que l'une
et l'autre trouvaient leur origine dans un miasme animal
produit soit par l'encombrement, soit par des émanations provenant de matières organiques en décomposition.

M. Cazalas adopte cette opinion qui me paraît en désaccord formel avec tous les faits étiologiques qui ont
été relatés au sujet des deux maladies qui nous occupent.
Pour la combattre, je m'appuierai sur les observations
que j'ai moi-même recueillies dans les diverses épidémies
typhiques auxquelles j'ai assisté.

Le typhus a sévi à plusieurs reprises et dans des circonstances bien déterminées, au bagne de Toulon ; toujours on a vu l'encombrement, aidé par l'influence de
travaux plus pénibles et plus prolongés que d'habitude,
constituer la cause génératrice du typhus ; jamais aucune
autre maladie ne s'est présentée dans des circonstances

identiques ; en temps ordinaire, la dothinentérie n'est pas rare à l'hôpital du bagne, elle sévit sur les jeunes forçats, surtout sur ceux nouvellement arrivés, mais jamais je ne l'ai vue régner à l'état épidémique, de plus elle a tout à fait disparu pendant les deux épidémies de typhus que j'ai observées.

La fièvre typhoïde existe aussi sous forme sporadique dans les divers hôpitaux de la marine ; elle est fréquente à l'arrivée des jeunes conscrits qui viennent annuellement compléter les régiments d'infanterie et d'artillerie de marine et les équipages de la flotte ; ici nous ne pouvons invoquer ni l'encombrement, ni l'action des miasmes animaux ; les casernes sont spacieuses, bien aérées, placées dans d'excellentes conditions de salubrité ; les prescriptions hygiéniques sont sévèrement exécutées, les hommes sont bien nourris, et cependant les nouveaux venus sont parfois atteints, en assez bon nombre, de cette maladie, alors que plusieurs trouvent dans leur nouvelle condition une alimentation plus régulière, plus substantielle et souvent plus convenable que celle à laquelle ils étaient précédemment soumis.

La seule cause qui puisse expliquer l'apparition de la dothinentérie sur les jeunes conscrits, c'est que, ainsi que le dit Louis, ils se trouvent, par suite de leur incorporation, au milieu de circonstances nouvelles pour eux ; habitudes, alimentation, travaux, repos, tout subit des changements profonds, souvent opposés à leur état passé, et c'est par cette transition presque brusque, que nous pourrons nous expliquer la prédisposition plus fréquente de ces nouveaux venus à contracter cette maladie.

Dans la population des villes, la fièvre typhoïde frappe
çà et là sans s'astreindre à une course régulière et facile
à suivre ; les individus de toutes conditions sont atteints ;
les habitations les plus vastes, les moins peuplées, les
mieux aérées peuvent être visitées par cette pyrexie.
Dans quelques circonstances, il est vrai, on l'a vue se
présenter à l'état épidémique, soit dans certaines petites
localités, mais d'une manière exceptionnelle, soit dans
certains pays, où elle existe dans cet état conjointement
avec le typhus et constituant ainsi les épidémies mixtes
que l'on observe en Suède, en Angleterre, dans l'Amérique du Nord.

D'après les faits qui précèdent, on ne saurait admettre
d'une manière générale, l'opinion émise par M. Cazalas,
que toutes les maladies du genre typhique (typhus, fièvre
typhoïde, typhus-fever, fièvres graves avec stupeur) sont
le résultat de la même cause spécifique, à savoir, une
intoxication miasmatique animale provenant de l'encombrement et de la décomposition putride de détritus animaux. Si cette cause était commune au typhus et à la
dothinentérie, il faudrait conclure que l'une de ces maladies pourrait transmettre l'autre, et que l'une préser-
verait de l'autre ; j'ai déjà exposé les faits qui contredisent cette manière de voir. Jenner à la fin de son livre
a établi, sur de nombreux exemples qu'il a rassemblés
dans un tableau, que les causes du typhus ne produisent
que le typhus, et que les causes plus générales de la
fièvre typhoïde n'engendrent que la fièvre typhoïde ; d'a-
près cet auteur, le typhus, qu'il considère comme appartenant à la classe des fièvres éruptives, ne présente, sous

le rapport étiologique, aucun rapprochement avec la dothinentérie, pas plus qu'il n'en existe entre la scarlatine et la variole.

Les identistes, considérant le typhus et la fièvre typhoïde comme le résultat d'un même miasme, reconnaissent à celui-ci divers degrés de puissance, ils pensent que, pour produire le typhus, il doit posséder une énergie beaucoup plus considérable que celle qui est nécessaire pour donner naissance à la dothinentérie. Il est difficile d'accepter cette assertion, car supposons l'existence d'une épidémie typhoïde, nous observerons certainement, comme c'est l'ordinaire, des cas légers et des cas graves; or, en raisonnant d'après l'opinion que je combats, ceux-ci ne pourraient-ils pas devenir assez intenses pour arriver à l'état de typhus? De plus encore, si une dose élevée de la cause génératrice peut donner naissance à cette maladie, une dose faible peut engendrer la fièvre typhoïde; de sorte que dans une épidémie de typhus, les cas légers devraient fatalement revêtir les caractères typhoïdes, et pourtant rien de tout cela n'a été observé par les divers auteurs qui ont assisté aux dernières épidémies; concluons que l'une et l'autre affection sont susceptibles de présenter tous les degrés d'intensité que l'on remarque dans le cours de toute maladie, en continuant à conserver jusqu'à la fin toute leur autonomie.

Le typhus se développe par infection miasmatique et se propage par infection virulente; ces deux modes de transmission lui sont généralement reconnus. Quelques auteurs, et surtout la plupart des médecins de Paris, pensent que la dothinentérie n'est pas susceptible de se communiquer par l'infection virulente ; cependant cette fâcheuse propriété lui est reconnue par des médecins recommandables, entre autres par Bretonneau, Leuret, Gendron, Gaultier de Claubry, Jenner, etc. : on la constaterait surtout dans les petites localités ; je n'ai jamais remarqué ce mode de transmission de la fièvre typhoïde, soit à bord des bâtiments sur lesquels j'ai été embarqué, soit dans les divers hôpitaux de la marine ; souvent à l'hôpital du bagne j'ai observé, principalement en automne, des dothinentéries, et malgré les conditions mauvaises dans lesquelles vivent les forçats, jamais je n'ai vu cette maladie prendre le caractère de transmissibilité miasmatique et virulente ; il a été, au contraire, constamment noté dans les épidémies du typhus du bagne, et je dirai plus tard par quelles précautions j'ai pu l'atténuer en 1855 et 1856.

En résumé, je puis dire que la virulence ne peut être niée en ce qui concerne le typhus, et qu'elle est nulle ou exceptionnelle dans la fièvre typhoïde.

La dothinentérie, d'après MM. Lombard et Fauconnet, sévirait de préférence pendant le printemps ; d'après M. Forget, en été et en automne ; dans les épidémies qui ont été observées à diverses époques, le typhus, ainsi que je l'ai dit précédemment, s'est constamment montré pendant l'hiver ou le printemps, et s'est toujours terminé l'été.

b. Différences symptomatiques.

1° Différences des déterminations morbides fournies par la peau.

Dans la fièvre typhoïde on a noté une éruption particulière que Louis a nommée *taches rosées len-*

ticulaires, papules typhoïdes; elle est caractérisée par une rougeur peu prononcée qui ne s'efface pas, le plus ordinairement, par la pression des doigts; cette éruption n'est pas constante; chargé depuis la fin de 1856 d'un service important de fiévreux à l'hôpital principal de la marine, où j'ai eu à traiter un assez bon nombre de dothinentériques, je ne l'ai presque jamais rencontrée; quand elle s'est présentée, elle était constamment discrète, les taches étaient disséminées et faciles à compter; cette absence absolue de l'éruption typhoïde a été aussi remarquée en Suède par Magnus Huss. L'éruption typhique est beaucoup plus constante, et a été notée dans l'immense majorité des cas; elle apparaît le plus souvent à la fin du premier septénaire, tandis que les taches dothinentériques, d'après Chomel, Louis, Forget, ne se présenteraient que pendant le deuxième. Pour moi, l'exanthème typhique que j'ai observé pendant les épidémies de 1855 et 1856 est si constant, même dans les cas les plus légers, que je le considère comme constituant un caractère propre au typhus.

Les pétéchies, rares dans la fièvre typhoïde, existent presque constamment dans le typhus.

Les sudamina, très-fréquents et nombreux dans la dothinentérie, sont clairsemés çà et là et même absents dans le typhus; au bagne de Toulon en 1855, ils ont affecté une forme particulière que je décrirai dans la deuxième partie de cet ouvrage.

La mortification des parties comprimées et des vésicatoires est un accident assez commun dans la fièvre typhoïde; il est rare dans le typhus.

L'odeur *sui generis* exhalée par la peau des typhiques, bien différente de l'odeur de souris que l'on observe chez les malades qui laissent échapper leur urine, constitue un caractère différentiel très-important ; elle n'a jamais été signalée par les auteurs qui ont décrit la dothinentérie.

La rougeur congestive de la peau de la face est très-marquée, dès le début, dans le typhus ; d'après M. Godelier elle fait reconnaître les typhiques entre tous ; elle est moins prononcée ou même absente dans la fièvre typhoïde ; il en est de même de la cyanose.

2 Différences fournies par les organes de la sensibilité spéciale.

A. *Organes de la vision.* — L'injection de la conjonctive, observée dans les deux maladies, est beaucoup plus marquée dans le typhus, elle a quelques rapports avec la rougeur que présente cette muqueuse dans la fièvre jaune ; cette coloration s'est toujours montrée, dès les premiers jours de la maladie, et persistait jusqu'à la fin de la période nerveuse.

La pupille, ordinairement contractée dans le typhus, est au contraire dilatée dans la fièvre typhoïde.

B. *Organes de l'olfaction.* — Le coryza est un des plus fréquents symptômes du début du typhus, il n'existe pas dans la fièvre typhoïde.

Les épistaxis fréquentes dans la dothinentérie, surtout pendant le premier septénaire, sont très-rares dans le typhus.

3 Différences fournies par les troubles des fonctions cérébrales.

La stupeur se présente, dès les premiers jours, dans le

typhus ; elle ne se développe qu'après le premier septénaire et elle est moins prononcée dans la fièvre typhoïde
dans le plus grand nombre des cas.

Le délire est plus prompt, se montre quelquefois d'emblée dans le typhus ; les caractères qu'il affecte lui sont
particuliers, il est bizarre, fantastique, se rapproche parfois de l'hallucination ; dans la fièvre typhoïde il est plus
tardif, plus persistant, plus actif.

L'insomnie est plus opiniâtre dans le typhus que dans
la dothinentérie.

4° Différences fournies par les troubles de la motilité.

Les contractures des membres supérieurs qui ont été
observées dans le typhus, présentent des différences notables avec celles que l'on remarque parfois dans la fièvre
typhoïde ; dans les contractures typhiques, les muscles
fléchisseurs, qui en sont le plus ordinairement le siége,
ne sont pas douloureux au toucher ; les tractions que
l'on exerce pour mettre le membre dans l'extension dé-
terminent des douleurs très-vives ; les contractures ne
cèdent pas à ces tractions.

Les contractures typhoïdes, bien décrites dans ces derniers temps par M. Aran, offrent des phénomènes opposés ; les fléchisseurs sont douloureux ; les tractions sont
suivies d'un soulagement très-marqué, au point que les
malades les réclament avec instance ; chez plusieurs ce
soulagement est momentané, et ne dure que pendant le
temps de l'extension ; chez d'autres, l'extension de l'a-
vant-bras persiste.

La débilité musculaire est plus prononcée dans le ty-

phus que dans la fièvre typhoïde ; dans la première maladie elle se manifeste dès le premier septénaire, tandis
que dans la seconde elle n'est très-prononcée que du
quatorzième au trentième jour (Jenner).

5° Différences fournies par l'appareil digestif.

La langue présente des états variés dans les deux pyrexies ; dans la dothinentérie, elle est sèche, rétractée
sur elle-même, la pointe et les bords sont rouges, elle est
fuligineuse, fendillée et offre dans l'intervalle des fissures
une surface d'un rouge vif ; dans le typhus, sa couleur est
parfois normale ; elle est rarement fuligineuse, souvent
sèche, sa forme est le plus communément large et étalée.

Les nausées et les vomissements, rares dans le typhus,
s'observent fréquemment dans la dothinentérie.

L'abdomen est presque toujours souple, indolore,
indolent dans le typhus ; dans l'entérite folliculeuse on y
observe du météorisme et des douleurs à la pression, surtout dans la fosse iliaque droite ; le gargouillement, si
fréquent dans cette dernière maladie, n'existe pas dans
le typhus.

La diarrhée, au début et dans toutes les périodes de
l'affection, est un symptôme constant de la dothinentérie ; la constipation est très-rare ; dans le typhus, la constipation et les selles normales sont la règle, la diarrhée
l'exception, en ayant seulement égard aux premiers temps
de la maladie.

6° Différences fournies par l'appareil respiratoire.

Le coryza, les phénomènes catarrhaux sont des symptômes fréquents dans le typhus, on y observe souvent de la matité à la base des poumons dépendant d'une forte congestion, les râles sont muqueux, humides ; dans la fièvre typhoïde il n'y a ni symptômes catarrhaux ni matité, les râles sibilants ou ronflants, qui, d'après Louis, seraient des caractères diagnostiques importants de cette maladie, n'existent pas dans le typhus.

7° Différences fournies par l'appareil circulatoire.

Les frissons initiaux du typhus sont moins intenses et de plus courte durée que dans la fièvre typhoïde.

La fréquence du pouls, qui constitue un très-bon signe de la dothinentérie, n'existe pas dans toutes les phases du typhus ; notée assez souvent pendant la période d'irritation, elle est rarement observée dans les suivantes, où l'on a constaté le plus souvent des variations dans la qualité et la quantité des pulsations artérielles, plus nombreuses que celles que l'on remarque dans l'entérite folliculeuse.

8° Différences fournies par les urines.

D'après les travaux de Becquerel et de L'héritier, les urines de la fièvre typhoïde présentent les caractères suivants :

Densité généralement augmentée ;

Accroissement de la coloration ;

Diminution de la quantité d'eau ;

Moins forte diminution des sels et de l'urée ;

Augmentation de la quantité d'acide urique.

D'après les analyses faites pendant les deux épidémies

du bagne en 1855 et 1856, par M. Baudet, pharmacien
de première classe de la marine, les urines typhiques
présenteraient les résultats ci-après :

Densité augmentée pendant la période d'irritation,
diminuée pendant la période nerveuse ;

Accroissement de la coloration pendant les périodes
d'irritation et nerveuse ; coloration peu marquée pendant
la période de rémission ;

Pas de diminution sensible dans les quantités d'eau ;

Diminution très-notable de l'urée et des sels fixes,
plus évidentes dans les dernières périodes, et principalement pendant la rémission ;

Augmentation de la quantité d'acide urique, surtout
dans la période nerveuse.

Ces caractères des urines ne constituent pas des différences bien manifestes, mais ils peuvent cependant avoir
une importance réelle dans la symptomatologie comparée des deux maladies.

9° Différences fournies par la convalescence.

La convalescence de la fièvre typhoïde est le plus souvent longue et pénible ; les aliments ne sont tolérés que
tardivement ; les malades restent longtemps dans un état
d'affaissement et d'atonie intellectuelle ; dans le typhus,
au contraire, la convalescence est prompte et franche,
l'appétit se manifeste rapidement, les aliments sont supportés avec facilité ; cet établissement rapide de la convalescence est un caractère spécial au typhus.

Enfin la durée de la maladie est plus longue dans la

fièvre typhoïde, quelle que soit la terminaison, que dans le typhus ; cette durée, comparativement courte pour celui-ci, est un autre point différentiel très-remarquable, que ne saurait expliquer, selon Jenner (1), l'hypothèse d'après laquelle la fièvre typhoïde serait un typhus avec ulcérations intestinales.

c. Différences anatomiques.

Les lésions fondamentales, constantes et spéciales à la fièvre typhoïde, sont les plaques gaufrées, les plaques fongueuses, pustuleuses, les plaques ulcéreuses et les plaques gangréneuses ; elles font complétement défaut dans le typhus ; leur absence a paru suffisante à certains auteurs pour admettre la non-identité des deux maladies ; pour moi, je ne vois dans cette différence qu'un seul des nombreux éléments de séparation que nous fournit leur diagnostic clinique.

Les perforations intestinales observées quelquefois dans la dothinentérie n'ont jamais été notées dans le typhus.

Les ganglions mésentériques sont constamment sains dans cette dernière maladie.

L'hypertrophie de la rate constitue, au dire d'un grand nombre d'auteurs, un des caractères les plus constants de la fièvre typhoïde ; dans le typhus, cet organe est moins congestionné, et le plus ordinairement d'un volume normal.

Les altérations que le foie a présentées pendant les

______
(1) Ouvrage cité, page 159.

épidémies du bagne de 1855 et 1856, et qui ont consisté dans une hypertrophie assez notable et dans une coloration particulière, n'ont jamais été notées dans la dothinentérie.

La splénisation pulmonaire, qui se rencontre très-fréquemment dans les cas de fièvre typhoïde, n'existe que très-rarement dans le typhus ; la congestion des parties les plus déclives des poumons est, au contraire, plus fréquente dans celui-ci que dans celle-là.

Le tissu musculaire du cœur est plus mou dans le typhus que dans la dothinentérie ; l'endocarde est plus souvent coloré, et la teinte en est plus foncée dans la première de ces maladies que dans la seconde.

Je n'ai jamais observé les ulcérations de l'épiglotte, du pharynx et de l'œsophage que l'on rencontre parfois dans la dothinentérie.

Il est généralement reconnu que la fièvre typhoïde n'attaque qu'une seule fois le même sujet ; d'après les faits racontés par un grand nombre d'auteurs, d'après ceux que j'ai recueillis à l'hôpital du bagne en 1855 et 1856, le typhus présente la même immunité. Mais il est bien avéré aussi qu'une de ces maladies ne préserve pas de l'autre ; car, quoi qu'en disent certains identistes, une précédente atteinte de fièvre typhoïde ne met pas à l'abri du typhus, témoin les faits rapportés par Jacquot et Baudens que j'ai relatés plus haut, et ceux que j'ai constatés à l'hôpital du bagne, où j'ai remarqué, à plusieurs reprises, que des forçats qui, à une époque peu éloignée, avaient eu une dothinentérie, n'en ont pas moins contracté le typhus ; de plus j'ai noté qu'en 1856 aucun de ceux qui avaient eu le typhus en 1855, n'ont souffert une nouvelle atteinte de cette maladie.

Les faits que je viens de relater sont tout à fait en contradiction avec l'opinion des auteurs qui considèrent le typhus et la fièvre typhoïde comme deux formes d'une même maladie ou d'un même genre morbide.

RÉSUMÉ DES DIFFÉRENCES.

Les différences les plus notables qui séparent le typhus de la dothinentérie sont, en ce qui se rapporte aux symptômes :

1° La couleur rouge sombre de la face ;

2° L'éruption particulière exanthémo-pétéchiale ;

3° La mortification peu fréquente des parties comprimées et des vésicatoires ;

4° L'odeur typhique *sui generis* ;

5° L'injection plus manifeste de la conjonctive ;

6° La contraction des pupilles, alors qu'elles sont dilatées dans la fièvre typhoïde ;

7° La rareté des épistaxis ;

8° L'apparition et la prédominance de la stupeur dès les premiers temps de la maladie ;

9° La promptitude, la fréquence du délire, sa courte durée dans les cas heureux ;

10° Les différences que présentent, dans les deux affections, les contractures des membres supérieurs ;

11° L'absence des fuliginosités et la rareté des vomissements ;

12° L'état de souplesse de l'abdomen ; l'absence de douleurs, de météorisme et du gargouillement ;

13° L'absence de la diarrhée dans l'immense majorité des cas;

14° La fréquence du coryza et des phénomènes catarrhaux, dès le début de la maladie; la présence des râles muqueux, et l'absence des râles sibilants et ronflants;

15° Les variations plus marquées et plus fréquentes du pouls;

16° Les caractères particuliers fournis par les urines;

17° Une convalescence prompte, franche, facile;

18° La plus courte durée de la maladie.

Le typhus se sépare pareillement de la fièvre typhoïde en ce qui concerne les altérations anatomiques; les différences sont :

1° L'absence complète et constante de la lésion intestinale caractéristique de l'entérite folliculeuse;

2° L'état sain des ganglions mésentériques et l'absence des perforations intestinales;

3° La rate saine dans l'immense majorité des cas; le foie plus volumineux, plus souvent hypertrophié que dans la fièvre typhoïde;

4° L'absence d'ulcérations à l'épiglotte, au pharynx, à l'œsophage, et le simple état congestif des poumons le plus ordinairement;

5° La flaccidité et la mollesse du tissu musculaire du cœur, et la rougeur plus prononcée de l'endocarde.

Ces différences peuvent ne pas se trouver réunies dans les diverses épidémies, car il n'existe pas de signe, même le plus susceptible d'être reconnu comme pathognomonique, qui se présente dans toutes; mais en grou-

pant les principaux phénomènes morbides, il sera toujours facile de reconnaître le typhus à son aspect général, aux conditions dans lesquelles il prend naissance,
aux symptômes les plus communs; parmi ceux-ci, il
en est qui peuvent manquer dans certaines épidémies, et
être remplacés par d'autres; mais considérées en masse,
ces différences présentent des caractères spéciaux qui,
aux yeux d'un observateur non prévenu, doivent fonder,
même à première vue, les éléments de certitude suffisants
pour établir l'individualité du typhus, et les premières
bases du diagnostic clinique.

Il existe d'autres maladies qui présentent avec le typhus des ressemblances plus ou moins rapprochées et
dont je dois ici établir les caractères propres pour les
différencier, et en donner un bon diagnostic clinique;
ces maladies sont :

1° La méningite cérébro-spinale épidémique ;
2° L'encéphalite ;
3° Les fièvres paludéennes pernicieuses ;
4° Les fièvres éruptives ;
5° La fièvre à rechute des Anglais (*relapsing fever*).

Méningite cérébro-spinale. — Quelques auteurs allemands et italiens, et en France M. Boudin, considèrent
la méningite cérébro-spinale épidémique, comme un véritable typhus qu'ils nomment cérébral : l'étude comparée de ces deux affections suffira pour établir les différences qui les séparent.

Les symptômes qui sont propres à la méningite sont :
renversement de la tête en arrière, trismus, vomisse-

ments de matières vertes ; expulsion d'ascarides par la
bouche et le rectum ; grande exaltation de la sensibilité ;
plaintes et cris aigus ; air de souffrance, d'angoisse,
très-marqué ; la pupille est le plus souvent dilatée ; le
pouls très-variable, tantôt plein et accéléré, tantôt normal et même plus lent que dans l'état de santé ; dans
quelques épidémies on a observé une éruption de nature
pétéchiale, mais affectant une évolution et des formes
très-variables : la marche de cette méningite est très-
accidentée, les exacerbations sont nombreuses dans la
même journée, il en est de même des symptômes de dépression.

Sous le rapport anatomique la méningite cérébro-
spinale se caractérise, le plus ordinairement, par la présence de lésions à peu près constantes sur le système
séreux, et surtout par la tendance de la maladie à produire du pus.

En nous rappelant les caractères propres au typhus,
il est facile de voir qu'il n'existe aucune relation entre
les symptômes de celui-ci et ceux de la méningite cérébro-spinale ; les lesions anatomiques corroborent aussi
cette séparation, car jamais la production de pus n'a
été notée dans le typhus, même par les observateurs les
plus minutieux, qui ont examiné au microscope les divers liquides et qui sur environ 200 sujets n'ont jamais
découvert un globule de pus (docteur Mœring).

Le typhus attaque, le plus souvent, les individus
placés dans de mauvaises conditions hygiéniques, affaiblis par des maladies antérieures et vivant dans des espaces resserrés ; la méningite au contraire a sévi, de pré-

férence, sur des individus à constitution forte; c'est ainsi qu'à Philippeville, les portefaix maltais payèrent un large tribut à la maladie.

Il est vrai que dans certaines épidémies de méningite, on a reconnu que les individus vivant, en grand nombre, dans une même localité étaient plus facilement atteints; on a cru alors devoir invoquer l'encombrement, comme cause productrice. Mais si quelquefois cette affection s'est développée sous cette influence, on l'a vue se manifester aussi dans les maisons les mieux aérées et les moins peuplées; elle a eu, dans quelques cas, le pouvoir transmissif, mais pouvoir rare, accidentel, et n'étant nullement susceptible d'être comparé à la transmissibilité si évidente du typhus.

Cette dernière maladie n'atteint ordinairement qu'une seule fois le même individu, tandis que la méningite cérébro-spinale ne posséderait pas cette propriété; la *Gazette médicale de Paris* (1) rapporte l'histoire d'un soldat qui, sorti en février 1841 de l'hôpital de Strasbourg, guéri de cette maladie, en fut atteint une seconde fois, le 4 février 1843 et en mourut. M. Boudin dit que, pour sa part, il a constaté deux exemples parfaitement clairs d'atteintes multiples chez deux malades admis à l'hôpital du Roule (2).

Encéphalite. — Ici il n'y a pas d'erreurs possibles, à mon avis; l'inflammation de la pulpe cérébrale donne naissance à des altérations de la sensibilité et de la moti-

(1) 2e année, page 13.
(2) Boudin, *Traité de géographie et de statistique médicale*, Paris, 1857, tome II, page 578.

lité, à des spasmes, à des contractures continues, etc.,
que l'on ne trouve pas à un tel degré dans le typhus.

Fièvres paludéennes pernicieuses. — Ces maladies se
manifestent habituellement l'été et le typhus l'hiver ; celui-ci a une convalescence franche et ne laisse aucune
incommodité après lui, tandis que les fièvres pernicieuses, même après guérison, laissent les sujets faibles,
anémiés, souvent cachectiques, avec une hypertrophie
splénique plus ou moins marquée ; enfin elles ne présentent pas d'éruption.

Fièvres éruptives. — Quelques auteurs, et entre autres
Borsieri et Jenner, ont pensé que le typhus devait, par
son éruption, être compris parmi les fièvres exanthématiques. C'est une erreur, car le typhus n'est qu'une pyrexie particulière qui, entre autres symptômes, présente
un exanthème susceptible d'offrir diverses formes, suivant les épidémies, et qui tantôt aura des ressemblances
avec l'éruption de la rougeole ou de la roséole, tantôt
affectera la forme papuleuse, et qui, dans tous les cas,
se trouvera mêlé avec un nombre plus ou moins considérable de pétéchies ; le typhus est donc une maladie
avec éruption et non une maladie éruptive.

Fièvre à rechute (relapsing fever). — Commune dans
la Grande-Bretagne, observée par M. Tholozan pendant
l'épidémie de Crimée, où elle marchait parallèlement
avec le typhus et la dothinentérie, cette fièvre qui, d'a-
près Jenner, est déterminée par une cause spécifique,
est caractérisée par des frissons avec sentiment de froid,
céphalalgie, vomissements de matières bilieuses verdâtres, douleurs lombaires très-vives, vertiges ; après un

laps de temps qui varie de cinq à six jours, une transpiration abondante survient et une amélioration tellement manifeste se présente que le malade se croit tout à fait guéri; le pouls tombe, l'appétit et la faim reviennent, cet état dure de deux à huit jours ; au bout de ce temps, les symptômes du début se présentent de nouveau, il s'y joint quelquefois du délire ; il n'est pas rare d'observer une teinte jaunâtre de la peau, un véritable ictère ; ce symptôme s'observe quelquefois pendant la première période ; il présente de remarquable que les selles conservent leur aspect normal, et sont même plus foncées que d'habitude, les urines offrent la couleur ictéritique. On n'a jamais vu dans la fièvre à rechute, ni les taches typhiques, ni les taches rosées dothinentériques. Cette seconde période a une durée de trois à six jours et se termine aussi par une transpiration abondante; la mort a rarement lieu par suite de cette fièvre. A l'autopsie, on trouve la rate et le foie considérablement augmentés de volume, et l'absence de congestions dans les organes internes.

Les caractères particuliers que présente la fièvre à rechute suffisent pour la différencier convenablement du typhus.

CHAPITRE XIV.

TRAITEMENT.

Ainsi que le fait judicieusement remarquer Hildenbrand (1), on ne peut, pour le typhus, instituer une méthode de traitement directe ; les phases que la maladie présente, les formes qu'elle affecte, sont susceptibles de fournir des indications variées et commandent, par conséquent, des moyens divers de médication.

Le traitement du typhus se divise en curatif et prophylactique : le premier comprend l'étude de l'application des agents pharmaceutiques et hygiéniques à l'individu malade ; le second fait connaître les moyens d'éloigner les causes dont l'influence a développé la maladie, et par conséquent d'empêcher sa dissémination et sa propagation.

ART. 1. — TRAITEMENT CURATIF.

Il n'existe pas, je l'ai déjà dit, de méthode thérapeutique exclusive, applicable au typhus ; les indications doivent être basées sur la prédominance des divers phénomènes morbides ; il faut avoir présente à l'esprit l'incertitude qu'offrent souvent les médications les mieux appropriées selon le caractère particulier de chaque épidémie, car il est avéré qu'un traitement qui a été heureux peut donner des résultats nuls ou même fâcheux dans des circonstances qui semblaient identiques.

J'exposerai successivement les moyens thérapeutiques

(1) *Du typhus contagieux.* Paris, 1811.

que réclament le typhus régulier et le typhus anormal ou
compliqué.

I° Traitement du typhus régulier.

Mon intention n'est pas d'énumérer toutes les diverses
médications qui ont été proposées contre le typhus ; je
me bornerai à faire connaître les moyens dont l'efficacité
a été reconnue dans la généralité des cas, et je suivrai,
dans leur étude, la succession des périodes que j'ai reconnues à cette maladie.

a. Traitement de la période prodromique.

Il est bien rare que le médecin soit appelé à traiter des
malades pendant cette période qui est constituée par des
phénomènes peu caractérisés, lesquels n'attirent pas
communément l'attention ; néanmoins, dans le cours
d'une épidémie, il est important de ne pas perdre de vue
les symptômes qui la constituent, car, dans bien des cas,
un traitement convenable peut les combattre avec succès et empêcher la manifestation ultérieure de ceux des
autres périodes de la maladie.

Les phénomènes prodromiques les plus évidents sont
la céphalalgie avec vertige, les fatigues générales ; la
langue est recouverte d'un enduit blanchâtre, la soif est
vive ; en même temps le malade éprouve de l'anorexie,
des nausées, et de la constipation : le meilleur moyen à
opposer à ces symptômes est un vomitif ; je prescris de
préférence l'ipéca : dans les rares circonstances où j'ai pu
traiter cette période, j'ai été assez heureux, bien des fois,

pour enrayer ainsi la maladie dès ses premières manifestations.

b. Traitement de la période d'irritation.

C'est ordinairement pendant cette période que les malades se présentent en plus grand nombre, et c'est alors
aussi que la médecine a le plus de puissance. La potion
vomitive à l'ipéca, soit seul, soit émétisé, est encore ici
parfaitement indiquée ; sous son influence, la langue se
nettoie, le pouls perd de sa fréquence, la peau s'humecte, la céphalalgie s'amende et les selles se rétablissent.

Sulfate de quinine. — Quelques heures après l'administration du vomitif, que dans le cas de constipation durant depuis plusieurs jours, je remplace par un purgatif,
il est utile de prescrire dans une potion un ou deux grammes de sulfate de quinine que l'on donnera par cuillerées à bouche toutes les demi-heures ou toutes les
heures. Ce sel, ainsi administré, agit de plusieurs manières : il régularise la marche de la maladie, la simplifie
parfois et exerce de plus une action hyposthénisante réelle
sur la circulation ; quand la céphalalgie ne cède pas entièrement à l'action du vomitif, le sel quinique la diminue parfois, et, dans bien des cas, la fait disparaître
entièrement. J'ai vu souvent des malades qui offraient,
au premier abord, des symptômes d'une grande gravité,
éprouver sous son influence un amendement notable et
présenter une tendance manifeste vers une terminaison
heureuse.

Tous les auteurs ne s'accordent pas sur l'utilité du sulfate de quinine contre les symptômes du début du ty-

phus ; **F.** Jacquot commence l'étude du traitement de cette maladie en faisant son *procès*. « Le sulfate de quinine, dit-il, est non-seulement un médicament inutile, mais dangereux ; c'est un toxique qui dérange les fonctions et ajoute la stupeur, l'ivresse, la titubation, les vertiges, les tintements d'oreilles, le délire même qui sont la conséquence de son administration à hautes doses, à la stupeur, l'ivresse, la titubation, etc., qui appartiennent en propre à la maladie (1). »

M. Gibert, chirurgien principal de la marine, a reconnu au lazaret de Toulon, sur les typhiques fournis par le vaisseau *l'Iéna*, que le sulfate de quinine était sans résultat efficace ; nous croyons, dit-il, qu'il est dangereux de le donner à hautes doses.

Ce médicament a été aussi impuissant à Montpellier dans les services de MM. Bourely et Girbal.

Mais d'un autre côté, **M.** Cazalas, à l'hôpital militaire de Constantinople, a adopté, dans la période d'irritation, un traitement identique à celui que j'employais au bagne, à savoir, un éméto-cathartique au moment de l'entrée, ensuite une forte dose de sulfate de quinine, et il en a obtenu des succès réels.

M. Lecoat-Kernoter, chirurgien de 1re classe de la marine, au lazaret de Messine, en février-mai 1856, **M.** Julien, chirurgien-major du *Coligny*, **M.** Lebozec, chirurgien-major du vaisseau *l'Alger*, ont aussi eu recours au sel quinique et presque constamment avec des résultats heureux.

(1) *Du typhus de l'armée d'Orient.* Paris, 1858.

M. Cambay, chargé de l'hôpital militaire de Péra, dans une note adressée le 26 février 1856 à l'Académie impériale de médecine, se loue pareillement de l'emploi de ce médicament, à la dose d'un gramme : « J'ai conseillé, dit-il, cette médication à mes collaborateurs, MM. Barby, Valette, etc.; plusieurs d'entre eux y ont eu recours avec succès ; voilà deux mois que j'emploie ce mode de traitement qui a réussi six fois sur sept, dans les cas graves.»

L'efficacité si souvent constatée du sulfate de quinine, dans diverses épidémies de typhus, ne doit pas nous étonner ; ce sel n'est pas seulement un antipériodique de premier ordre, mais il est encore un sédatif puissant et un régulateur incontestable des troubles nombreux que présentent, dans les fièvres graves, les propriétés vitales du principe d'innervation. Ces actions régulatrices et névrosthéniques lui ont été reconnues par un grand nombre d'auteurs ; Sydenham les avait constatées dans le quinquina ; Mérat (1) s'exprime ainsi : « Ce médicament est le pondérateur de nos fonctions morbifiquement dérangées, ce qui peut dépendre jusqu'à un certain point de son action régulatrice. Un désordre inaccoutumé se montre-t-il ; un dérangement insolite a-t-il lieu ? le quinquina les modifie et ramène bien souvent l'organisme à son type normal. »

Cette action a été aussi reconnue au sulfate de quinine par M. Guérard ; d'après ce médecin, ce médicament est un simplificateur et un moyen abortif de certaines maladies graves ; toutes les fois, qu'un individu atteint

(1) Supplément du *Dictionnaire de matière médicale,* page 611.

d'une affection fébrile aiguë présente au début un trouble encéphalique, caractérisé par l'aberration des sens, surtout de la vue, par une céphalalgie intense, par du délire, il faut, d'après cet auteur, se hâter de prescrire de 1 à 2 grammes de sel quinique dans une potion et par cuillerées ; sous son influence, ces symptômes se dissipent et la maladie revêt alors, assez souvent, un caractère de bénignité.

C'est en me basant sur ces derniers faits, antérieurs aux épidémies typhiques que j'ai observées, que j'ai été conduit à employer le sulfate de quinine à hautes doses dans le typhus, et je dois avouer que, dans aucun cas, je n'ai eu lieu de me repentir de son administration.

Ce médicament doit être continué pendant deux ou trois jours, suivant l'intensité de la céphalalgie et l'état du pouls ; ordinairement celui-ci baisse d'une manière sensible et les douleurs de tête diminuent notablement ; cependant, dans quelques cas, elles persistent : j'ai employé alors avec de nombreux succès le chlorhydrate d'ammoniaque à la dose de 2 à 3 grammes dans une potion appropriée, prise en trois fois à une demi-heure d'intervalle (1).

Acétate d'ammoniaque. — Pour soutenir et continuer l'action heureuse commencée par le sulfate de quinine, il est utile de prescrire l'acétate d'ammoniaque, à la dose de 15 à 30 grammes.

(1) Depuis 1855, j'ai employé le chlorhydrate d'ammoniaque contre diverses formes de la céphalalgie ; le résultat de mes expériences a été inséré dans le *Bulletin général de thérapeutique*, tome LVI, page 305.

Ce médicament, que le professeur Masuyer, de Strasbourg, considère comme constituant le moyen curatif par excellence du typhus, est, dit-il, aussi important dans son genre que la vaccine relativement à la petite vérole ; ce médecin, dans l'épidémie de 1809, l'a administré à des doses élevées, de 30 à 60 grammes et au delà, et avec de très-heureux résultats ; mais je dois dire que l'acétate d'ammoniaque n'était pas le seul remède qu'il prescrivit : il employait concurremment les vésicatoires, le quinquina, le nitrate de potasse, la crème de tartre, les fumigations guytoniennes ; dans cette réunion de médicaments, il est difficile, observe avec raison Hallé, rapporteur du mémoire que Masuyer avait présenté à l'Académie des sciences, de décider jusqu'à quel point les succès qui ont été obtenus ont dépendu ou non de l'emploi de l'acétate d'ammoniaque (1).

Purgatifs.—Les purgatifs ont une utilité incontestable dans ce temps de la maladie ; aussi ont-ils été recommandés par presque tous les auteurs. L'absence de lésions intestinales dans le typhus doit enhardir à avoir recours à ces moyens souvent très-efficaces ; les purgatifs salins, l'huile de ricin, le calomel, la teinture vineuse de rhubarbe recommandée par Hildenbrand, ont été tour à tour préférés ; leur emploi continué pendant un temps convenable combat la constipation et atténue la gravité du mal en diminuant les congestions encéphaliques et pulmonaires.

Évacuations sanguines.—Il importe d'être très-réservé

____

(1) Masuyer, *Observations faites en 1809, à Strasbourg, sur la maladie dite fièvre des hôpitaux.* Paris, 1811.

sur l'emploi de ces moyens ; le médecin doit se rappeler que le malade a besoin de conserver sa force de résistance vitale pour traverser sans danger la période nerveuse ; aussi leurs indications sont limitées et ne se présentent que dans des circonstances exceptionnelles.

La saignée générale ne sera prescrite que lorsqu'on sera en présence d'un sujet fort, robuste, pléthorique ; dans ce cas on a remarqué que le caillot du sang était épais, dense et recouvert d'une couche couenneuse ; le médecin doit être bien sûr de lui quand il ordonne une saignée à un typhique, car souvent, malgré les apparences de force qu'il présente, il survient, après l'écoulement du sang, un affaissement subit, dont il est parfois difficile de le tirer.

Pendant l'épidémie du bagne de Toulon en 1845, M. le professeur Blache faisait prendre à ses malades, dès leur entrée, un bain froid de courte durée, et, quelques heures après, lorsque la réaction était établie, il ordonnait une saignée du bras, de 300 grammes. Rarement il était nécessaire d'en prescrire une seconde ; M. Blache a eu, plusieurs fois, à se louer de l'emploi de cette médication.

Dans certaines épidémies, les émissions sanguines locales ont été souvent utiles. On les a pratiquées soit avec les sangsues, soit avec les ventouses scarifiées ; elles sont recommandées pour combattre les congestions qui s'observent souvent pendant la période d'irritation et qui siégent habituellement à la tête et à la poitrine. Pour les congestions encéphaliques, les saignées locales doivent se pratiquer à la nuque, sur le trajet des jugulaires, sur les apophyses mastoïdes, quelquefois à la marge de l'anus ; pendant l'épidémie du bagne de Toulon en 1833, M. le professeur Aubert faisait appliquer les sangsues, en petit nombre, à l'entrée des fosses nasales, sur la pituitaire même, et il avait obtenu ainsi d'assez heureux résultats sur plusieurs sujets.

Pour les congestions pulmonaires, les saignées locales seront pratiquées sur la poitrine, aux régions sous-claviculaires ou sternales. — Pendant l'épidémie d'Orient, on a remarqué que les sangsues ou les ventouses agissaient mieux sur le cerveau que sur les poumons ; aussi quelques médecins avaient renoncé aux évacuations sanguines quand il existait des congestions sur les organes respiratoires et avaient cherché à combattre ces dernières par l'emploi du kermès et du tartre stibié à hautes doses, mais sans résultats bien satisfaisants.

En même temps que la céphalalgie et les congestions encéphaliques seront traitées par les moyens indiqués ci-dessus, on placera sur le front des malades des compresses d'oxycrat ou d'eau sédative, et souvent on retirera de bons effets d'une application de sinapismes, soit à la nuque, soit aux extrémités inférieures ; les médecins allemands et suédois préfèrent les fomentations d'essence de térébenthine, parce qu'elles peuvent être employées avec plus de persistance et qu'elles ne produisent pas la vésication comme le font les sinapismes.

Acides. — Les caractères, que présente ordinairement le sang dans le typhus et surtout sa défibrination, ont porté certains auteurs, principalement en Allemagne et en Suède, à administrer les acides minéraux. Les Allemands donnent la préférence à l'acide sulfurique ; les Suédois, et entre autres Magnus Huss, à l'acide phosphorique ; celui-ci le considère comme le plus doux des acides minéraux employés en médecine et comme formant en quelque sorte, le point de transition de ces derniers aux acides végétaux ; de plus, ce médecin lui reconnaît l'avantage de pouvoir être continué, plus longtemps, sans produire un effet fâcheux sur les organes digestifs.

Tout en possédant les propriétés communes à tous les acides, le phosphorique développerait de plus, une influence stimulante, une véritable action régulatrice sur les parties centrales du système nerveux ; il serait principalement indiqué dans le premier stade de la maladie et ne serait contre indiqué que quand surviennent des symptômes profonds du côté des poumons, quand l'éruption typhique devient ecchymotique et prend une teinte bleuâtre ; dans ce dernier cas l'acide sulfurique doit être préféré.

Les médecins Suédois emploient cet acide dilué à 25 pour 100 ; la solution se prescrit à la dose de 10 à 15 gouttes de deux en deux heures.

L'acide chlorhydrique est aussi recommandé par les médecins du Nord, surtout quand le pouls est élevé, plein et tendu ; quand sous l'influence de ce médicament, les battements de l'artère perdent ces caractères, il faut le remplacer par l'acide phosphorique.

Pendant le typhus d'Orient, plusieurs médecins ont eu recours aux acides minéraux ; les uns les ont jugé utiles, d'autres n'en ont obtenu aucun effet satisfaisant.

Les acides végétaux ont été plus souvent administrés ; c'est à eux que j'ai eu recours le plus habituellement pendant les deux épidémies du bagne de Toulon. Du reste, je ne considérais pas les boissons acides comme ayant une influence bien marquée sur la maladie ; je ne les administrais ordinairement, que dans le but de calmer la soif, qui est toujours très-vive, pendant la période d'irritation, et je les remplaçais indifféremment, soit par des tranches d'oranges, soit même par de l'eau ordinaire quand les malades le désiraient.

Alcalins. — M. Verollot, à Constantinople, a employé de préférence les boissons alcalines. Leurs indications ne sont pas aussi générales que celles des boissons acides ; en effet les alcalins ont pour action de fluidifier le sang, et nous savons que l'influence typhique a une grande tendance à diminuer la plasticité de ce liquide ; aussi je ne puis comprendre l'emploi de ces médicaments dans le typhus, qu'en admettant que les médecins qui y ont eu recours, ne les administraient que sur des sujets robustes et à sang riche, et dans une épidémie, ils forment, en général, le plus petit nombre.

Régime de la période d'irritation. — Pendant la deuxième période, le régime doit varier suivant l'état des malades. S'ils sont forts, robustes, si le mal les a surpris pendant un état parfait de santé, on doit prescrire la diète ; quand, au contraire, ils sont d'une constitution faible, quand déjà ils ont été débilités, soit par de mauvaises conditions hygiéniques, soit par des maladies antérieures, il est utile de donner de temps en temps quelques cuillerées de bouillon ; c'est ce que j'ai presque

constamment fait pendant les épidémies du bagne de
Toulon, et c'est aussi ce que recommande Jenner (1).

Quelques symptômes nerveux se présentent, pendant
cette période, et nécessitent l'emploi de moyens particuliers. Ainsi la stupeur peut s'établir dès le début, parfois il y a du délire ; contre la stupeur, j'ai employé, avec
des succès réels, le café à l'eau qui avait été prescrit avec
avantage pendant les précédentes épidémies du bagne,
surtout en 1833 ; dès le premier moment de son administration, la stupeur diminue d'une manière manifeste ;
je parlerai plus bas des moyens à opposer au délire.

c. Traitement de la période nerveuse.

Cette période caractérisée par les symptômes ataxiques
ou adynamiques soit joints, soit séparés, réclame des
moyens appropriés aux divers phénomènes qui la constituent : on aura recours aux antispasmodiques, aux opiacés, aux révulsifs, aux toniques, etc.

Antispasmodiques. — Le musc, l'assa fœtida, le camphre, sont indiqués quand les phénomènes ataxiques dominent. Quelques auteurs proscrivent le camphre ; Masuyer le considère comme un détestable remède : pris à
des doses convenables, dit-il, il abat les forces, pèse sur
l'estomac des malades, leur donne le hoquet ; j'ai employé ce médicament, surtout pendant l'épidémie de
1855, et je n'ai jamais observé les fâcheux symptômes
que le professeur de Strasbourg lui attribue, seulement
il m'a paru beaucoup moins efficace que le musc, qui

(1) *De la non-identité du typhus et de la fièvre typhoïde.*

m'a rendu souvent de bons services contre le délire.

Préparations d'opium. — Elles sont indiquées, dans le délire, au même titre que les antispasmodiques, et elles sont plus utiles, quand il y a une grande agitation. J'ai employé le chlorure morphique à la dose de 3 à 5 centigrammes, mais j'ai eu plus souvent recours, surtout en 1856, à une ancienne préparation peu usitée de nos jours, mais qui mérite de sortir de l'oubli où elle est injustement plongée, je veux parler de l'élixir parégorique de la *pharmacopée d'Edimbourg,* nommé par le *codex* teinture d'opium anisée, teinture d'opium ammoniacale; ce médicament agit comme les opiacés, mais d'une manière plus douce, plus continue, et par l'ammoniaque qu'il contient il combat la sécheresse de la peau qui s'observe fréquemment pendant cette période.

Emploi du froid. — Recommandé depuis longtemps, par un grand nombre d'auteurs, comme utile dans la plupart des fièvres essentielles, surtout quand il y a prédominance des phénomènes nerveux, le froid peut être administré de différentes manières. Son action sera directe, quand on placera les malades, dans des lieux ouverts, convenablement ventilés, avec la précaution de ne les couvrir que très-légèrement; cette influence de l'air frais a presque toujours eu des résultats heureux, et pendant les épidémies typhiques auxquelles j'ai assisté, je me suis bien trouvé de placer les malades parvenus à la période ataxique, auprès des fenêtres et de ne les couvrir qu'avec un seul drap de lit.

Cette exposition à l'air frais, peut être considérée comme la première dose du froid, comme préparant le sujet à subir, plus tard, une action plus durable et plus forte de cet agent; les moyens auxquels on pourra avoir recours alors sont les lotions, les affusions, les bains.

A l'hôpital du bagne en 1855 et 1856, je n'ai employé que les lotions que je faisais pratiquer, sur tout le corps, avec des éponges imbibées d'oxycrat; je les ordonnais quand la chaleur de la peau était très-élevée et donnait une sensation âcre très-prononcée au toucher, je les renouvelais plusieurs fois dans la même journée, suivant les indications; presque constamment ces applications ont suffi pour calmer cette chaleur si intense, pour abaisser le nombre et la force des pulsations artérielles, et pour placer les malades dans un grand état de bien-être; souvent j'ai remarqué qu'une amélioration générale résultait de leur administration.

On a recommandé l'emploi local du froid, dans la période nerveuse du typhus; on a pensé que l'agitation et le délire pourraient être atténués par l'application sur la tête de la neige ou de la glace pilée ou en morceaux placés dans des vessies, ou dans des sacs en caoutchouc vulcanisé; je n'y ai jamais eu recours et me suis borné, ainsi que je l'ai dit plus haut, aux compresses d'oxycrat que je mettais sur le front. Quel que soit le moyen employé, il faut le maintenir à une température constante, pendant quatre à cinq heures au moins, afin de ne pas permettre à la réaction locale de s'établir trop facilement.

Les bains froids et les affusions ont été employés par plusieurs médecins dans l'état ataxique. A la fin du siècle dernier, Currie les préconisa à Londres et Giannini en

Italie; à Berlin, en 1812, le docteur Horn, professeur de clinique médicale, les ordonnait habituellement; Récamier, qui y avait souvent recours dans les fièvres nerveuses avec stupeur, disait que les bains à une basse température agissaient en produisant une *saignée de calorique*. A l'hôpital Saint-Mandrier de Toulon en 1845, M. le professeur Blache a employé les bains froids avec de nombreux succès; il ne se bornait pas à les prescrire pendant l'ataxie, il les faisait prendre à ses malades, même dès leur arrivée, et les renouvelait parfois le lendemain ou dans la même journée.

A la sortie du bain le malade doit être essuyé légèrement et recouvert d'une simple étoffe de toile ou de lin.

Quelques auteurs et entre autres Jenner recommandent de couper et même de raser les cheveux pendant cette période, dans le but de rendre moins actives les congestions céphaliques; d'autres pensent que cette prescription est susceptible d'amener des accidents; je ne puis comprendre les accidents que cette mesure, qui me paraît très-rationnelle, pourrait amener.

Excitants. — Les Anglais emploient dans les périodes d'irritation et nerveuse divers excitants et donnent la préférence au genièvre qu'ils administrent à la dose de 90 à 200 grammes; à l'exemple des médecins allemands et suédois, ils prescrivent, en même temps, les préparations ammoniacales et surtout le carbonate, quand il y a congestion sanguine passive au cerveau et quand il existe une tendance plus ou moins marquée à l'état soporeux.

Révulsifs. — Les révulsifs, dont l'action est de réveiller les forces vitales et de conjurer le mouvement fluxionnaire sur les organes intérieurs, sont parfaitement indiqués dans cette période.

Dans presque toutes les épidémies on a retiré de bons effets des sinapismes appliqués soit à la nuque, soit aux extrémités inférieures ; ils sont utiles contre une stupeur trop persistante et comme adjuvants des divers autres moyens employés dans ce cas ; ils sont efficaces dans les commencements du délire ; pour retirer de leur emploi tout le parti possible, je ne les appliquais qu'un à un et successivement, afin que leur action fût continuée pendant une journée entière. Le docteur Vaidy, dans la relation de l'épidémie de typhus qui ravagea l'armée française en 1808, pendant la glorieuse campagne de Prusse, remarqua que les sinapismes produisaient souvent la vésication et par suite des ulcères de mauvaise nature, aussi donnait-il la préférence aux frictions spiritueuses.

Dans les premiers temps de l'épidémie de bagne de 1855, ayant présentes à la mémoire, les manifestations gangréneuses qui sont souvent la conséquence des vésicatoires dans certaines fièvres graves, je m'abstins de les mettre en usage ; plus tard je m'enhardis à les ordonner, et j'ai eu le bonheur de ne jamais voir survenir les complications fâcheuses dont je viens de parler ; je les prescrivais, comme les sinapismes, d'abord un seul à un mollet, puis ensuite un second si c'était nécessaire ; quand l'état soporeux était bien manifeste, je faisais appliquer ces exutoires aux cuisses ou à la nuque.

Le professeur Masuyer, pendant l'épidémie de Strasbourg en 1809, a employé les vésicatoires dès les premiers moments de la maladie : « Il faut, dit-il, les appli-

quer dès que l'on commence l'usage de l'esprit de
Mindererus et de très-bonne heure, lorsque la maladie
se caractérise ; je les fais appliquer d'abord aux jambes
et je fais suppurer ceux-ci ; je les mets ensuite aux cuisses pendant six à huit heures, enfin à la nuque pendant
six heures ; on revient aux cuisses s'il y a lieu, pendant
quatre heures. » Ces derniers n'agissent pas par vésication, mais seulement en déterminant un état érythéma-
teux des parties ; plus loin il ajoute : « Il est indispensable
d'appliquer les vésicatoires à des époques peu avancées
de la maladie ; je les considère comme le plus puissant
moyen, qui soit entre nos mains, de rétablir les fonctions
de la peau et de modérer l'intensité du spasme qui con-
centre l'action nerveuse sur les organes intérieurs (1). »

Cependant nous devons dire que dans certaines
épidémies, les vésicatoires, bien loin de produire les
heureux résultats que nous venons de signaler, ont
donné lieu à des complications très-graves : c'est ce
qu'observa Hufeland pendant le typhus de Prusse
en 1807, et M. Gibert au lazaret de Toulon sur les
typhiques du vaisseau *l'Iéna*.

Essence de valériane. — Pendant la période nerveuse,
il arrive souvent que le malade est plongé dans un état d
somnolence, de stupeur profonde, de coma, dont il est très
difficile de le tirer ; les révulsifs cutanés et intestinaux sont
souvent impuissants ; les préparations ammoniacales recommandées par les médecins suédois ont une action bor-
née. Ce fut en présence de l'impuissance bien évidente pour

(1) *Observations faites en 1809, à Strasbourg, sur la maladie dite
fièvre des hôpitaux.* Paris, 1811, page 24.

moi de ces divers moyens que j'eus l'idée, lors de l'épidémie de 1856, de prescrire l'huile essentielle de valériane.

Connaissant l'action régulatrice si puissante que la valériane exerce sur le système nerveux, je pensai qu'elle pourrait être utile contre certains symptômes du début, et surtout contre ceux qui caractérisent la période nerveuse. J'eus d'abord recours à l'extrait, mais je dus bientôt renoncer à son emploi, car d'une part, il est nécessaire, pour l'intégralité de son action, que cette préparation soit donnée à des doses élevées, et d'autre part, la forme pilulaire sous laquelle il est presque toujours prescrit, ne pouvait être acceptée pour des malades qui quelquefois n'avalent qu'avec peine des médicaments liquides. C'est alors que j'eus l'idée d'administrer l'huile essentielle; après quelques essais tentés sur moi-même et sur plusieurs personnes attachées à mon service, je la prescrivis, d'abord au début, pendant la période d'irritation, en place du sulfate de quinine, mais bien qu'ayant obtenu quelques bons résultats le nouveau remède ne put soutenir la comparaison avec le sel quinique; je l'ordonnai alors contre certains phénomènes nerveux de la troisième période, tels que l'agitation, les spasmes et le délire : les effets obtenus ne furent pas à l'avantage de l'essence de valériane; je l'administrai ensuite contre la somnolence, la stupeur profonde, le coma; les doses que j'employai d'abord (10 à 15 centigrammes) ne me donnèrent pas des effets bien évidents, mais en les élevant à 30 ou 50 centigrammes, j'obtins des résultats presque merveilleux : des individus plongés dans une profonde somnolence, dont rien ne pouvait les tirer, insensibles à tout ce qui se passait autour d'eux, après avoir pris le matin l'essence de valériane, étaient le soir réveillés, répondaient aux questions qu'on leur adressait, il est vrai lentement et à voix basse, et ce changement était si imprévu, si étonnant, que plusieurs fois, j'ai entendu les personnes qui suivaient mes visites prononcer le mot de *résurrection*.

J'ai administré ce médicament de la manière suivante :

Eau distillée..................	60 grammes.
Essence de valériane...........	30 à 50 centigrammes.
Huile d'amandes douces........	Q. S.
Sirop de sucre................	25 grammes.

A prendre par cuillerées à soupe toutes les demi-heures.

J'ai modifié, après l'épidémie de 1856, cette formule, en supprimant l'huile d'amandes douces et en la remplaçant par quantité suffisante de sucre ; on forme alors un oléo-saccharum miscible à l'eau.

La potion était assez souvent renouvelée à la visite du soir ; les malades prenaient ainsi dans les vingt-quatre heures un gramme d'essence, dose que je n'ai jamais dépassée.

L'action de ce médicament étant fugace, il faut la maintenir au moyen de nouvelles doses continuées pendant plusieurs jours ; souvent alors la somnolence et le coma sont enrayés ; quand ce résultat n'est pas obtenu, quand l'essence n'a déterminé qu'un réveil de courte durée, à cet état de veille peu prolongé succèdent une période de collapsus et un grand affaissement des puissances musculaires ; néanmoins l'excitation cérébrale persiste encore assez de temps et s'éteint la dernière.

En même temps que ces changements si surprenants se manifestent, le pouls s'élève d'une manière sensible, la chaleur de la peau diminue, la transpiration cutanée devient plus abondante, la quantité des urines excrétées est moins grande ; cet état se maintient pendant toute la durée d'action de l'essence, et lorsque son influence commence à s'épuiser, le pouls baisse assez notablement.

Quant à l'action curative que ce médicament a exercée sur l'ensemble du typhus, je puis dire que, dans la plupart des cas, cette cessation si subite des symptômes dont j'ai parlé, avait une influence heureuse sur la marche de la maladie. Quand l'action de l'essence se borne à un réveil de courte durée et que la somnolence et le coma reparaissent assez promptement, on doit alors s'attendre à une terminaison fatale (1).

F. Jacquot dit avoir employé avec succès, contre la somnolence et le coma, la cautérisation transcurrente pratiquée sur les côtés de la colonne vertébrale.

Toniques. — Quand les symptômes adynamiques ou de dépression dominent, il faut avoir recours aux toni-

(1) J'ai publié, dans le *Bulletin de thérapeutique*, tome LIX, p. 241 (année 1860, septembre), un travail complet sur les *Effets physiologiques et sur l'emploi thérapeutique de l'huile essentielle de valériane*; dans ce mémoire, en comparant les résultats que j'ai obtenus de mes essais sur l'homme sain et sur le malade, j'ai conclu que ce médicament agissait en vertu de la loi des semblables.

Mais on aurait tort de supposer que j'ai fait, dans cette circonstance, acte d'adhésion au système pharmaco-dynamique d'Hahnemann; en expérimentant l'huile essentielle de valériane, j'ai reconnu qu'elle agissait d'après la loi des semblables, comme demain, en étudiant un autre médicament, je pourrai constater, ce qui ne sera pas difficile, qu'il agit par la loi des contraires.

ques; les bouillons de bœuf, le quinquina, le vin, devront
être alors administrés; les potions avec l'extrait de quinquina, la décoction de cette écorce, des cuillerées de vin
de Malaga, des tisanes vineuses, des lavements de vin,
seront les moyens que l'on devra employer presque simultanément. En Orient, on a eu recours, parfois avec
succès, à de légères doses de strychnine; dans certains
cas, il est utile, pour favoriser l'action des toniques, de
leur adjoindre quelques excitants : on donnera la préférence au café, aux frictions générales avec le baume opodeldoch, ou tout autre excitant de ce genre ; on a proposé l'application de pointes de feu à l'épigastre dans la
forme comateuse.

Pendant la période nerveuse, on observe souvent une
diarrhée caractérisée par des selles liquides, fétides et
souvent involontaires ; on devra alors administrer des
lavements avec la décoction de quinquina ou mieux des
lavements avec 200 ou 300 grammes de vin rouge, à la
température ordinaire, qui m'ont rendu de très-grands
services pendant les épidémies du bagne de Toulon en
1855 et 1856.

Régime de la période nerveuse. — Pendant ce temps
de la maladie, le régime doit être moins sévère, les bouillons seront donnés en plus grand nombre, on prescrira
utilement aux malades du vin de Bordeaux, de Malaga,
afin de combattre l'état de dépression des forces si commun dans cette période.

Les soins de propreté, nécessaires dans tous les temps
de la maladie, sont plus impérieusement utiles pendant
le stade nerveux ; ils sont très-importants pour empêcher

les érosions qui pourraient se manifester sur les parties souillées. On ne devra pas négliger les lavages fréquents, avec de l'eau additionnée de vinaigre ou du jus de citron, des dents, des gencives, de la langue ; des lotions émollientes sur les ouvertures nasales, sur les yeux, ne seront pas oubliées.

d. Traitement de la période de rémission.

Il est rare qu'il soit nécessaire d'avoir recours à des moyens pharmaceutiques pendant cette période ; tout au plus le serait-il de continuer les boissons vineuses et parfois les potions avec l'acétate d'ammoniaque, dans le but de maintenir une douce moiteur à la peau. Si le pouls est faible, on peut avoir recours au vin de quinquina ou mieux aux lavements vineux ; on prescrira une alimentation un peu substantielle, tels que fruits cuits, bouillies et crèmes féculentes, soupes légères, jus de viande, etc.

e. Traitement de la convalescence.

Dans cette période, l'indication dominante est d'alimenter graduellement les malades, car l'appétit se manifeste très-rapidement et il n'y a aucun danger à le satisfaire ; du chocolat, du lait, des potages gras, puis ensuite des œufs, du poisson, de la viande rôtie associée à des légumes frais et enfin de bon vin vieux, seront utilement prescrits.

Il importe aussi, dès que les malades le pourront, de mettre en action les puissances musculaires. On doit, dès que la convalescence est déclarée, les faire lever, puis les faire marcher, et, si cela se peut, les changer de lieu et les mettre le plus tôt possible dans de bonnes conditions d'aération, loin des lieux infectés; c'est ce qui a été pratiqué après les épidémies du bagne de Toulon, où les convalescents furent évacués sur l'hôpital de Saint-Mandrier, placé de l'autre côté de la rade.

Néanmoins il peut arriver qu'il soit nécessaire, dans cette période, d'avoir encore recours à certains médicaments. Dans quelques épidémies, le fer a été utile pour des convalescents dont la constitution était fortement débilitée; mais en général les moyens pharmaceutiques ne sont indiqués que contre certains symptômes peu graves qui sont l'insomnie, une céphalalgie gravative, des douleurs contusives dans les membres; lors des deux épidémies du bagne, je combattais ces divers états morbides par un seul et même moyen, la chloroformisation poussée seulement jusqu'à l'assoupissement; au bout de très-peu de jours, il survenait une amélioration radicale.

La bronchite de retour, que l'on observe quelquefois pendant la convalescence, et qui a été souvent notée lors des épidémies du bagne, nécessite l'emploi des juleps kermétisés et opiacés.

2. Traitement du typhus irrégulier, anormal ou compliqué.

En m'occupant du traitement du typhus régulier, j'ai fait connaître les moyens que l'on devait mettre en usage contre les états ataxiques, adynamiques; par conséquent il me reste à dire quelques mots du traitement approprié aux formes inflammatoire et rémittente.

La forme inflammatoire, que l'on n'observe que chez

les individus forts et robustes, réclame ordinairement, dès le début, l'emploi des évacuations sanguines ; les saignées générales ne doivent être prescrites que pendant les premiers jours du premier septénaire ; la quantité de sang à tirer de la veine doit être proportionnée à l'âge et à la constitution du sujet, ordinairement 200 à 300 grammes suffisent ; j'ai vu souvent, sous leur influence, et quand leur indication était bien précise, survenir une détente heureuse, l'abaissement des pulsations artérielles et la diminution de la céphalalgie toujours très-intense dans cette forme ; il est rarement nécessaire de renouveler la saignée, car on doit toujours avoir en mémoire les phénomènes nerveux qui vont se présenter dans les périodes suivantes, lesquels ordonnent de ménager le plus possible les forces du malade.

Les saignées locales sont quelquefois utiles pour combattre les congestions, plus fréquentes dans cette forme ; leur efficacité, avons-nous dit, a varié dans diverses épidémies ; tantôt elles ont amené une amélioration notable, tantôt elles n'ont donné que des résultats presque insignifiants.

Les épistaxis, plus fréquentes et plus abondantes dans la forme inflammatoire et constituant alors une complication très-sérieuse, commandent l'emploi du tamponnement.

La forme rémittente, assez souvent observée en Crimée, doit être combattue par le sulfate de quinine, mais administré d'une manière différente de celle que j'ai conseillée pendant la période d'irritation : il faut ici donner ce sel en une ou deux doses rapprochées et autant que

possible à une distance convenable du moment de l'exacerbation.

Quelquefois, dans le cours de la période nerveuse du
typhus, on voit survenir des accidents particuliers que
l'on n'observe pas dans les cas normaux ; ce sont des
spasmes, des convulsions de diverse nature ; contre ces
états morbides, on a recommandé les préparations opiacées, les antispasmodiques, parmi lesquels les uns donnent la préférence au musc, d'autres à l'assa-fœtida.

Les gangrènes spontanées étant souvent précédées par
des douleurs très-vives, il importe de les combattre dès
leur apparition à l'aide de topiques sédatifs et narco-
tiques ; quand l'escarre se détache, des cataplasmes vineux, au quinquina, des lotions chlorées, devront être
prescrites ; à la chute des escarres, on emploiera les
moyens de pansement usités en pareille circonstance ; en
même temps il faudra insister sur les toniques et alimenter légèrement les malades; il est certains états gangréneux qui exigent les secours de la médecine opératoire.

La gangrène des parties comprimées, que l'on observe
rarement dans le typhus, constitue un des accidents les
plus dangereux de cette maladie ; il importe de l'éviter
par l'emploi des soins de propreté, par une bonne disposition de la literie. Quand, malgré tous ces moyens, la
mortification se manifestera, il faudra la limiter, faciliter
la chute des escarres et obtenir une réparation et une
cicatrisation convenables.

Les parotides seront frictionnées avec l'onguent napolitain, et mieux avec des pommades iodurées ou tanni-
nées ; s'il y a imminence de suppuration, il faudra ouvrir

de bonne heure, pratiquer plusieurs incisions profondes pour empêcher les décollements et la fonte purulente des parties ; il est extrêmement rare que l'on puisse faire avorter les parotites : aussi, plusieurs auteurs ont-ils prescrit d'ouvrir d'emblée ces tumeurs, quand elles sont volumineuses et douloureuses. On doit agir de la même manière contre les furoncles et les anthrax qui compliquent la période nerveuse du typhus.

Quand la diphthérite se présente dans la cavité buccale, on doit employer, suivant son étendue et son intensité, des collutoires avec le sous-borate de soude ou avec l'acide chlorhydrique.

Les modifications de la sensibilité nécessitent l'emploi de moyens particuliers.

L'anesthésie sera utilement combattue par des frictions avec le baume opodeldoch répétées plusieurs fois par jour.

Le chloroforme à l'intérieur, dans une potion appropriée, est le meilleur moyen que je puisse conseiller contre l'hypéresthésie.

Les symptômes catarrhaux, qui quelquefois dominent pendant la première période avec une intensité et une persistance peu communes, ainsi qu'on l'a observé à bord de plusieurs bâtiments chargés du rapatriement de l'armée d'Orient, doivent être combattus par les préparations antimoniales et dans quelques cas par l'application de vésicatoires sur la poitrine.

B. PROPHYLAXIE.

La prophylaxie d'une maladie doit toujours être basée

sur les causes qui lui ont donné naissance. Nous connaissons maintenant toutes celles qui sont susceptibles
d'engendrer le typhus, et nous savons que le but que
l'on doit atteindre, en bonne hygiène, est de supprimer
les causes génératrices, et comme dans cette affection
ces causes sont évidentes, il est possible de les combattre,
avec facilité, dans le plus grand nombre des cas.

Les mesures prophylactiques que comporte une épidémie de typhus peuvent être générales ou individuelles.

Moyens prophylactiques généraux. — Il est maintenant bien avéré que des hommes affaiblis, usés par la
misère, des travaux pénibles, une alimentation peu
réparatrice, des maladies antérieures, réunis dans des
espaces relativement trop resserrés, sont susceptibles de
donner naissance au miasme de l'encombrement, cause
génératrice puissante du typhus ; ainsi dès le premier
abord, nous avons à considérer deux faits essentiels :
1° *encombrement ;* 2° *constitutions débilitées*. Il est plus
facile de détruire le premier que de remédier au second,
car l'encombrement peut promptement disparaître, tandis qu'il faut du temps pour refaire des sujets usés.

Les moyens susceptibles de remédier à l'encombrement varient suivant l'état des agglomérations menacées
par l'épidémie. Si c'est une armée, le camp sera établi
autant que possible sur un lieu un peu élevé, convenablement exposé aux vents régnants du pays, les tentes seront
largement espacées et ne logeront qu'un petit nombre de
soldats; leur ventilation et leur aération devront être
rendues faciles par des ouvertures convenables ; en
même temps, il faudra occuper les troupes, leur faire

exécuter des exercices et des marches qui les retiendront
en plein air ; enfin l'assiette du camp devra être changée
fréquemment suivant les circonstances.

Quand une épidémie typhique se déclarera à bord
des bâtiments, il conviendra de tenir plus strictement la
main aux mesures destinées à obtenir une aération suffisante de toutes les parties. On devra tenir ouverts, autant
que l'état de la mer le permettra, les hublots, les sabords ;
des manches à vent devront être placées à toutes les
ouvertures ; ces précautions ont leur valeur, sans doute,
mais ne sont pas suffisantes pour entretenir, surtout
pour les grands navires, une ventilation convenable ;
l'importance qu'on lui a de tout temps reconnue nous
est démontrée par les nombreux travaux qui ont été
publiés à ce sujet. Poissonnier–Desperrières en 1761,
Pallois en 1801, Keraudren en 1815 et surtout M. Fonssagrives (1) ont, dans des écrits divers, vivement insisté
sur les avantages de la ventilation appliquée aux bâtiments.

Les moyens propres à aérer les parties profondes des
navires ont varié ; les brasières, qui ont été mises en
usage dans le siècle dernier et au commencement de celui-ci, sont d'une adoption difficile, car elles nécessitent
une grande surveillance et de plus donnent naissance à
des gaz irrespirables. Les manches à vent, soit verticales,
soit horizontales ou de sabords, sont des moyens de ventilation généralement employés et qui rendent encore de

---

(1) *Hygiène navale*, ou de l'influence des conditions physiques et
morales dans lesquelles l'homme de mer est appelé à vivre. Paris,
1856.

grands services ; mais elles sont insuffisantes pour renouveler l'air dans les parties profondes des navires actuels,
dont les dimensions ont considérablemeut augmenté par
l'application de la vapeur à presque toutes les catégories
et par la construction toute récente des grands transports;
aussi est-on revenu aujourd'hui à l'usage des ventilateurs
dont l'installation à bord de plusieurs bâtiments a donné
des résultats très-avantageux.

Sans contredit, ces moyens ont une grande importance ; mais, dans bien des cas, ils ne suffisent pas pour
empêcher la propagation d'une maladie aussi terrible que
le typhus, quand elle se développe à bord des navires ;
la dissémination des individus est le seul remède qui ait
une influence bien démontrée ; aussi doit-on, le plus
promptement possible, gagner le port le plus voisin, dé-
barquer les individus sains et malades, les faire camper
dans un site convenable, sous des tentes, car il est avéré
que les typhiques se trouvent généralement bien de l'exposition à l'air.

Dans les prisons, les bagnes, la dissémination est souvent difficile et ne peut pas du reste s'exécuter immédiatement ; mais il est toujours facile d'éclaircir leur population et d'atténuer ainsi, sinon de détruire, la cause la
plus fâcheuse du typhus.

Dans les hôpitaux, les lits seront espacés le plus possible ; autant qu'on le pourra, deux lits seront consacrés
à un seul malade, afin de faciliter les soins de propreté
qu'exigent les objets de literie ; les fenêtres seront tenues
constamment ouvertes, autant que le permettront la température des lieux et la rigueur de la saison.

Après avoir pourvu à la dissémination des individus, il importe de purifier et de désinfecter les lieux dans lesquels la maladie a pris naissance ; parmi les divers moyens proposés, je mentionnerai l'aération et les fumigations.

Quand le typhus se sera développé à bord d'un bâtiment, que l'équipage aura été débarqué, il faudra employer certains moyens susceptibles de détruire tous les germes morbides et de le rendre de nouveau habitable. La submersion, qui a été quelquefois mise en usage, est un moyen insuffisant qui laisse le navire dans des conditions d'humidité trop longtemps persistantes ; il vaut mieux le mouiller de telle manière, que les sabords ouverts soient exposés aux vents régnants, et après plusieurs jours d'aération et de ventilation exercées dans toutes les parties par les manches à vent et les ventilateurs mécaniques, le désarrimer complétement, projeter dans la cale de l'eau chlorée, asperger les ponts avec des solutions de chlorure d'oxyde de sodium, blanchir les murailles avec de la chaux chlorée, faire des fumigations de même nature dans toutes les parties, en ayant soin de tenir les panneaux et les sabords fermés pendant le temps de l'opération et quelques heures après.

Ces fumigations sont efficaces et ne doivent pas être négligées, mais on ne doit pas leur attribuer une action trop puissante : c'est pourtant ce qu'ont fait quelques auteurs. Ainsi le docteur James Carmichaël Smith a publié, à la fin du siècle dernier, un ouvrage dans lequel il exalte les fumigations de gaz nitrique, qu'il obtient en versant dans de l'acide sulfurique du commerce des quantités à peu près égales d'azotate de potasse, et qu'il considère comme très-efficaces pour prévenir la fièvre des prisons.

Malgré les nombreux témoignages que Smith publie dans son livre, je suis plus porté à admettre, comme réellement utiles, les précautions recommandées pour pratiquer ces fumigations. « On ne doit pas oublier, dit cet auteur, en en faisant usage, qu'il est essentiel, en même temps, d'observer la plus grande propreté, de renouveler fréquemment l'air, et de le faire librement circuler autour des malades; ces précautions, ajoute-t-il plus bas, sont indispensables pour assurer le succès de ces fumigations. » A mon avis, les moyens d'aération et de ventilation, que cet auteur propose, me paraissent suffisants et peuvent parfaitement dispenser de ces émanations nitriques, susceptibles d'exercer une action irritante sur les organes pulmonaires.

Les hypochlorites de soude et de chaux sont généralement préférés pour la désinfection des effets d'habillement et de literie qui ont servi aux typhiques; pour cela, on les suspend dans un local très-vaste, et on les expose à un dégagement de chlore dont la quantité doit être en rapport avec celle des objets à désinfecter et la grandeur du lieu où ils sont déposés. Une haute température peut aussi être employée comme moyen de désinfection : William Henri a proposé pour désinfecter des couvertures et des chemises, qui avaient été en contact avec des individus atteints de maladies transmissibles, de les placer dans un appareil chauffé à 100 degrés et plus.

Une bonne mesure, qui devrait être généralement employée, est de faire prendre aux hommes qui ont vécu dans un lieu contaminé, et aux convalescents, des bains simples ou savonneux. Cette utilité des bains a été reconnue de tout temps; Jean-Joseph Reynaud, ancien premier chirurgien en chef et professeur de clinique chirurgicale à l'école de médecine de Toulon, disait dans sa thèse inaugurale, « qu'en 1809, les prisonniers anglais et espagnols semaient la contagion typhique sur leurs traces; M. le duc de Valmy ordonna que ces hommes, d'entrer avant en France, seraient baignés dans la Bidassoa; chacun d'eux reçut de nouveaux habillements ; depuis l'exécution de cette mesure, la contagion ne s'est pas développée de nouveau (1). »

J'ai déjà eu occasion de dire que le froid humide avait une fâcheuse influence sur la maladie : il sera donc opportun de chauffer modérément les salles où sont traités les malades, quand l'air sera fortement humide; ce chauffage momentané pourrait coopérer à la ventilation.

J'ai observé précédemment que l'action de l'encombrement s'exerce avec plus de facilité sur les constitutions usées, débilitées ; il importe donc de remédier autant que possible à cet état d'affaiblissement ; pour cela, il est nécessaire de prescrire aux individus une alimentation plus réparatrice et surtout plus variée, de faire distribuer à chaque homme, à tous les repas, une ration convenable de vin, de diminuer les heures des travaux et

(1) *Essai sur quelques points d'hygiène navale, relatifs aux moyens de préserver les gens de mer du scorbut et de la fièvre des vaisseaux*, par J.-J. Reynaud, chirurgien de 1ʳᵉ classe de la marine. Paris, 1810, n. 75.

de n'affecter à ceux qui sont durs et pénibles que les sujets les plus vigoureux. Certes, ces moyens sont utiles, mais ils ne peuvent avoir une puissance bien manifeste dans les premiers temps d'une épidémie ; néanmoins, ils ne doivent pas être oubliés, car, outre leur action directe sur les constitutions fatiguées, ils ont encore une influence réelle sur le moral des hommes placés sous le coup d'une épidémie, qui se rassurent , échappent à la peur, si souvent fatale , quand ils voient que l'on s'occupe de leur bien-être.

La durée de l'incubation doit servir de règle pour l'application des mesures sanitaires que comportent les maladies épidémiques et surtout le typhus.

J'ai dit que le temps de latence de cette affection était à peu près de 12 à 15 jours, mais nous savons que ce temps peut aller bien au delà de cette limite, et si, dans cet ouvrage, j'ai pu contester les longues incubations dont j'ai parlé, en me plaçant au point de vue purement médical, je dois admettre la possibilité de leurs manifestations, alors qu'il s'agit de l'application des mesures pour prévenir la propagation du typhus. Je ne conclurai pas que de longues quarantaines soient nécessaires, car la séquestration et l'isolement des individus suspects, tout en donnant une grande sécurité aux populations, auraient pour résultat presque immédiat de rendre plus actifs et plus meurtriers les ravages de la maladie dans les lazarets.

Mon intention n'est pas de considérer comme inefficaces et inutiles les moyens employés, jusqu'à une époque récente, pour arrêter la propagation des maladies transmissibles, mais seulement de faire connaître les modifications dont ils ont été jugés susceptibles.

J'ai dit, à maintes reprises, que la réunion d'un grand nombre d'individus suspects, dans des espaces resserrés, augmente d'une manière très-notable la puissance de conservation et de reproduction des germes morbides ; aussi, loin de renfermer dans les lazarets les sujets soupçonnés, il vaut mieux les disséminer, les éparpiller, leur faciliter la vie à l'air libre pendant un temps suffisant.

Ces mesures ont été mises en pratique, lors du rapatriement de l'armée de Crimée ; elles ont répondu aux espérances du comité d'hygiène publique qui en avait fait l'objet d'une discussion approfondie.

Des camps furent établis aux îles de Porquerolles, de Sainte-Marguerite, à la plage de Cavallaire; les soldats débarqués étaient logés sous des tentes, par conséquent dans de bonnes conditions d'aération, et soumis à une nourriture substantielle; leurs effets furent lavés et fumigés. La durée de cet isolement fut en moyenne d'une vingtaine de jours, et pendant ce temps très-peu de malades furent dirigés sur les hôpitaux du lazaret et de Saint-Mandrier de Toulon, établissements placés loin des centres de population et qui avaient été disposés, à cet effet, d'une manière très-convenable. «Arrêter dans une armée qui rentre dans ses foyers, dit M. Tholozan (1), les germes d'une maladie épidémique, empêcher le développement immédiat ou ultérieur d'un mal émi-

____

(1) *Gazette médicale de Paris*, 1856, page 278.

nemment susceptible d'adhérer à l'organisme, ce pro-
blème, qui est un des plus difficiles de l'hygiène militaire,
et qui ne s'était point présenté depuis longtemps dans les
conditions actuelles, a été résolu de la manière la plus
complète. »

Prophylaxie individuelle. — J'ai fait connaître les
moyens reconnus les plus efficaces pour prévenir la propagation du typhus sur des agglomérations plus ou moins
considérables d'individus, il faut maintenant exposer les
mesures qu'il convient d'adopter pour préserver les personnes que leur dévouement, leur profession, mettent en
rapport journalier avec les malades ; tels sont les aumôniers, les sœurs hospitalières, les médecins, les infirmiers.

Un bon régime sera de rigueur pour tous ; il se com-
posera de viandes rôties avec légumes frais, de café , de
vin généreux ; les personnes vouées à la vie religieuse
devront se dispenser des prescriptions du jeûne et de l'abs-
tinence, et, quelle que soit l'époque de l'année, elles sui-
vront avec la plus grande régularité, les mesures hygiéniques que je viens d'énumérer, et cela avec d'autant plus de
sévérité qu'elles sont généralement plus exposées, les aumôniers en respirant l'haleine des malades alors qu'ils
reçoivent leurs confessions, les sœurs hospitalières en sé-
journant presque toute la journée dans les salles. Aucun
individu ne devra entrer dans l'hôpital à jeun ; tous ceux
que le devoir appelle à soigner les typhiques devront prendre, le matin, un aliment léger approprié à leur goût et
à leurs habitudes , et le faire suivre de l'ingestion d'un
liquide un peu excitant ; Jean-Joseph Reynaud recommande le punch léger et le café.

On a conseillé au médecin d'éviter, pendant sa visite, un examen trop long et trop prolongé des malades,
et de se borner simplement à l'interrogation et aux explorations nécessaires pour arriver au diagnostic et de là
formuler un traitement convenable. Je repousse ces conseils ; le médecin doit se livrer à toutes les explorations
qu'il jugera utiles dans l'intérêt du malade et de la
science ; il devra agir, à mon avis, comme si le sujet
qu'il a à examiner était atteint d'une affection banale, non
susceptible de transmission, et je suis heureux de le dire
ici, tous les médecins que j'ai vus à l'œuvre, dans de
grandes épidémies de typhus, ont toujours agi auprès des
typhiques comme ils avaient agi, en d'autres temps, dans
toute autre condition de leur service hospitalier.

Pendant les épidémies du bagne de Toulon, en 1855
et 1856, je n'ai pris qu'une seule précaution, c'était de
découvrir un peu à l'avance le malade que j'allais examiner, afin de ne pas respirer instantanément cette odeur
que j'ai appelée typhique, et qui souvent, par son intensité, m'a occasionné brusquement une céphalalgie
violente.

On a aussi avancé que le médecin, pendant une
épidémie de typhus, ne devait pas pratiquer les nécropsies, puisque les recherches cadavériques n'étaient
pas sans danger pour sa santé. Certainement, il y a du
danger à interroger les organes d'un individu qui a
succombé à cette maladie ; mais ce danger n'est-il pas
le même que celui qu'il affronte, chaque jour, auprès
des malades, et s'il doit s'abstenir des investigations
anatomiques, de crainte d'être contaminé, il devrait

pareillement éviter de se mettre journellement en rapport avec les typhiques. Je suis donc d'avis que les nécropsies soient pratiquées, toutes les fois que le médecin le jugera convenable, avec la précaution de les faire dans un lieu suffisamment ventilé.

On a dit aussi que le médecin, dans l'intervalle de ses visites, devait se priver de tout travail, de toute application sérieuse. Ce conseil me paraît exagéré, car en présence d'une maladie comme le typhus, qui ne s'observe pas habituellement, le médecin est bien forcé, dans l'intérêt de la science et de l'humanité, de noter et de commenter les faits qu'il a recueillis pendant ses visites et de les comparer avec ceux que lui ont transmis ses devanciers. C'est à mes yeux un devoir aussi impérieux que celui de donner des soins aux malades.

En quittant les salles, les médecins devront, s'ils le peuvent, déposer les vêtements qu'ils avaient pendant la visite, ou bien les recouvrir, en arrivant, avec la blouse d'hôpital ; les ablutions d'usage seront plus complètes et plus prolongées que d'habitude, et après la sortie, il sera utile de faire immédiatement une promenade au grand air.

Les médecins devront, ainsi que le conseille le professeur J.-J. Reynaud, éviter avec grand soin les fatigues, les veilles prolongées et surtout l'abus des plaisirs ; les meilleurs préservatifs à employer, sont, d'après cet auteur, la paix de l'âme, l'éloignement de toute idée triste, la gaîté, les distractions, une société agréable.

Les infirmiers seront divisés en deux bordées, l'une de service dans les salles, l'autre employée au dehors, dans des lieux convenablement aérés; ils feront usage d'une alimentation plus substantielle que d'habitude; une ration supplémentaire de vin leur sera donnée, et ils ne devront jamais coucher dans les salles des typhiques.

Les malades seront, sous tous les rapports, l'objet de la plus vive sollicitude; on devra entretenir sur eux une grande propreté; on placera sous chaque lit des vases remplis de chlorure de chaux ou de soude, on en aspergera les objets de literie; des draps de lit suspendus à des cordes seront trempés dans des solutions chlorées; le linge sale sera arrosé avec l'eau chlorée avant d'être transporté à la buanderie. Quand des décès auront lieu, le cadavre sera, dès que la mort aura été régulièrement constatée, transporté immédiatement à la morgue.

Quand l'épidémie est terminée, le médecin a encore des devoirs à accomplir; il doit proposer les mesures nécessaires pour assainir et désinfecter convenablement les salles et les objets de literie.

Les salles seront complétement blanchies à l'eau de chaux chlorée, toutes les boiseries seront peintes à neuf; la toile des paillasses, des matelas sera lavée plusieurs fois à grande eau, et placée à l'air pendant plusieurs jours de suite; la paille sera brûlée, la laine sera lessivée et fumigée à plusieurs reprises; celle qui aura été trop complétement souillée sera détruite; le fer des lits sera gratté, lavé et recouvert d'une nouvelle couche de peinture.

Enfin pour dernière précaution, il serait utile de laisser, de jour et de nuit, les fenêtres des salles ouvertes, pour les soumettre à une aération continue et de n'y placer de nouveaux malades qu'après un délai de plusieurs semaines.

DEUXIÈME PARTIE

HISTOIRE MÉDICALE DES ÉPIDÉMIES DE TYPHUS OBSERVÉES
AU BAGNE DE TOULON EN 1855 ET 1856.

SECTION PREMIÈRE

ÉPIDÉMIE DE 1855.

CHAPITRE PREMIER

CONSIDÉRATIONS GÉNÉRALES SUR L'HYGIÈNE DU BAGNE DE TOULON.

A diverses reprises, le typhus a sévi sur les condamnés du bagne de Toulon; cinq épidémies principales ont été observées, en 1820, 1829-30, 1833, 1845, 1855; l'encombrement a toujours été considéré comme la cause principale et déterminante de la maladie, et son influence s'est constamment montrée très-puissante, surtout sur les forçats logés dans les bagnes flottants.

Mais si l'encombrement, soit absolu, soit relatif, doit être invoqué, en premier lieu, pour expliquer la production du typhus, il est d'autres causes qui ont dû aider et favoriser sa propagation; ces causes se trouvent dans le régime général du bagne, qui, en amenant graduellement un appauvrissement du sang, et partant de la constitution, un abaissement manifeste de la vitalité, place les condamnés dans les conditions les plus favorables pour subir tous les inconvénients de l'encombrement, source la plus ordinaire du typhus. Pour apprécier avec soin ces influences, il est nécessaire de jeter un coup d'œil sur l'hygiène de la chiourme et de donner quelques détails sur le logement, les vêtements, la nourriture, les travaux et l'état moral des forçats.

Logement. — Au bagne de Toulon, les condamnés aux travaux forcés sont logés dans deux ordres de bâtiments :

1° Les bagnes proprement dits, vieux vaisseaux ou frégates disposés à cet effet, et mouillés dans divers points de la rade et du port ;

2° Les salles édifiées dans l'intérieur de l'arsenal et longeant la partie intérieure du rempart qui clôt le port du côté de la rade.

Dans les bagnes, les forçats sont logés dans les batteries et le faux-pont ; celui-ci a été sabordé et présente des deux côtés des ouvertures assez grandes, closes par de fortes grilles en fer, qui ont l'inconvénient de diminuer de toute leur largeur l'ouverture du sabord ; les hommes sont couchés sur le pont, sur deux rangs tribord et bâbord à bord des vaisseaux, sur un seul rang à bord des frégates ; le pont des vaisseaux a environ 2 mètres d'élévation, celui des frégates 1^m,70, la hauteur du faux-pont est moins considérable.

Les bagnes sont au nombre de quatre, désignés par des numéros. Le bagne numéro 1 (ancien vaisseau *Santi-Petri*), est mouillé Est et Ouest, dans l'angle occidental de la vieille darse ; d'après les réglements intérieurs de la chiourme, il doit loger 800 condamnés. Les bagnes 2 et 3, anciennes frégates, sont mouillés Est et Ouest au Mourillon, au Nord-Ouest de la première cale couverte ; ils peuvent contenir l'un et l'autre 435 forçats; le bagne n° 4 (ancien *Algésiras*), est mouillé Nord et Sud à Castigneau, devant le parc au charbon ; il peut loger 800 hommes.

Dans les bagnes se trouvent évidemment réunies les plus mauvaises conditions hygiéniques, à savoir : espace relativement trop restreint, présence constante, dans la cale, d'une quantité assez considérable d'eau stagnante, qui, malgré le lavage et l'action des pompes, exhale parfois une odeur nauséabonde, engendrée principalement par l'altération du bois, qui se manifeste si promptement à bord des vieux navires ; aussi il n'y a rien d'étonnant que la plupart des maladies épidémiques observées parmi les condamnés, aient sévi avec une plus grande intensité sur ceux qui étaient détenus dans ces localités.

L'édifice qui contient les salles, est construit en maçonnerie, et longe le rempart depuis la vieille chaîne, jusqu'à la chaîne du port militaire ; il n'est séparé du mur d'enceinte que par le chemin de ronde, il n'a qu'un étage; les fenêtres sont ouvertes sur la façade qui regarde l'arsenal, à savoir, vers le Nord et le Nord-Ouest, des soupiraux de 30 centimètres de diamètre sont percés sur la façade opposée ; des lits de camp nommés *tollards* sont disposés, au centre des salles, pour y recevoir les condamnés pendant la nuit.

Un plan incliné que l'on abat le soir sert d'oreiller dans les bagnes et les salles ; chaque homme n'a, pour objet de literie, qu'une couverture de laine grise; ceux qui sont logés à la salle des éprouvés, ont seuls droit à un petit matelas d'étoupe nommé *strapontin*, de 48 cen-

timètres de largeur ; il est expressément défendu de permettre aux autres condamnés de s'en pourvoir à leurs
frais.

Les salles, au nombre de cinq, divisées en rez-de-chaus-
sée et premier étage, sont de grandeur variée, aussi le
nombre des forçats qu'elles peuvent contenir diffère dans
chacune d'elles ; la salle 2, a 370 places de couchage ; les
salles 3 et 4, 522 ; la salle 5, à laquelle est annexée une
petite salle destinée aux indociles, 362 ; la salle 6, la
plus rapprochée de la chaîne neuve, et qui n'a fourni aucun cas de typhus, 246.

Les salles 3, 4 et 5 sont longées dans toute leur façade
par l'édifice des grandes forges, qui n'en est séparé que
par une rue de 5 mètres environ ; les salles 2 et 6 sont
directement placées sur les quais et reçoivent par conséquent plus d'air et de lumière que les précédentes.

Il résulte de ce que je viens de dire, que le nombre des
forçats que le bagne de Toulon peut réglementairement
recevoir, est :

Pour les quatre bagnes flottants, de.. 2470)
Pour les cinq salles, de............. 1500) TOTAL.. 3970

Le nombre des condamnés était, au commencement de
l'épidémie, supérieur à ce chiffre qu'il dépassait de 155 ;
mais 80 étaient logés au petit bagne de Saint-Mandrier,
et 130 étaient en traitement pour maladies diverses, dans
les deux services de l'hôpital ; de sorte qu'il n'y avait pas
encombrement réel dans les localités du bagne.

Couchés sur le pont, à bord des bagnes flottants, sur
les tollards dans les salles, les forçats, à quelque catégo-

rie qu'ils appartiennent, sont tous attachés par une chaîne
de 2 mètres de long, à une tige de fer fortement scel-
lée dans le pont ou les pieds des tollards; cette chaîne
correspond à la manille, anneau de fer de poids varié
suivant la conduite de l'individu et rivé à un des pieds;
des baquets en bois, placés de distance en distance et à
longueur de chaîne, sont destinés à recevoir, pendant la
nuit, les matières des déjections, ils sont munis de cou-
vercles et on les vide tous les matins.

Vêtements. — Les vêtements des condamnés ont reçu
depuis environ quinze ans de notables améliorations :
d'après le règlement du 1ᵉʳ avril 1843, le trousseau des
forçats est composé :

1° D'une casaque en Mouys croisée sur la poitrine,
très-large et tombant jusqu'à mi-cuisse; sa durée est
fixée à vingt mois;

2° D'un pantalon de drap ou de toile suivant la saison, ouvert sur les côtés et fermé par un rang de bou-
tons; la durée du pantalon de drap est d'un an, et du
pantalon de toile de sept mois;

3° De chemises en toile très-rude et très-grossière,
difficile à s'appliquer sur le corps, quand elle est neuve,
et par conséquent peu susceptible de remplir les usages
hygiéniques, auxquels ce vêtement est destiné;

Les forçats ont de plus un bonnet de laine sans visière
et une paire de gros souliers; ils ne doivent porter ni
bas ni bretelles.

Les condamnés ont trois chemises dont la durée est
de six mois chacune, et trois pantalons de toile; ils n'en
changent que le dimanche.

Il est d'autres effets ne faisant pas partie du trousseau que l'on peut délivrer, sous certaines conditions, aux forçats, à savoir, un gilet en Mouys sans manches et sans poches et une vareuse.

Les gilets ne sont accordés qu'à ceux des incurables et des valides non suspects, auxquels ce vêtement est reconnu absolument indispensable, pour raison de santé, sur demandes motivées et nominatives du chirurgien-major du bagne.

Les vareuses en toile ne sont accordées qu'aux condamnés employés à certains travaux déterminés.

Pendant la durée de leur détention dans les bagnes et quelles que soient les destinations qui leur sont données, les forçats ne peuvent, sous aucun prétexte, porter d'autres effets d'habillement, de coiffure et de chaussure, ni avoir d'autres effets de couchage que ceux spécialement affectés au service des chiourmes (art. 1 du règlement précité).

Ces vêtements sont suffisants, quand ils ne parcourent que leur durée réglementaire ; mais il est arrivé, dans ces derniers temps, que les objets d'habillement ont dû dépasser cette durée, et même, on a été dans l'obligation de confectionner des casaques avec de vieilles couvertures ; cet état de choses très-exceptionnel a été le résultat de livraisons, par les fournisseurs, de mauvaises étoffes, que les commissions de recette ont refusées à diverses reprises.

Les principaux vêtements présentent le grand inconvénient de ne pas avoir de rechange ; souvent mouillés par la pluie ou par l'eau de mer, les forçats, rentrés dans leurs logements, sont obligés de se déshabiller complétement et de s'envelopper dans leurs couvertures de laine; les vêtements restent suspendus, pour être séchés, dans le lieu même où les hommes prennent leur repos.

Nourriture. — La nourriture des forçats a été réglementée par l'arrêté du 14 octobre 1848; les rations sont divisées en deux catégories : 1° Ration du forçat au travail; 2° ration du forçat sans travail :

1° RATION DU FORÇAT AU TRAVAIL.

Pain frais	917gr,00
ou Biscuit	700gr,00
et Fromage avec ration de biscuit	30gr,00
Vin de journalier	48 centil.
ou Cidre ou bière	96 centil.
Légumes secs	120gr,00
Huile d'olive	4gr,90
ou Beurre	8gr,82
Sel	10gr,00

2° RATION DU FORÇAT SANS TRAVAIL.

Pain frais	917gr,00
ou Biscuit	700gr,00
Légumes secs	120gr,00
Huile d'olive	4gr,90
ou Beurre	8gr,82
Sel	10gr,00

Ces rations sont pour la journée entière et par homme. Le cidre, la bière et le beurre n'étaient délivrés que dans les bagnes des ports de l'Océan. Ces bagnes ont été récemment supprimés.

Ces aliments sont distribués ainsi qu'il suit :

Le tiers du pain et 24 centilitres de vin, le matin avant d'aller au travail; à midi le second tiers du pain, et la soupe aux légumes secs, ou le fromage l'été ; le soir le dernier tiers du pain et 24 centilitres de vin ; l'hiver, la soupe se distribue le soir, après le travail.

Une commission médicale supérieure peut, après examen attentif, faire délivrer des rations supplémentaires de pain aux forçats reconnus faméliques.

Le pain délivré aux condamnés est fait avec des farines de froment épurées à 12 pour 100, mais on peut y introduire les basses farines provenant de l'épurement à 33 pour 100 pour le pain d'hôpital et le biscuit.

Les légumes secs sont fournis par les magasins des subsistances de la marine.

Ces aliments, quoique peu réparateurs, sont à peu près suffisants, mais ils ont l'inconvénient d'être trop uniformes ; aussi, de tout temps, a-t-on cherché à améliorer, en dehors des rations réglementaires, le régime des condamnés ; les moyens proposés, à diverses époques, ont varié ; les mesures actuellement adoptées au bagne de Toulon nous paraissent suffire à toutes les exigences.

Il existe, pour chaque localité, un marchand de comestibles choisi par l'administration des chiourmes, soit parmi les hommes libres, soit parmi les condamnés qui par leur conduite et leurs antécédents ont été dignes de ce choix ; on donne la préférence à ceux qui ont leurs femmes domiciliées à Toulon, qui se chargent d'acheter et de faire parvenir au bagne les denrées nécessaires.

Ces denrées, examinées avec soin à leur arrivée, sont apprêtées dans l'intérieur du bagne, où la surveillance est plus facile à exercer ; le prix de la ration, assez abondante du reste, varie de 5 à 10 centimes; la vente ne peut se faire qu'au moment des repas.

Travaux. — Les travaux, auxquels sont astreints les condamnés, exigent presque tous un grand déploiement de forces. Ils sont divisés en grande fatigue et en travaux légers; les premiers comprennent le transport de fardeaux pesants, le service des chaloupes, le halage des bâtiments dans le port, l'embarquement du charbon; ce dernier travail est des plus pénibles, on n'y destine que les forçats les plus forts et les plus vigoureux; pendant la guerre d'Orient, il a dû être continué, bien des fois, jusqu'à une heure avancée de la nuit, même les jours de pluie et de grands froids, comme cela a eu lieu pendant l'hiver de 1854-1855.

Les travaux légers comprennent, la propreté des arsenaux, le service intérieur des localités, des bureaux, des hôpitaux; on n'y emploie que les condamnés âgés ou d'une santé peu vigoureuse, ou bien ceux qui sont sur le point de terminer leur peine et dont la conduite a été bonne pendant le temps de leur détention; seuls ils reçoivent un petit salaire qui leur permet d'améliorer leur nourriture.

État moral. — Aux conditions précédentes qui, sans contredit, doivent exercer une action déprimante bien évidente sur toutes les fonctions et consécutivement une perversion très-notable des actes nutritifs, je dois ajouter le mauvais état moral dans lequel se trouve placé le forçat nouvellement arrivé et qui n'a pas commencé l'apprentissage du bagne par un long séjour dans les prisons. Accouplé par une lourde chaîne à un compagnon d'infortune qu'il n'a jamais vu, qui peut-être ne parle pas la même langue que lui (Arabes, Alsaciens, Bretons), soumis à des travaux de force auxquels il n'est pas habitué, contraint d'obéir à une discipline rude et sévère, le condamné éprouve bientôt de graves atteintes dans ses fonctions cérébrales et par suite dans tout son organisme : les émotions, la tristesse, le chagrin, les pernicieuses et immorales habitudes si communes dans des réunions d'hommes de cette espèce, modifient, à la longue, dans sa quantité et sa qualité, le fluide par excellence, le sang, et consécutivement tous les liquides de l'économie ; l'action musculaire se pervertit, et les constitutions les plus robustes s'énervent et s'épuisent au bout de très-peu de temps.

Ainsi tout concourt, dans les bagnes, à rendre plus énergique l'action des causes morbifiques : — logement, nourriture, habillement, travaux pénibles, état moral déplorable ; aussi, chez les forçats les affections les plus bénignes revêtent promptement des caractères alarmants, et diverses maladies dérivant principalement de ces conditions variées, sont, pour ainsi dire, endémiques parmi eux ; telles que le scorbut, les hydropisies, les scrofules, les tuberculisations, les diarrhées chroniques, etc. ; plusieurs d'entre elles, ainsi que je le dirai plus bas, ont eu une certaine influence, comme causes prédisposantes du typhus, et ont, sans contredit, placé les condamnés dans des conditions susceptibles de favoriser l'action de l'agent septique qui l'a occasionné et propagé.

CHAPITRE II

HISTORIQUE DE L'ÉPIDÉMIE.

L'épidémie dont je vais faire l'histoire, s'est manifestée
à la fin de mars 1855. Le 22 , le nommé Chanudet
n° 6499, provenant du bagne flottant n° 4, âgé de 31 ans,
entra à l'hôpital à 9 heures du matin ; il présentait tous
les symptômes d'un typhus des mieux caractérisés, déjà
arrivé à son 5ᵉ jour, et succombait le 25 à une heure et
demi de l'après-midi, le 9ᵉ jour depuis l'invasion, et
le 4ᵉ depuis l'entrée à l'hôpital ; le lendemain et
les jours suivants, jusqu'au 30 inclus, de nouveaux
malades furent reçus dans notre salle ; tous provenaient
du bagne 4 et présentaient bien manifestement les symptômes propres au typhus ; du 22 au 30 nous reçûmes
17 typhiques ; dès ce moment, jusqu'au 8 avril, par une
de ces bizarreries inexplicables que les épidémies offrent
quelquefois dans leur marche, aucun nouveau cas ne se
présenta ; l'autorité médicale du port, qui avait été prévenue de l'apparition du typhus et avait fixé son attention
sur les causes possibles de ce commencement d'épidémie,
arrêta ses recherches, et pensa que les cas peu nombreux,
qui avaient été observés à l'hôpital du bagne, n'étaient
pas actuellement susceptibles de faire naître de sérieuses
préoccupations.

Mais le 8 avril et les jours suivants, de nouveaux typhiques furent reçus à l'hôpital, ils provenaient, comme
ceux de la fin du mois de mars , du bagne n° 4 ; bientôt
les autres localités furent atteintes par l'épidémie : le

nombre des malades fut d'abord peu considérable, mais il alla graduellement en augmentant jusqu'à la première quinzaine de mai. Pendant toute la durée du typhus le bagne n° 4 fournit toujours le chiffre le plus élevé d'entrants : une seule salle désignée sous le n° 6 et située à l'extrémité ouest du bagne vers la chaîne neuve, ne fournit aucun malade et se trouva exempte du typhus, pendant toute l'épidémie ; son aération facile, son exposition aux vents d'ouest et de nord-ouest, les plus forts et les plus salubres de ceux qui soufflent sur nos côtes, sont, sans contredit, les principales causes de son immunité ; cette salubrité si exceptionnelle nous fut d'un grand secours, dans quelques circonstances ; en effet, c'est dans cette salle que furent placés, dans une espèce de quarantaine d'observation, les condamnés désignés, à la fin de mai, pour embarquer sur la *Fortune* pour Cayenne ; ils y furent maintenus environ une douzaine de jours, isolés du reste de leurs camarades, observés avec attention et soumis à toutes les précautions humainement possibles pour ne pas importer à bord d'un bâtiment une maladie aussi terrible que le typhus ; plus tard, cette salle devint un lieu de dépôt pour les condamnés qui avaient été atteints de la maladie, et qui, bien que guéris, n'étaient pas en état de se livrer de suite aux travaux si pénibles de nos arsenaux.

Ainsi l'épidémie commence le 22 mars et s'établit alors et exclusivement sur les condamnés du bagne 4 ; du 31 mars au 8 avril, aucun nouveau cas ne se présente ; mais à dater de cette époque, le bagne 4 fournit de nouveaux entrants ; leur nombre, d'abord peu considérable, va graduellement en augmentant jusqu'au milieu de mai, où cesse la période d'invasion de l'épidémie ; au 12 mai les entrées devinrent beaucoup plus nombreuses ; les diverses localités, et surtout les bagnes flottants n° 2 et 3, fournissent assez de malades pour fixer l'attention ; le chiffre moyen des entrées, qui s'était élevé à 33 dans la journée du 17. se maintint jusqu'à la fin de ce mois à environ 15 par jour. Cet espace constitue pour nous la période d'augment de l'épidémie, du 1er au 18 juin les entrées furent environ de 12 par jour ; nous étions alors dans la période d'état ; du 19 juin au 1er juillet, le nombre des malades admis à l'hôpital alla sensiblement en diminuant, la période de décroissance s'établissait d'une manière manifeste, lorsque, le 2 juillet et les jours suivants, le chiffre des entrées s'éleva en moyenne à 10 par jour ; cette recrudescence ne fut pas de longue durée, car le 15 juillet le nombre des malades diminua d'une manière sensible et progressive, et l'épidémie se termina tout à fait à la fin d'août ; 1058 condamnés ont été atteints, 360 ont succombé. (Voyez les tableaux 1 et 2 à la fin de cette relation.)

En résumé, si nous reconnaissons dans notre épidémie les diverses périodes d'invasion, d'augment, d'état et de décroissance, nous verrons que la 1re période a eu une durée de 37 jours, la 2e et la 3e de 18 jours, et la 4e, qui après quelques oscillations ne s'est définitivement établie que le 16 juillet, a eu une durée de 40 jours environ.

CHAPITRE III

ÉTIOLOGIE.

A. Les épidémies de typhus antérieures à celles de 1855 ont été occasionnées par plusieurs causes faciles à déterminer ; en 1829-30, la maladie fit son apparition au milieu du mois de décembre sur le bagne n° 2, mouillé auprès de l'emplacement où l'on creusait de nouveaux bassins de radoub, le nombre des entrants fournis par cette localité prit graduellement une telle proportion, qu'on dirigeait journellement de 15 à 18 hommes à l'hôpital ; l'attention fut appelée sur ce bagne, qui, après un sévère examen, ne présenta à la commission instituée à cet effet aucune cause d'insalubrité ; cependant il fut décidé qu'il serait déplacé et éloigné des lieux des travaux ; ce déplacement parut d'abord diminuer l'intensité de la maladie, mais vers les premiers jours de janvier elle sévit de nouveau avec rigueur ; convaincu alors que le curage des bassins n'était pour rien dans l'étiologie de ce typhus et prenant en considération les funestes effets de l'encombrement, on éclaircit la population de ce bagne, on évacua les malades à Saint-Mandrier, et bientôt, vers la mi-mars, l'épidémie cessa.

En 1833, les mêmes causes déterminèrent de nouveau l'apparition du typhus, les mesures hygiéniques propres à arrêter les progrès du mal, telles que déplacements des bagnes, diminution de leur population, furent mises en vigueur beaucoup plus tôt que lors de la précédente épidémie : aussi la maladie eut-elle une plus courte durée ; les bagnes flottants 1 et 2 furent surtout atteints.

En 1845, le typhus se manifesta , au milieu du mois d'avril ; le bagne flottant n° 4, mouillé devant le Mourillon, fut le foyer de la maladie ; autour de lui ne se révélait aucune condition d'insalubrité, l'encombrement seul pouvait être considéré comme cause déterminante ; l'évacuation de ce bagne fut demandée, dès la fin d'avril, par le conseil de santé du port présidé par M. Foullioy, inspecteur général du service de santé de la marine, alors en tournée d'inspection ; cette évacuation n'eut lieu que dans les premiers jours de juillet, époque où l'épidémie s'éteignit complétement.

B. En 1855, le typhus apparaît d'abord, comme dans les précédentes épidémies, sur un bagne flottant, désigné par le n° 4 et mouillé sud et nord à Castigneau devant le parc au charbon. Dans cette position, il offrait ses sabords aux vents régnants de la rade, et se trouvait ainsi dans des conditions excellentes de ventilation ; la commission médicale, qui se transporta sur les lieux, ne reconnut dans cette localité rien de manifestement contraire aux lois de l'hygiène ; les ponts étaient propres ; les murailles régulièrement blanchies, tous les jours, à l'eau de chaux ; les sabords, largement ouverts pendant toute la journée, étaient placés en ardoises la nuit, enfin le nombre des forçats qui y étaient détenus s'élevait à cette époque (15 avril) à 710, chiffre au-dessous de celui des places réglementaires de couchage qui est de 800.

Les travaux, qui s'exécutaient à Castigneau, appelèrent aussi l'attention de la Commission médicale ; elle

reconnut que les tranchées, ouvertes pour diverses cons-
tructions, laissaient à découvert des terrains humides
chargés de détritus organiques, qui exhalaient, dans certains points une odeur nauséabonde manifeste; que ces
émanations n'avaient qu'une bien légère influence sur la
génération de la maladie du bagne 4, et qu'on ne devait
pas attacher à cette cause une trop grande importance;
car les hommes libres, employés dans l'intérieur de cette
annexe, n'avaient présenté aucune maladie à caractères
suspects, et que de plus ces travaux étaient en voie d'exécution depuis plusieurs années, sans avoir déterminé
d'autres affections notables que quelques cas de fièvres
intermittentes de très-facile guérison. Ainsi, rien dans les
localités voisines, rien dans l'état hygiénique du bagne
n° 4, ne venant démontrer une cause probable du typhus,
cette cause nous devions la chercher dans les hommes
eux-mêmes.

Ce que j'ai dit précédemment sur la nourriture, l'habillement, le logement, le genre de travail, l'état moral
des condamnés, va me faciliter la recherche des causes
de notre typhus.

La nourriture des forçats est peu réparatrice, elle n'est
nullement en rapport avec la force que nécessitent les
rudes travaux auxquels ils sont destinés; aussi les maladies, suite d'altérations du sang, sont très-fréquentes au
bagne.

L'habillement, suffisant pendant les saisons chaudes,
ne peut plus convenablement abriter l'individu pendant
l'époque des froids et des pluies de durée; le forçat n'a
pas de vêtement de rechange; pendant l'hiver 1854-1855,

alors que par suite des travaux nécessités par la guerre, les
condamnés sortaient par tous les temps, il arrivait souvent,
qu'ils rentraient le soir, dans leurs localités, complète-
ment mouillés; ils se dépouillaient de leurs effets, les
suspendaient au-dessus d'eux, surtout devant les ouvertures d'aération, et se couchaient tout nus, enveloppés
dans leurs couvertures ; non-seulement ces vêtements in-
terceptaient l'accès de l'air, mais encore ils entretenaient
une humidité constante, dont l'influence devait se faire
sentir, d'une manière plus marquée, dans les bagnes
flottants. Ajoutons, à cette cause d'insalubrité, les émanations que devaient fournir les corps de ces hommes
dont la propreté laisse toujours à désirer, et couchés côte
à côte dans des batteries peu élevées; nous aurons ainsi
des conditions dans lesquelles nous pourrons trouver les
causes premières du typhus.

D'après les chiffres que j'ai donnés sur la population
du bagne, il n'y avait pas dans les localités habitées par
les forçats encombrement absolu ; mais sous l'influence
des conditions que j'ai énumérées précédemment, il y
avait un véritable encombrement relatif, surtout dans
les bagnes flottants, où la nuit l'aération était incomplète :
au bout de peu de temps, l'air respirable était corrompu
par tous les produits des sécrétions et des exhalations,
principalement de l'exhalation pulmonaire, par les odeurs
qui provenaient des baquets de vidanges placés sur le
pont; aussi les agents de surveillance des chiourmes
m'ont souvent raconté que le matin, quand l'heure du
lever avait sonné, et qu'ils se présentaient dans les batteries, il s'exhalait de ces parties des émanations infectes,

difficiles à supporter ; ce fait m'a été pareillement affirmé par plusieurs condamnés entrés à l'hôpital, et moi-même je l'ai vérifié plusieurs fois.

D'après ce qui précède, il résulte que les forçats sont constamment sous l'influence de causes déprimantes, susceptibles d'altérer, avec plus ou moins de promptitude, les constitutions les plus robustes : ceci est un fait commun et continu, qui ne peut être invoqué d'une manière absolue, pour expliquer l'apparition du typhus dans le bagne ; il faut d'autres circonstances pour donner de l'impulsion à toutes ces causes réunies.

En étudiant avec soin les relations des diverses épidémies qui ont sévi sur la chiourme, on voit, dans toutes, qu'il existe une coïncidence manifeste entre l'apparition de la maladie et la nécessité de travaux plus pénibles et plus prolongés. Pour nous en tenir à l'épidémie dont j'écris l'histoire, il est incontestable que, pendant que se faisaient dans notre arsenal maritime, les préparatifs commandés par la guerre d'Orient, les grands travaux auxquels furent astreints les condamnés durent avoir une influence directe sur le développement du typhus, en débilitant des sujets qui, après les fatigues d'une longue journée et quelquefois de la nuit, ne trouvaient pour se reposer qu'un logement peu salubre et pour réparer leurs forces qu'une nourriture peu substantielle. En effet, au moment de l'apparition de la maladie, les condamnés employés à l'embarquement du charbon, étaient réellement surmenés, et cependant on ne destinait à cet ouvrage pénible que ceux qui étaient arrivés depuis peu au bagne et dont la constitution était robuste ; malgré ces précautions l'épidémie commença au milieu d'eux.

D'autres influences, provenant des maladies antérieures qui avaient sévi avec plus ou moins d'énergie sur la chiourme, ont eu une part assez grande dans la génération du typhus.

Pendant l'hiver de 1853-54, le scorbut, qui ne disparaît jamais du bagne, mais qui ordinairement n'atteint qu'un nombre assez restreint d'individus, sévit avec une intensité exceptionnelle; alors que le chiffre des scorbutiques était moyennement pour chaque saison de 100 à 130 environ, il s'éleva alors à 629 : les premières chaleurs de l'été, qui exerçaient ordinairement une influence heureuse sur cette maladie, ne diminuèrent pas d'une manière sensible le nombre des entrants; à peine si en juin et en juillet, on nota un peu de décroissance; mais alors le choléra, qui s'était déjà montré dans la ville et les hôpitaux, fit son apparition au bagne; du 22 juillet au 9 novembre, 223 forçats furent atteints, 152 succombèrent; l'hiver de 1854-1855 fut remarquable par les grands froids et les fréquentes variations de la température; des cas de scorbut se présentèrent, mais moins nombreux : au moment de l'invasion du typhus au mois de mars, il n'y avait à l'hôpital que 21 scorbutiques.

Ces diverses maladies, ainsi que je l'ai dit dans la première partie de cet ouvrage, ont eu, sans contredit, une influence puissante sur la génération de cette affection. Je dois surtout mentionner le scorbut qui est de très-difficile curation au bagne, car alors que le sujet a vu les symptômes les plus sérieux s'amender, alors qu'il devient possible de le faire sortir de l'hôpital, de le rendre à ses travaux, on ne doit pas pour cela le considérer comme guéri, car les causes qui avaient donné naissance à sa maladie, vont continuer à agir sur lui, et avec d'autant plus de puissance qu'il a perdu, par une première atteinte, une partie de sa force de résistance vitale ; un forçat scorbutique l'est souvent, pendant plusieurs années, avec des rémittences plus ou moins longues, la guérison totale n'a lieu pour lui que le jour de sa liberté, heureux s'il ne succombe pas, avant ce terme, à des maladies intercurrentes liées à l'état général.

Il en est probablement de même de l'influence cholérique ; très-manifeste, dans les conditions ordinaires de la vie, sur quelques personnes à organisation susceptible, elle a dû marquer de son empreinte, et avec plus de puissance, les constitutions des forçats délabrées par tant de causes.

Ainsi, nourriture peu suffisante et trop uniforme ;

Vêtements peu en rapport avec les circonstances atmosphériques ;

Logement présentant, surtout pour les bagnes flottants, de mauvaises conditions hygiéniques ;

Travaux rudes et pénibles, continués par tous les temps ;

État moral mauvais, comme on l'observe ordinairement chez les détenus ;

Appauvrissement de la constitution par les maladies antérieures (scorbut, choléra, etc.) ;

Miasmes délétères, exhalés principalement la nuit, par des hommes entassés dans des espaces relativement trop restreints (miasmes de l'encombrement) ;

Telles sont les causes qui ont exercé une grande influence sur le développement du typhus, surtout à bord
des bagnes flottants.

Parmi les autres causes prédisposantes, les unes sont
propres à l'individu, les autres viennent du dehors et
dérivent toutes des conditions cosmiques.

Les causes prédisposantes individuelles se rapportent,
en ce qui concerne les forçats, à l'âge, au séjour plus ou
moins long fait dans le bagne, à la nature du travail.

Au commencement de l'épidémie, les hommes d'un
âge mûr furent principalement atteints ; plus tard, tous
les âges fournirent leur contingent ; cependant le nombre
le plus élevé des cas a eu lieu de 30 à 40 ans ; l'âge
moyen des entrants a été :

> En mars, de.............. 40 ans 1 mois.
> En avril, de.............. 37 — 8 —
> En mai, de.............. 36 — 6 —
> En juin, de.............. 36 — 7 —
> En juillet, de............ 36 — » —
> En août, de.............. 36 — 2 —

L'âge moyen des 1058 typhiques traités pendant la
durée de l'épidémie est de 37 ans 2 mois.

En 1855, on a observé généralement que les forçats,
depuis longtemps au bagne, dont la constitution avait été
fortement ébranlée par le régime des prisons et les travaux pénibles des ports, ont payé un large tribut à l'épidémie ; il est vrai que de jeunes condamnés ont été
atteints pendant la période d'augment, mais relativement
en petit nombre ; ces derniers ont présenté, le plus ordinairement, la forme inflammatoire, observée à la fin de
mai et au commencement de juin.

BARRALLIER.   14

Dans les premiers temps de l'apparition du typhus, alors qu'il ne sévissait que sur le seul bagne n° 4, on constata que les condamnés, employés aux terrassements et au pilotage dans l'intérieur de l'annexe de Castigneau, furent atteints dès le début; plus tard, les charbonniers. qui ne travaillaient que sur la plage, fournirent un assez bon nombre d'entrants, et enfin, quand l'épidémie fut bien établie, toutes les professions du bagne donnèrent leur contingent.

Cependant les étoupiers et les hommes détenus aux casemates ne fournirent aucun malade pendant tout le cours de l'épidémie : je dois assigner pour cause à cette immunité, la position spéciale de ces individus : les étoupiers travaillent toujours à couvert. dans un endroit aéré, il leur est donné quelques heures de repos par jour ; les condamnés des casemates, qui sont plus mal nourris et tenus plus sévèrement que les autres forçats, ne travaillent pas et ne sortent jamais; les hommes de ces deux catégories sont ainsi à l'abri des actions climatériques extérieures, et surtout de la pluie ; en outre ceux des casemates, vivant à part, séquestrés dans leurs cellules, se trouvaient dans des conditions d'isolement, qui, à elles seules, expliquent parfaitement leur immunité.

Les causes, qui agissent du dehors sur les individus. proviennent des conditions météorologiques des lieux visités par l'épidémie; leur influence. contestée par Van Swieten et Sydenham. n'est pas toujours active, il est vrai, mais ne doit pas être niée.

J'ai suffisamment fait connaître, dans le premier chapitre, quelle était la nourriture des forçats pour me dispenser d'y revenir ici ; seulement je dirai que plusieurs condamnés m'ont avoué qu'ils avaient éprouvé les premières manifestations de leur maladie, après l'ingestion d'une grande quantité d'eau froide.

Les causes que je viens d'exposer ont donné naissance au miasme infectieux qui a engendré le typhus ; le bagne n° 4, et les autres bagnes flottants où les conditions favorables à la manifestation de ces miasmes étaient réunies, ont fourni les premiers et les plus nombreux typhiques ; c'est dans ces localités que la maladie s'est déclarée par une véritable infection miasmatique ; l'infection virulente ne s'est montrée qu'à l'ambulance des chiourmes et à l'hôpital du bagne.

L'ambulance située sur le quai de l'Amiral, à l'extrémité ouest de la salle 2, est peu étendue ; elle n'a que trois fenêtres ouvertes au nord ; elle est garnie d'un tollard où peuvent coucher dix-neuf individus ; les objets de literie consistent en un strapontin et une couverture de laine ; c'était dans ce local resserré que se rassemblaient les malades pour attendre la visite du chirurgien-major, qui avait lieu deux fois par jour, à six heures du matin et à quatre heures du soir ; les malades les plus graves étaient dirigés sur-le-champ à l'hôpital ; ceux qui étaient moins fortement atteints recevaient dans cette infirmerie les premiers secours. Depuis le commencement de l'épidémie, cinq forçats y furent employés en qualité d'infirmiers ; sur ce nombre, trois furent pris du typhus, tous succombèrent ; ici l'influence du principe virulent a été évidente ; ces infirmiers contractèrent réellement, au sein de l'atmosphère viciée de l'ambulance où ils séjournaient constamment, la maladie grave qui a occasionné leur mort.

La salle de l'hôpital du bagne est placée dans de meilleures conditions hygiéniques.

Elle est située au premier étage, au-dessus de la caserne des agents de surveillance ; sa direction est du nord-est au sud-ouest ; sa longueur totale de 195^m,65 ; sa largeur de 9^m,15 ; sa hauteur de 4^m,12 ; la partie destinée aux malades n'a qu'une longueur de 162^m,40 ; le reste est occupé par les corps de garde, les cabinets des sœurs et des médecins, la cuisine, la lingerie, la chapelle, etc. Cette salle est divisée en trois nefs par des piliers régulièrement espacés, au nombre de quarante de chaque côté ; les nefs latérales, dont la largeur est de 2^m,90, sont occupées par les lits ; il en existe 94 du côté de l'est et 102 à l'ouest, total 196 ; elle a 39 ouvertures télarales de 0^m,85 de largeur environ et irrégulièrement distribuées ; il y en a 21 à l'est, et 18 à l'ouest ; en temps ordinaire les lits sont séparés par un intervalle de 0^m,80. Les latrines, construites en saillie sur la façade est, sont placées entre les n°s 30 et 31, par conséquent plus près de la partie sud ; à l'extrémité nord s'ouvre une très-grande fenêtre ayant 3 mètres de hauteur, sur 2^m,30 de largeur.

Cette salle est affectée aux deux services des blessés et des fiévreux ; les blessés occupent la partie nord, les fiévreux la partie sud. Lorsque le nombre des typhiques augmenta d'une manière notable, les blessés furent évacués dans une salle qui était destinée au logement des condamnés valides ; et toute la grande salle de

l'hôpital fut consacrée aux malades frappés par l'épidémie.

Les fenêtres de l'hôpital, quoique un peu trop
espacées dans certaines parties, sont très-bien placées
pour la ventilation, car elles sont percées dans la direction des vents qui soufflent le plus fréquemment à Toulon.
Pendant toute la durée de l'épidémie, ces fenêtres n'ont
jamais été fermées, quel que fût le temps ; et sans contredit, cette précaution, aidée par les moyens dont je
parlerai plus tard, a exercé une influence des plus heu-
reuses sur la santé des personnes attachées au service
hospitalier et sur l'état des malades eux-mêmes ; j'ai remarqué, plusieurs fois, que les typhiques couchés sur
les lits voisins des ouvertures présentaient, en général,
moins fréquemment que les autres des symptômes
graves et que la convalescence s'établissait plus rapidement ; aussi, j'ai souvent fait transporter dans ces lits,
quand le nombre des malades me le permettait, des
typhiques sérieusement atteints, et cette mesure a amené
parfois de bons résultats.

Sur un personnel de trente-trois individus. composé
de médecins, d'étudiants, de sœurs hospitalières, d'un
aumônier, d'infirmiers, quatre seulement ont contracté
le typhus ; deux sœurs, dont l'une a été légèrement
atteinte, et deux infirmiers dont un a succombé ; les
médecins destinés à faire la garde, qui, d'après les règlements locaux, dure une semaine, n'ont éprouvé rien
de particulier, si ce n'est un peu de courbature, de céphalalgie, de diarrhée et des furoncles simples ou
anthracoïdes aux mains. Moi-même, visitant tous les

malades, pratiquant la percussion, l'auscultation, la palpation, la mensuration des principaux organes, je n'ai jamais rien éprouvé, si ce n'est parfois une céphalalgie gravative, occasionnée principalement par la tension de l'esprit, la fatigue, et aussi et très-souvent par l'odeur nauséabonde qu'exhalait le plus grand nombre des malades ; cette céphalalgie se dissipait d'elle-même et très-promptement à l'air vif et frais de l'arsenal que j'avais à traverser pour rentrer en ville.

Ainsi l'influence virulente propre au typhus a exercé une action restreinte sur le personnel valide employé, à divers titres, dans l'hôpital ; elle a été aussi très-peu manifeste sur les forçats en traitement pour des maladies diverses, avant que la salle ne fût entièrement consacrée aux typhiques ; les blessés ont fourni 7 cas et les fiévreux un seul ; parmi les premiers, 4 étaient atteints de scorbut et 3 de plaies contuses ; les 4 scorbutiques ont succombé ; le malade des fiévreux était un homme âgé de 63 ans, en traitement pour un catarrhe pulmonaire chronique ; atteint le 5 mai, il mourait le 19 du même mois.

CHAPITRE IV

SYMPTOMATOLOGIE.

Le typhus du bagne, en 1855, a presque constamment été normal et régulier ; il a présenté la succession des périodes que j'ai reconnues à cette maladie dans la première partie de cet ouvrage. Pour apprécier convenablement les

symptômes particuliers, qui ont été observés dans son
cours, je vais les décrire en détail, en étudiant leurs
manifestations dans les divers appareils organiques.

ART. Ier. — APPAREIL CÉRÉBRO-SPINAL.

§ 1. Organes de la sensibilité.

a. Phénomènes morbides observés à la peau.

La peau a offert des phénomènes variés que je vais
examiner séparément ; j'étudierai d'abord les éruptions et
les colorations diverses qu'elle a présentées, et ensuite
les gangrènes, les altérations de la sensibilité, enfin l'o-
deur qu'elle exhalait.

Éruptions. — Les éruptions cutanées ont été principalement constituées par un exanthème particulier et par
les pétéchies.

Exanthème. — Cet exanthème s'est toujours présenté
sous forme de papules ; elles étaient constituées par des
élevures, plus ou moins saillantes, de forme irrégulière,
ayant un diamètre de 3 à 8 millimètres, le plus souvent
larges, séparées par des intervalles sains, mais quelquefois presque confluentes ; ces papules se sont montrées
généralement à la fin du premier septénaire, au 4e jour,
rarement au delà de ce temps ; une seule fois elles se
sont présentées le 17e jour (Tristani n° 5 289).

Cette éruption s'annonçait par une coloration rosée,
diffuse de la peau, surtout aux régions sous-claviculaires,
aux attaches des membres thoraciques, sur l'abdomen
et à la partie supérieure des cuisses ; bientôt cette coloration s'accentuait de distance en distance ; sur les points
colorés, la peau proéminait d'une manière sensible ; à

mesure que l'on s'éloignait du moment de leur apparition, les papules prenaient une teinte de plus en plus foncée, qui, dans quelques cas, est allée jusqu'à la couleur fournie par la garance; d'autres fois, elles ont présenté une coloration livide et même violacée, surtout dans les cas graves et aux approches de la mort; leur couleur ne s'effaçait pas sous la pression des doigts; dans un bon nombre de cas, cette éruption a offert, au premier abord, et de manière à s'y méprendre, l'aspect des taches rubéoliques.

Quand la maladie suivait une marche heureuse, les papules typhiques pâlissaient assez rapidement; aux points qu'elles occupaient, la peau prenait une teinte jaune, présentait ensuite un aspect luisant qui persistait pendant quinze à vingt jours; le plus communément, l'éruption se terminait par furfuration, très-rarement par de larges écailles (6 fois).

Dans quelques cas, ces papules, après avoir pâli et disparu même presque entièrement, reprenaient, au bout de quelques jours, une couleur rouge très-intense; ce retour de l'éruption a été noté environ 10 fois à la fin de juin et dans le courant de juillet; il a coïncidé avec une aggravation dans l'état des malades et avec l'élévation de la température; chez un d'eux l'éruption, qui avait pâli le 12ᵉ jour et qui avait été discrète, devint d'un rouge foncé et confluente le 18ᵉ; ce retour a coïncidé avec des selles diarrhéiques abondantes; celles-ci ayant diminué le 21ᵉ, les papules s'effacèrent peu à peu, et la desquamation commença à se montrer le 24ᵉ jour.

Les papules typhiques ont été observées sur toute la

surface du corps ; bornées au tronc et aux parties supérieures des membres dans les cas de moyenne intensité, je les ai vues, dans les cas graves, se présenter partout, à la face, au pavillon des oreilles, aux faces dorsales des doigts et des orteils, à la verge ; elles étaient surtout très-apparentes, dans les points comprimés, soit par le poids du corps, soit par la camisole de force, quand son emploi était rendu nécessaire par l'agitation des malades.

Les *nœvi materni*, que portaient quelques typhiques, suivaient, dans leur coloration, les phases de l'éruption et reprenaient leur aspect normal quand celle-ci pâlissait et s'écaillait.

En général, plus les papules étaient étendues et confluentes, plus le pronostic était grave.

Pendant l'évolution de cette éruption, les malades n'accusaient aucun prurit, aucune ardeur à la peau, si ce n'est seulement à l'époque de la desquamation ; chez un d'eux, le prurit a été assez marqué, pendant la convalescence. pour nécessiter des soins particuliers.

Pétéchies. — Les pétéchies, véritables hémorrhagies sous-épidermiques, se sont montrées constamment, mais un peu plus tard que les papules, le plus ordinairement pendant le 2ᵉ septénaire ; dans les cas graves, elles apparaissaient plus tôt ; elles se manifestaient par un petit point de couleur brique, qui s'agrandissait bientôt et atteignait assez rapidement un diamètre de 4 à 6 millimètres ; leur pourtour, ordinairement régulier, était quelquefois déchiré et comme festonné ; leur centre était toujours plus coloré que la circonférence ; elles disparaissaient plus tard que les papules, prenaient alors une couleur moins foncée, devenaient peu à peu jaunâtres et se terminaient par petites écailles ; dans les cas graves, elles présentaient parfois une couleur rouge plus foncée et le plus souvent violacée ; vers la fin de l'épidémie, en août, les pétéchies ont été, sur le même sujet, relativement plus nombreuses que les papules.

Sudamina. — Les sudamina ont été très-rarement observés et presque toujours à l'état d'isolement, aux régions sous-claviculaires, latérales du cou, à la partie inférieure de l'abdomen vers le pli des aines ; chez trois malades, l'éruption a été générale ; le liquide qu'ils contenaient présentait une réaction franchement acide ; les vésicules, au lieu d'être régulièrement arrondies et d'une parfaite transparence, avaient la forme de petites boules à pédicule rétréci, leur surface extérieure était irrégulière, granuleuse, comme chagrinée ; les sudamina ne se sont montrés qu'à la fin du 2e septénaire.

Eruptions diverses. — Dans le courant du mois d'avril principalement, des éruptions de diverses natures se sont présentées ; j'ai observé deux fois des vésicules d'herpès aux régions sous-maxillaire et cervicale antérieure ; une fois de l'*herpes zonae* ; une autre fois, en août, un *herpes preputialis*, cinq fois l'*herpes labialis* : dans un cas, un urticaire général ; dans deux autres, en août, des plaques ortiées aux parties supérieures des bras et de la poitrine ; dix fois des bulles transparentes, pleines de pus ou de sérosité sanguinolente : elles ont siégé sur diverses parties du corps, à l'articulation du poignet, au bord cubital des mains, aux régions sacrée,

lombaire, trochantériennes, sur la face antérieure de la
poitrine et de l'abdomen ; aux membres, on les remarquait surtout sur les faces d'extension, leur volume était
variable ; tantôt elles étaient grosses comme un pois,
tantôt et le plus souvent leur base avait le diamètre d'une
pièce de deux francs ; dans quelques cas, elles se vi-
daient, se flétrissaient sur place et ne laissaient qu'une
tache violacée un peu déprimée ; d'autres fois, elles for-
maient un ulcère peu profond et suppuraient pendant
plusieurs jours ; une fois j'ai remarqué, sur un genou
d'un malade âgé, deux bulles de rupia qui se terminèrent
par des croûtes épaisses, noirâtres, et des ulcérations
profondes ; deux fois j'ai noté des pustules d'ecthyma.

Ces diverses éruptions se sont toujours présentées
avec les papules typhiques et les pétéchies ; cependant,
sur un seul de mes malades, qui a été atteint d'un urticaire discret, l'éruption principale a entièrement fait
défaut ; ceci a été observé dans les derniers jours de
l'épidémie.

Colorations diverses de la peau. — Au début de la
maladie la face offrait une coloration érythémateuse
très-marquée chez les individus à constitution solide ;
cette coloration persistait pendant plusieurs jours, s'effaçait ensuite et plus tard était remplacée par une teinte
terreuse et plombée ; quand la mort était imminente, on
remarquait sur le front, le nez, les joues, des plaques
d'un blanc mat qui tranchaient sur la couleur livide et
ardoisée des parties voisines ; cette coloration était un
symptôme ordinaire de l'agonie.

Pendant le deuxième septénaire et dans les cas graves,

on a remarqué à la face principalement et à la partie supérieure de la poitrine une cyanose très-apparente; elle a été aussi observée aux parties supérieures des membres thoraciques; elle s'est manifestée quelquefois, presque au début de la maladie, dans le courant de juillet.

J'ai noté cinq fois une coloration ictérique générale, qui a été surtout très-manifeste chez deux malades; elle a été observée trois fois au début et a persisté, sans trop grande intensité, jusqu'à la guérison; deux fois elle s'est montrée pendant le troisième septénaire, et elle prit alors avec une grande promptitude un aspect safrané bien marqué.

Quelquefois mais rarement, j'ai vu, au milieu des papules et des pétéchies, des traînées linéaires d'un rouge vif, que les auteurs nomment vibices ou vergetures; elles ont siégé principalement sur le tronc et les membres supérieurs, leur apparition a coïncidé avec celle des pétéchies.

Gangrènes. — La mortification des parties comprimées, telles que les régions de l'omoplate, du sacrum, des trochanters, des fesses, des talons, a été observée très-rarement. Dans les premiers temps de l'épidémie, elle n'a été notée qu'une fois, mais elle est devenue plus fréquente en juin et en juillet; les régions sacrée et trochantériennes en étaient le plus souvent le siége; la peau prenait d'abord une couleur rosée qui se fonçait bientôt de plus en plus, devenait livide et grisâtre, et alors l'escarre était formée; son épaisseur était variable, le plus souvent elle était superficielle, et sa chute ne

laissait qu'une légère ulcération; plus rarement, tout
au plus une dizaine de fois, l'escarre comprenait toute
l'épaisseur du derme, le pannicule graisseux qui le
double, et laissait les os à nu quand elle se détachait; cet
état ne s'est montré qu'à une époque avancée de la maladie et dans quelques cas d'adynamie franche; la mort
en a été toujours la conséquence, il n'y a eu qu'une
exception en août. La gangrène des omoplates, des trochanters et des talons a été plus rare, mais aussi beaucoup moins grave.

Dans le cours de l'épidémie, j'ai observé dix-huit cas
de gangrène spontanée sur diverses parties du corps; une
fois au lobe du nez et aux ailes des narines; deux fois,
au coude, à la saillie olécranienne, une fois au pli du
bras autour de la piqûre d'une saignée; deux fois au scrotum, trois fois à presque toute l'étendue des membres
inférieurs; neuf fois aux pieds; dans ces derniers cas,
la mortification s'est annoncée, huit fois, par des escarres
plus ou moins étendues occupant le plus ordinairement
la face dorsale; une fois le pied tout entier a été spha-
célé; l'amputation tibio-tarsienne fut pratiquée par M. le
professeur J. Roux, le malade a parfaitement guéri.

Les gangrènes ont toujours été d'un pronostic fâcheux;
quand elles étaient étendues, la mort en a été la conséquence.

Je n'ai observé qu'une fois des plaque gangréneuses
sur la surface d'un vésicatoire appliqué à un des mollets.

D'autres modifications morbides, que l'on peut ranger
à côté de celles que la peau a présentées, ont été quelquefois remarquées, surtout vers la convalescence; ce

sont des furoncles simples ou anthracoïdes, des abcès plus ou moins volumineux; les furoncles ont été plus fréquemment notés.

Modifications de la sensibilité. — Dans quelques cas peu nombreux, la sensibilité de la peau a été singulièrement modifiée; elle a été exaltée ou entièrement abolie.

L'hyperesthésie cutanée a été tantôt partielle, tantôt et le plus souvent générale; dans ce dernier cas, on ne pouvait toucher les malades, imprimer même un mouvement aux couvertures du lit, sans réveiller de vives douleurs; quand elle était partielle, elle siégeait surtout aux membres, la face et le tronc conservant leur sensibilité normale.

L'anesthésie a été plus souvent observée que l'hyperesthésie; elle a été toujours générale, cependant il nous a semblé que chez le petit nombre de malades qui nous l'ont présentée, il existait un peu de sensibilité au bout du gland et au limbe du prépuce; toutes les autres parties du corps étaient insensibles aux excitations même les plus énergiques, telles que pincements prolongés, piqûres d'épingles; une fois la sensibilité, que rien ne pouvait réveiller, a été promptement mise en action par l'application du feu.

Ces modifications de la sensibilité qui, du reste, ont été rarement observées, ne se sont présentées que dans les cas graves; deux fois l'hyperesthésie a succédé à l'anesthésie, la succession contraire a été notée une fois.

Odeurs exhalées par la peau. — Pendant le deuxième septénaire ou au commencement du troisième, les malades répandaient autour d'eux une odeur repoussante

qui s'attachait aux doigts et causait une pesanteur, une
lourdeur de tête très-pénibles, quand on restait un certain temps auprès d'eux ; bien différente de l'odeur de
souris, qui n'a été observée que très-rarement chez quelques typhiques qui laissaient échapper leurs urines, pendant la période nerveuse, elle ne peut que très-difficile-
ment être comparée aux odeurs connues ; quelquefois
j'ai cru lui trouver de l'analogie avec l'odeur de la paille
pourrie, de la bête fauve, de celle exhalée par certains
reptiles, et principalement par les crotales, des feuilles
de rue froissées entre les doigts ; mais le plus souvent je
ne pouvais établir une comparaison, et dans ce cas je
la désignais par l'appellation d'*odeur typhique* ou *sui
generis*.

Ces émanations n'étaient pas constantes ; les influences
météorologiques avaient une grande puissance sur leur
force et leur manifestation ; quand le vent d'est soufflait,
quand la température était élevée, le ciel orageux, elles
étaient très-marquées et écœurantes ; pendant les jours
de vent d'ouest, qui est frais et sec, elles étaient moins
manifestes ou même nulles.

Bien souvent les cadavres exhalaient cette odeur particulière, même plusieurs heures après la mort.

b. Phénomènes morbides fournis par les organes des sens.

Organe de la vision. — L'injection de la conjonctive a
été observée, dans tous les cas, pendant le premier septénaire. Elle était caractérisée par une suffusion, de couleur d'abord rosée, puis d'un rouge foncé ; les vaisseaux
se dessinaient sous des formes variées ; quelquefois ils

s'irradiaient du pourtour du globe oculaire pour se terminer en s'effilant vers la cornée ; d'autres fois, ils se mê-
laient, s'enchevêtraient les uns avec les autres, laissaient
entre eux des espaces blancs, parfois réguliers ; l'injection
était surtout prononcée dans le sens transversal, dans les
parties que les paupières ne recouvrent pas habituellement : dans ces points, les vaisseaux, fortement engorgés,
constituaient de petites masses triangulaires et saillantes
qui simulaient à s'y méprendre cette sorte de végétation
membraneuse qui a reçu le nom de ptérygion. Chez
quelques malades, des ecchymoses sous-conjonctivales,
d'une couleur rouge-brique ont été notées ; une fois, j'ai
remarqué de petites suffusions sanguines entre les lames
de la cornée, sous forme de taches brunes circulaires
ayant de 1 à 2 millimètres de circonférence ; elles existaient sur les deux yeux ; elles étaient plus grandes et
plus nombreuses en dedans pour l'œil gauche, en dehors
pour l'œil droit ; une fois, en juillet, chez le nommé Bailly,
n° 6451, j'ai observé plusieurs petites plaques diphthéritiques sur la conjonctive aux deux angles.

La conjonctive palpébrale présentait ordinairement une
coloration d'un rouge vineux très-prononcé.

Les pupilles, de grandeur normale au début, étaient
contractées dans le cours de la maladie ; la dilatation
s'observait parfois à la convalescence ; chez un de nos malades, le nommé Loubi, n° 4757, une mydriase tenace a
persisté pendant longtemps.

Chez trois typhiques, la cornée transparente a offert
des ulcérations intéressant toute son épaisseur et siégeant
à sa circonférence. Leur surface était inégale et leur

fond comme pulpeux ; autour d'elles, la cornée était
flétrie et infiltrée de matières d'un blanc grisâtre, qui
en altéraient la transparence ; deux fois, ces ulcères ont
siégé sur un seul œil, il y a eu procidence de l'iris et
plus tard perte de l'organe ; une fois ils ont été observés
sur les deux yeux.

La photophobie a été notée sur les deux tiers des malades dans le premier septénaire.

Pendant les deux premières périodes, l'état catarrhal
du rebord des paupières a été presque toujours constant ;
celles-ci étaient tuméfiées ; les glandes de Meibomius sé-
crétaient un liquide épais, blanc jaunâtre, qui parfois
invisquait leurs bords ; une humeur chassieuse, tantôt
liquide, tantôt épaisse et comme purulente, s'accumulait
assez fréquemment dans l'angle interne ; deux fois on a
observé des orgelets.

Une ophthalmie générale avec perte de l'œil a été
notée une fois.

La sécrétion lacrymale a été sensiblement modifiée
dans plusieurs cas ; rarement exagérée, elle a été suppri-
mée plusieurs fois.

Les mouvements de clignement ont été souvent abolis
dans la période nerveuse ; les yeux avaient alors un aspect
terne, vitreux et semblaient faire une plus grande saillie
hors des orbites.

Organe de l'audition. — Dès les premiers jours, il y
avait souvent bourdonnements, tintements, bruits divers,
perçus par les malades ; plus tard, l'ouïe était diminuée
et même abolie ; cette diminution des facultés auditives,
qui peut être rapportée à l'action du sulfate de quinine

qué j'ai administré à presque tous les malades dès le début, a pourtant été observée chez ceux qui n'en avaient pas pris ; souvent la surdité ne s'est manifestée qu'au moment de la convalescence, mais ordinairement n'a pas persisté au delà de quelques jours.

Des otorrhées plus ou moins abondantes, coïncidant le plus communément avec des parotides suppurées, ont été quelquefois notées.

Une rougeur érysipélateuse des deux pavillons des oreilles a été observée une fois, pendant la convalescence, chez le nommé Jantet, n° 3727.

Organe de l'olfaction. — Pendant le premier septénaire, l'état catarrhal des fosses nasales s'est présenté fréquemment, la muqueuse était recouverte d'un mucus le plus souvent liquide, quelquefois presque puriforme ; cet état n'a pas eu une durée de plus de quatre à cinq jours.

La fonction olfactive a été rarement altérée, autant qu'on pouvait du reste s'en assurer ; un de nos malades se plaignait de sentir de mauvaises odeurs ; chez un autre, j'ai pu constater qu'il y avait perte complète de l'olfaction.

Je n'attache qu'une minime importance à la pulvérence des narines, qui a été observée chez un assez grand nombre de malades pendant l'état ataxique.

Les épistaxis ont été rares dans notre épidémie ; c'est à la fin de mai et au commencement de juin, alors que quelques cas de forme inflammatoire se sont présentés, que ces hémorrhagies ont été le plus fréquentes. Tantôt, et le plus souvent, elles étaient constituées par l'émission de quelques gouttelettes de sang, s'échappant lentement par les ouvertures nasales, à intervalles plus ou moins éloignés, tantôt mais rarement, par un véritable écoulement de sang, nécessitant par son abondance le tamponnement.

Les épistaxis ont eu lieu soit au début de la maladie, soit au commencement du 2ᵉ septénaire ; souvent elles ont coïncidé avec l'apparition de l'éruption ; une seule fois, l'épistaxis s'est manifestée au 15ᵉ jour.

Cette hémorrhagie, qui n'a été notée que sur quelques sujets, n'a modifié en aucune façon ni la marche de la maladie, ni l'intensité des symptômes.

Depuis le commencement de juin jusqu'à la fin d'août, c'est-à-dire dans les derniers mois de l'épidémie, elle n'a été observée que deux fois.

En faisant la récapitulation des feuilles de clinique, nous obtenons sur un total de 1038 typhiques :

<pre>
Épistaxis très-abondantes............. 10
Épistaxis légères..................... 72
                        TOTAL.......... 82
</pre>

Sur les 10 épistaxis très-abondantes, 3 ont eu lieu par les deux narines.

Organe du goût. — L'état de sécheresse de la langue et de la muqueuse buccale doit nous faire admettre que les saveurs étaient difficilement goûtées. Au début, plusieurs malades se plaignaient du mauvais goût de leurs tisanes, ou bien de ce qu'elles étaient trop sucrées ; les boissons acidules, les oranges, et même l'eau froide, étaient prises avec un certain plaisir ; en général les typhiques accusaient une saveur fade, mauvaise ; un seul d'entre eux a paru avoir le goût entièrement aboli.

§ 2. Troubles des fonctions cérébrales.

Céphalalgie. — La céphalalgie a été le symptôme le plus constant, elle s'est ordinairement montrée dès le début et a constitué la principale des manifestations prodromiques ; le plus souvent elle était générale , parfois frontale, sus-orbitaire, occipitale ; son intensité a toujours été très-grande , au point qu'elle arrachait des cris au malade, sa durée a été variable ; elle cessait quelquefois, dès les premiers jours de l'entrée à l'hôpital ; elle a été assez souvent heureusement influencée par les vomitifs, plusieurs malades me disaient, après avoir pris de l'ipéca, que je leur avais fait une tête neuve ; d'autres fois, elle persistait pendant plusieurs jours et ne cessait d'être perçue que quand survenait la somnolence ou le délire ; une fois, j'ai noté une céphalalgie intermittente.

Dans la forme inflammatoire observée à la fin de mai, la céphalalgie a été plus intense et de plus longue durée : il en a été de même à la fin de juin, quand la température s'est sensiblement élevée.

Stupeur, somnolence, coma. — La stupeur s'est toujours présentée pendant la période prodromique ; elle était alors caractérisée par l'état d'indifférence dans lequel se trouvait le malade par rapport à lui-même et aux objets qui l'entouraient ; plus tard elle était plus prononcée, les traits du visage s'immobilisaient, la physionomie perdait toute son expression, les yeux étaient fixes, le regard éteint ; la stupeur dégénérait bientôt en une véritable somnolence. alors le malade paraissait tout à fait étranger à tout ce qui l'entourait, il ne dormait pas

réellement, mais cependant ses fonctions cérébrales n'é-
taient qu'imparfaitement actives; quand on l'excitait,
qu'on l'appelait à haute voix par son nom, il tournait lentement ses yeux vers la personne qui l'interpellait; mais
il ne répondait pas ou ne répondait qu'incomplétement
aux questions qu'on lui adressait ; si on lui demandait de
montrer la langue, il ouvrait la bouche, la sortait avec
peine, la mouvait en tous sens, et s'il parvenait à la placer entre les lèvres, il s'assoupissait rapidement et oubliait
de la rentrer.

A une époque plus avancée survenait un état véritable-
ment comateux. Alors le réveil par les excitations extérieures était très-difficile ; le sommeil était profond, avec
perte presque complète des fonctions de sensibilité, de
motilité et d'intelligence; dans cet état les yeux étaient
quelquefois largement ouverts, ou bien fermés par les
paupières qu'on avait de la peine à soulever ; la bouche
était à demi ouverte, les lèvres agitées de mouvements
convulsifs.

Ces états variés ont été observés, à divers degrés, pendant le cours de la maladie; dans les cas heureux, ils
ont cessé du 2ᵉ au 3ᵉ septénaire ; dans les terminaisons
funestes, ils ont persisté jusqu'à la mort ; souvent le délire
les a compliqués.

Délire. — Ce phénomène a été généralement de très-
courte durée, si ce n'est dans les cas mortels; pour
l'ordinaire, quand il dépassait quatre jours, on pouvait
augurer une terminaison fâcheuse.

Ses formes ont varié; il a été tantôt bruyant, agité,
tantôt et le plus souvent tranquille : dans le premier cas

le malade parlait à haute voix, interpellait des spectateurs imaginaires, récitait de mémoire des fragments de drames, de comédies (Observ. n° VI) ; souvent ce délire se compliquait d'agitation, de violence ; les malades se levaient et couraient dans la salle ; chez plusieurs, j'ai noté des intentions de suicide ; un d'eux, qui s'était emparé du couteau d'un infirmier, voulait se couper la verge, il ne se fit qu'une incision peu profonde à la région hypogastrique : des accidents plus graves auraient été à déplorer, si les ouvertures de l'hôpital n'avaient pas été grillées, car plusieurs fois, j'ai vu des malades quitter brusquement leurs lits, courir aux fenêtres comme pour se précipiter, et secouer avec force les barres de fer qui les garnissaient. Une fois j'ai observé un délire intermittent (Observ. n° II).

Le délire était influencé d'une manière très-marquée par les perturbations atmosphériques, surtout par les temps d'orage ; alors les malades abandonnaient leurs lits, couraient dans la salle, gesticulaient, parlaient à haute voix, poussaient des cris tous ensemble. Ces manifestations avaient lieu au moment où l'orage éclatait, elles cessaient quand le temps devenait beau et serein ; alors ils tombaient dans un état d'affaissement et de prostration d'autant plus marqué que l'agitation avait été plus intense et de plus longue durée.

Dans le deuxième cas, le délire était pour ainsi dire passif ; il était caractérisé par des paroles sans suite, par des efforts pour sortir du lit, par une typhomanie plus marquée. Les malades revenus à eux après le délire n'avaient aucun souvenir de ce qu'ils avaient éprouvé.

L'époque de l'apparition du délire a été variable : c'est du huitième au quatorzième jour, pendant le deuxième septénaire qu'il s'est montré le plus souvent.

TABLEAU DE L'ÉPOQUE DE L'APPARITION DU DÉLIRE
SUR 828 MALADES.

Pendant le premier septénaire........ 321 fois.
Pendant le deuxième................. 475 —
Pendant le troisième................ 32 —

En avril, le délire s'est manifesté plus souvent du neuvième au treizième jour ; en mai, juin et juillet, du septième au neuvième ; en août, à peu près également vers le septième ou le treizième.

Sommeil. — Dès les premiers jours de la maladie, le sommeil cessait, il n'existait plus alors qu'une somnolence pénible et fatigante.

Dès le début, alors que les symptômes propres ne s'étaient pas manifestés, que l'intelligence était encore lucide, les malades, fatigués par une pénible insomnie, demandaient à dormir pour calmer les douleurs occasionnées par la courbature générale et la céphalalgie. Le retour du sommeil, qui avait lieu à la fin du deuxième septénaire ou dans le cours du troisième, était un des symptômes heureux.

§ 3. Troubles de la motilité.

La motilité a été gravement altérée dans notre typhus, elle a été diminuée, augmentée, ou pervertie.

A. *Diminution de la motilité.* — Elle a été observée dès les débuts. Le plus grand nombre de nos malades ne gagnaient que péniblement leur lit, leur démarche était vacillante comme dans l'ivresse; souvent il leur fallait l'aide d'un infirmier pour entrer dans la salle; plusieurs comptant trop sur leurs forces, sont tombés et se sont fait quelquefois de graves blessures. Cette adynamie du système musculaire a présenté d'assez nombreuses variétés : si chez beaucoup de malades tout mouvement était pour ainsi dire interdit, chez d'autres, au contraire, la motilité, bien qu'imparfaite, s'accomplissait sans trop grande difficulté; ils pouvaient descendre de leur lit pour satisfaire à leurs besoins, mais cette possibilité des mouvements était de courte durée.

Décubitus. — Dès les premiers jours, et dans le plus grand nombre des cas, les malades étaient couchés sur le dos, les bras placés le long de la poitrine; les avant-bras modérément fléchis, et les mains, quelquefois entre-lacées, reposaient sur la région hypogastrique. ils gardaient l'immobilité la plus complète; d'autres fois, le corps était ramassé sur lui-même, les membres fléchis, les bras pendants hors du lit dont la tête occupait un des bords; dans une période plus avancée, quand l'ataxie dominait, le malade était agité, tournait sur lui-même, changeait à chaque instant de position; quelques-uns, en petit nombre, préféraient le décubitus abdominal. Aux approches de la mort, le corps semblait n'obéir qu'aux lois de la pesanteur. la tête abandonnait l'oreiller, les pieds saillaient sous la couverture aux pieds du lit, les membres étaient dans un état d'affaissement et de ré-solution extrême.

B. *Augmentation de la contraction musculaire.* — Des spasmes, des contractions de muscles isolés ou de divers

groupes de muscles, ont été fréquemment observés,
pendant les périodes d'augment et d'état de l'épidémie.
Les contractions, toujours partielles, se manifestaient
de préférence sur les membres, et surtout sur les membres supérieurs; les bras étaient accolés au tronc et placés au-devant de la poitrine; le poignet était fléchi sur
l'avant-bras, les doigts portés avec plus ou moins de force
dans la paume de la main; les fléchisseurs, siége de cette
contracture, étaient durs, tendus, non douloureux au toucher; on ne parvenait qu'avec force à ramener le membre dans l'extension, et. malgré l'état de stupeur et de
grand affaissement dans lequel se trouvaient les malades,
les tractions étaient si douloureuses, qu'elles leur arra-
chaient des cris; la contracture ne cédait pas à ces tractions: dès qu'on abandonnait le membre à lui-même, il
reprenait promptement sa position première.

Ces contractures ont été remarquées. surtout pendant
la période ataxique; leur durée a été courte; quand elles
cessaient, les malades n'éprouvaient, dans les membres
qui en avaient été le siége, qu'un peu d'engourdissement
passager. En juillet et en août, ces contractures n'ont
plus été observées.

Dans quelques cas très-rares, nous avons noté des
contractions dans les muscles du cou; un véritable opisthotonos (3 fois); le trismus s'est présenté plus souvent;
un malade a éprouvé, dès les premiers jours de son
entrée à l'hôpital, des crampes légères dans les membres inférieurs et supérieurs, elles venaient par accès
irréguliers sous forme de fourmillements et déterminaient une excitation très-grande. La contraction fibril-

laire des muscles des membres a été parfois observée.

Quelquefois, mais rarement, les orbiculaires des paupières et des lèvres ont été le siége de contractions exagérées ; la portée du globe oculaire en haut et en dedans, résultat de la convulsion des muscles moteurs de l'œil, n'a été notée que comme phénomène de l'agonie.

Ces contractions se sont aussi présentées sur d'autres muscles, mais bien moins souvent : ainsi la difficulté de la déglutition observée dans quelques cas était bien certainement le résultat du spasme des muscles du pharynx, le hoquet, de la contraction insolite du diaphragme.

C. *Perversion de la motilité*. — Je rattacherai à cette forme d'altération des actes musculaires, ce que l'on désigne communément sous le nom de convulsions cloniques, par opposition aux phénomènes morbides qui précèdent et qui sont connus sous l'appellation de convulsions toniques.

La face et les membres ont été le siége le plus habituel de ces convulsions cloniques.

Pendant la période nerveuse j'ai souvent observé de petits mouvements convulsifs dans les divers muscles de la face ; les commissures labiales étaient tiraillées en dehors et en haut, les muscles zygomatiques se dessinaient en petites cordes sous la peau, les muscles des mâchoires étaient souvent agités de mouvements convulsifs ; ils étaient permanents, dans les cas très-graves ; d'autres fois, ils ne se manifestaient que lorsque le malade ouvrait la bouche, soit pour boire, soit pour montrer la langue ; cet organe était assez souvent le siége de mouvements désordonnés ; il se mouvait irrégulièrement dans la bouche et

n'en sortait qu'avec peine ; en avril je l'ai vu, chez deux
malades, s'agiter dans tous les sens, assez vite et sans
interruption, pendant plusieurs heures.

Un de mes malades (OBSERV. n° VII) a eu de véritables
convulsions choréiques. La carphologie a été assez fréquemment remarquée, dans les cas graves ; les malades
sortaient les deux bras de leurs couvertures et les prome-
naient dans différentes directions, tantôt au-dessus de
leur tête, tantôt au-devant d'eux ; ils exerçaient des mouvements de préhension, ils semblaient attirer vers eux un
objet dont ils cherchaient à s'emparer.

Les douleurs musculaires ont été fréquemment observées, au début de la maladie, surtout dans la région lombaire et aux membres inférieurs ; elles n'avaient pas une
longue durée et cessaient ordinairement à la fin du
1ᵉʳ septénaire ; dans une époque plus avancée, ces douleurs ont été beaucoup plus rares ; on a noté, deux fois,
des douleurs contusives dans les muscles des avant-bras ;
dans les membres inférieurs, les douleurs ont été plus
fréquentes pendant la convalescence, lors de la décroissance de l'épidémie et principalement en août.

ART. II. — APPAREIL DIGESTIF.

1° *Muqueuse buccale.* — Elle a présenté divers états
d'humidité et de sécheresse, en rapport avec la gravité
de la maladie ; la muqueuse, un peu plus colorée que
d'habitude dans le 1ᵉʳ septénaire, était alors humide ;
plus tard, et surtout vers le 7ᵉ ou le 9ᵉ jour, elle devenait sèche tout en conservant sa couleur naturelle.
Quelquefois, mais rarement, elle a été le siége d'une

exhalation sanguine localisée dans certains points, tantôt aux gencives, tantôt aux lèvres, aux commissures ; une fois, j'ai noté une véritable hémorrhagie buccale, le sang fourni a pu être évalué à environ 200 grammes.

En juin, juillet et août, j'ai observé, sur un très-grand nombre de malades, des exsudations diphthéritiques qui ont affecté deux formes principales : 1° la forme granuleuse ; 2° la forme en plaques. La première a été la plus fréquente ; elle était constituée par de petits grains, de la grosseur d'une semence de millet, blanc grisâtre, arrondis, saillants et faciles à écraser ; leur diamètre était plus développé sur les lèvres, les joues, qu'à la langue, où ils se montraient principalement sur la face supérieure. La seconde plus rare, était caractérisée par des plaques irrégulières, dentelées sur les bords, d'une couleur plus blanche que les granulations, siégeant de préférence sur les parties internes des lèvres, des joues, la voûte palatine, sur les amygdales, le pharynx : elles n'ont jamais gagné le larynx ; souvent cette forme succédait à la première.

Cette diphthérite s'est manifestée, le plus ordinairement, du 11e au 18e jour, et quelquefois pendant la convalescence ; sa durée a été peu prolongée, elle a cédé, dans tous les cas, avec la plus grande facilité.

La bouche était parfois remplie d'un mucus épais, visqueux, qui collait les lèvres et la langue, engluait les dents ; trois fois une véritable salivation a été notée.

Les liquides buccaux essayés au papier réactif ont donné des résultats divers : le plus ordinairement ils ont été acides, quelquefois alcalins et plus rarement neutres.

2° *Langue*. — La langue a présenté des caractères très-variés : au début de l'épidémie, elle était communément, et même dès les premiers jours, sèche, parcheminée et râpeuse ; plus tard, vers le milieu d'avril, des enduits blanchâtres, épais, furent observés ; ces enduits disparaissaient vers la fin du 1er septénaire.

Les formes que cet organe a affectées, ont été diverses ; étalé, large dans le 1er septénaire, dans le plus grand nombre des cas, il était lancéolé, roulé sur lui-même (langue de perroquet), ou à papilles hérissées (langue murale) dans le deuxième.

Sa couleur a varié du rose pâle au rouge-ponceau ; il s'est rarement couvert de fuliginosités, si ce n'est dans les cas où des hémorrhagies buccales avaient eu lieu, et j'ai dit qu'elles avaient été peu communes ; quelquefois la langue elle-même a été le siége de l'exsudation sanguine, le sang suintait par des fissures parallèles à son axe, fissures qui ont été longues à guérir.

Chez un malade en pleine convalescence, j'ai observé une glossite assez considérable pour nécessiter des scarifications.

Les mouvements de la langue ont été très-variés ; faciles dans les premiers moments et dans les cas de moyenne intensité, ils devenaient, dans les cas graves, irréguliers et désordonnés ; elle était alors tremblotante, vacillante, ses mouvements étaient indécis ; quelquefois, quand le malade la sortait de la bouche, elle restait entre les lèvres : chez quelques typhiques, la langue se mouvait, dans la bouche largement ouverte, avec une grande rapidité, et cela pendant des heures entières.

3° *Arrière-bouche et pharynx.* — Pendant le 1er septénaire, dans les cas graves, ces parties, aussi sèches que la langue, étaient, pour ainsi dire, immobilisées, la déglutition ne se faisait qu'avec peine ; souvent il a fallu faire conserver quelques gorgées de tisane dans la bouche pour faciliter le passage des médicaments.

Quelquefois la déglutition devenait impossible ; je n'ai jamais remarqué du gonflement des amygdales, ni des ulcérations sur les diverses parties de l'arrière-bouche.

4° *Troubles des fonctions digestives.* — *Anorexie.* — L'anorexie a été un phénomène constamment observé au début ; elle continuait pendant toute la durée de la maladie et ne disparaissait que lorsqu'elle tendait vers la guérison ; le retour de l'appétit était d'un heureux augure, et, dans l'immense majorité des cas, les aliments légers que l'on prescrivait alors étaient très-facilement supportés.

Soif. — La soif a toujours été vive et ardente ; dès le début, les malades demandaient des boissons acidules, des oranges ; quelques-uns ne pouvaient souffrir les tisanes sucrées ; d'autres se dégoûtaient promptement de celles qu'ils avaient désirées la veille ; la sensation de la soif cessait pendant la période nerveuse, alors que le malade n'avait plus conscience de ce qui se passait en lui.

Nausées et vomissements. — Les nausées ont été notées rarement, pendant la période prodromique ; les vomissements ont été encore plus rares au début ; en juin et en juillet je les ai observés, quelquefois, vers la fin du second septénaire ; ils ont cédé avec facilité aux moyens les plus simples.

Les matières rendues par le vomissement, soit spontané, soit provoqué, étaient verdâtres, poracées ou jaunâtres, mêlées à un liquide filant et blanchâtre ; quelquefois on y a observé des ascarides lombricoïdes.

État de l'abdomen. — L'abdomen a présenté sa forme normale dans l'immense majorité des cas ; rarement il a offert un peu de météorisme, de la sensibilité au creux épigastrique et dans la région hypogastrique ; il était communément souple et indolore aux pressions un peu fortes et continues : dans les premiers jours de la maladie, on percevait dans les deux fosses iliaques, et quelquefois dans la région ombilicale, un peu de gargouillement, chez les malades qui avaient pris dès le début un vomitif ou un purgatif ; au bout de vingt-quatre heures au plus tard, ce symptôme disparaissait. Le météorisme de tout l'abdomen n'a été noté que trois fois dans la forme adynamique.

Constipation. — La constipation a été le phénomène le plus constamment observé, souvent elle a été rebelle à des purgatifs énergiques, et il a fallu les réitérer pour amener des évacuations ; elle persistait souvent pendant deux et quelquefois huit jours et plus rarement jusqu'au 12° et 13° jour ; le nommé Monica, n° 1492, mort le 13 août, le 12° jour depuis l'invasion, n'avait pas eu de selles depuis les premiers moments de sa maladie, malgré l'administration de l'ipéca émétisé, de l'huile de ricin, du jalap, des lavements salins, et en dernier lieu, de l'huile de croton-tiglium.

Dans un tiers des cas, les selles ont été normales.

La diarrhée, qui a été rarement notée au début, a

souvent succédé à la constipation ; cependant, dans quelques cas, elle durait depuis plusieurs jours au moment de l'entrée du malade ; les selles étaient peu nombreuses, de 3 à 5 par jour ; elle a été un peu plus fréquente dans la période nerveuse, surtout quand l'adynamie prédominait ; les selles étaient parfois involontaires dans les cas graves ; elles étaient surtout nombreuses quand l'éruption se fonçait en couleur et devenait confluente.

Les matières rendues spontanément ou par purgation étaient jaunâtres, liquides le plus souvent, ou bien noirâtres, avec de petits grumeaux comme ovillés ; cinq fois du sang était mêlé aux fèces ; dans ces cinq cas, il y a eu deux véritables hémorrhagies, les selles étaient tout à fait sanguinolentes ; dans quelques cas graves, des ascarides lombricoïdes ont été rendus avec les matières.

Quand l'amélioration avait lieu, la diarrhée cessait, les selles se régularisaient le plus ordinairement ; quelquefois la constipation se présentait de nouveau pendant la convalescence et nécessitait l'emploi des purgatifs.

Sur nos 1058 malades, la constipation, les selles régulières, et la diarrhée au début, ont donné les chiffres suivants :

Constipation...............	640 fois ou	60,50 p. 100
Selles normales...........	303 —	28,64 —
Diarrhée.................	115 —	10,86 —
Total............	1058	

5° *Foie et rate.* — Le foie et la rate ont présenté rarement des altérations notables par la percussion : sur les 1058 condamnés atteints de typhus, 296 fois environ le foie a dépassé ses limites habituelles ; 105 fois la rate a été un peu hypertrophiée ; la percussion, la palpation assez fortes ne donnaient lieu à aucune douleur.

ART. III. — APPAREIL RESPIRATOIRE.

Cet appareil a présenté, pendant les prodromes, des manifestations morbides se développant simultanément avec celles que les organes oculaire et olfactif avaient déjà offertes.

1° *Toux.* — Une toux sèche, de l'oppression le plus souvent, des douleurs sternales parfois et rarement des points pleurodyniques, ont été notés chez le plus grand nombre des malades ; quand la toux était humide, l'expectoration était rare, difficile, peu abondante, les crachats étaient constitués par du mucus épais, visqueux, filant, blanchâtre ; cet état catarrhal cessait au bout de peu de jours et n'a jamais dépassé le premier septénaire ; cependant parfois l'oppression et les douleurs sternales étaient encore ressenties à une époque plus avancée et cessaient au moment de l'apparition du délire.

Chez environ 150 malades, les phénomènes bronchiques se sont présentés de nouveau, dès que la convalescence s'est dessinée ; alors la toux était le plus ordinairement facile et l'expectoration plus abondante ; les crachats étaient plus liquides, constitués par un mucus clair et filant : cette *bronchite de retour* a nécessité quelquefois des moyens de traitement appropriés, car elle causait souvent de l'insomnie.

2° *Voix.* — La voix a offert des altérations variées :

tantôt, mais rarement, elle a conservé son timbre à peu près normal, tantôt elle était faible et émise avec difficulté, et cela avait lieu quand la langue et la muqueuse buccale étaient sèches et rapeuses. Mais cependant, alors même que se présentait cet état de sécheresse, pendant le délire, nous avons vu quelquefois la voix avoir son timbre naturel, et la parole être sonore et bien accentuée (Observ. n° VI.)

3° *Symptômes fournis par la percussion et l'auscultation.* — La sonorité a toujours été parfaite, dans tous les temps de la maladie : une seule fois, il y a eu de la matité à la base du poumon droit, résultat d'une complication qui a été constatée à l'autopsie.

Dès les premiers moments, l'auscultation a révélé, le plus ordinairement, aux régions sous-claviculaires, des râles muqueux à grosses ou à petites bulles ; ces râles disparaissaient, à la fin du premier septénaire ; une seule fois, il a été perçu, au commencement de la période nerveuse, un râle sonore que je ne peux pas mieux comparer qu'au bruit que l'on obtient de l'instrument nommé *mirliton* ; jamais je n'ai entendu les râles sibilants ou ronflants qui existent si fréquemment dans la fièvre typhoïde, et qui, d'après M. Louis, seraient un des meilleurs caractères diagnostiques de cette maladie ; chez deux sujets, j'ai constaté un peu de rudesse dans l'expansion respiratoire, au moment de l'inspiration, l'un au 3°, l'autre au 9° jour ; un seul a présenté ce phénomène au moment de l'expiration au 12° jour.

4° *État de la respiration.* — Normale le plus souvent dans les premiers jours, la respiration ne s'accélérait ordinairement qu'à la fin du premier septénaire, et pendant la période nerveuse, quand la maladie prenait une certaine gravité.

Dans cette période, pendant l'état ataxique, le nombre des respirations a varié; on a noté, comme chiffre le plus élevé 54, et le plus bas 28, moyenne 41; dans l'état adynamique, les respirations ont été entre 34 et 10, moyenne 22 : pendant la convalescence, le nombre des respirations a été pour l'ordinaire de 34 par minute ; je n'ai pas remarqué que la fréquence des mouvements respiratoires fût en rapport avec celle du pouls.

Dans les cas excessivement graves, quand il y avait imminence de mort, la respiration devenait purement diaphragmatique et abdominale; les muscles de la poitrine étaient dans un état complet d'immobilité ; ceux qui entourent l'orifice buccal, et ceux de la région sus-hyoïdienne, se contractaient violemment; il y avait une véritable asphyxie, suite du défaut d'innervation dans les principaux muscles respirateurs ; dans ces cas, la poitrine était parfaitement sonore, et l'auscultation ne révélait que des râles muqueux ou bronchiques de moyenne intensité.

Les bouffées d'air expiré avaient, au début, une odeur fade, aigre, se rapprochant un peu de celle du levain; quelquefois cette odeur était métallique, cuivreuse; elle persistait assez longtemps; chez quelques malades, dont les gencives et la denture étaient en mauvais état par suite d'une affection scorbutique antérieure, l'air expiré a presque constamment donné l'odeur *sui gene-ris* observée à la peau.

Une fois j'ai constaté un gonflement assez marqué de la glande thyroïde, portant principalement sur le lobe gauche; il y avait en même temps de la dyspnée et une grande difficulté dans la respiration; le malade a succombé peu de jours après. (Charmani, n° 40.8.)

ART. IV. — APPAREIL CIRCULATOIRE.

1° *Frissons.* — Dans les premiers jours de la période prodromique on a noté, dans presque tous les cas, un frisson initial qui durait ordinairement peu de temps et qui coïncidait, le plus souvent, avec l'apparition de la céphalalgie; quelquefois, dans le cours de la maladie, des frissons intercurrents ont été observés; mais ils n'avaient aucune signification pathologique, car toutes les recherches faites avec soin pour découvrir, dans ces circonstances, des phénomènes de rémittence, ont été sans succès jusqu'au 8 mai; c'est dès cette époque qu'on a constaté plusieurs cas de rémittence réelle, à la suite de frissons plus ou moins prolongés; ils ont été relativement rares.

2° *Température de la peau.* — Dans les premiers temps de l'épidémie, la chaleur de la peau était médiocrement élevée, souvent même elle a semblé, au toucher, être au-dessous de la moyenne; mais, pendant la période d'augment, la chaleur s'est très-sensiblement élevée, la peau était alors âcre, brûlante quelquefois; tout en conservant une température élevée, elle était souple et comme veloutée, surtout chez les malades qui avaient pris du sulfate de quinine et du musc.

Cette augmentation de la température de la peau a été

surtout très-marquée en juin et en juillet; elle a coïncidé avec les premières chaleurs de l'été; chez deux malades, les deux parties latérales du corps ont offert au toucher une température bien différente que le thermomètre n'a pas révélée.

L'exploration de la température a été faite souvent avec le thermomètre; cet instrument a été successivement placé sous la langue, sous l'aisselle, au creux épigastrique, au pli du coude, dans la paume de la main; toutes les observations ont eu lieu, en même temps, sur des hommes sains. Voici les moyennes de quelques-unes de ces températures prises sur environ 150 malades.

	Malades.	Hommes sains.
Sous la langue.............	36°,46	36°,25
Au creux de l'aisselle......	38°,20	34°,00
A l'épigastre..............	37°,40	36°,45
Au pli du coude...........	35°,90	33°,50
Dans la paume de la main.	31°,65	30°,00

Je dois du reste me hâter de le dire, ces moyennes ne peuvent fournir que des données imparfaites, car la température des malades était influencée par de nombreuses causes, dérivant de l'âge, de la force des sujets, de la période de la maladie et des modifications atmosphériques; en général, la température était plus élevée chez les individus jeunes et vigoureux; pendant la forme inflammatoire observée à la fin de mai, la chaleur de la peau était plus marquée; dans les autres formes et dans les diverses périodes, elle a présenté des variations très-nombreuses, non-seulement sur des sujets placés dans des conditions à peu près semblables, mais encore sur le même individu, à des intervalles peu considérables : en général elle a été plus élevée pendant l'ataxie que pendant l'adynamie.

Les conditions atmosphériques ont dû, à leur tour, exercer une influence directe ; en juin et en juillet, alors que dans la salle même le thermomètre marquait de 20 à 24° centigrades, malgré une aération constante et sévèrement maintenue, la température de la peau s'était sensiblement élevée ; pendant les temps calmes et les jours de vent d'est, la chaleur cutanée était sensiblement augmentée, tandis qu'avec les vents d'ouest et de nord-ouest, la peau était communément fraîche et sa température presque normale.

3° *Sueurs.* — Pendant les premiers jours de la maladie, la peau était le plus ordinairement sèche ; elle ne s'humectait qu'après l'administration d'un vomitif et des premières doses de sulfate de quinine.

Pendant le 2ᵉ septénaire j'ai noté, parfois, des sueurs assez abondantes pour mouiller rapidement les linges des malades ; elles indiquaient, dans quelques cas, un état rémittent.

Une sueur modérée, générale, n'humectant que très-légèrement les doigts, se manifestant dans le cours du 2ᵉ septénaire, annonçait une terminaison heureuse.

Des sueurs visqueuses, gluantes, mouillant la main du médecin, d'une température peu élevée et même froide, constituaient un mauvais signe, et très-souvent faisaient craindre une mort prochaine ; généralement abondantes et continues, elles macéraient parfois la peau, au point que des plis, des rides apparaissaient aux doigts et aux orteils, comme cela a lieu quand ces parties ont été tenues plongées longtemps dans l'eau.

Quand la sueur était abondante, l'odeur qu'elle exhalait était quelquefois presque nulle, surtout dans les cas de crise heureuse; mais ordinairement elle était acide, comparable à celle que donne le vieux levain, et souvent elle présentait les caractères de l'odeur *sui generis* exhalée par la peau.

À la mi-juillet, sur deux malades, j'ai remarqué sur toute la face et principalement à la base du front, sur les paupières, le nez, des efflorescences blanches, présentant à l'œil nu l'apparence de cristaux transparents et aciculaires; ces cristaux provenaient évidemment de l'évaporation de sueurs copieuses.

Ces efflorescences, assez abondantes pour pouvoir être recueillies, ont été analysées par M. Baudet, pharmacien de 1re classe de la marine, attaché au service des fiévreux de l'hôpital du bagne; voici les résultats obtenus :

Ces cristaux rougissent le papier bleu de tournesol humide, tachent le papier non collé, à la manière des corps gras; une partie est soluble dans l'eau distillée; une autre partie formée par une substance blanche, grasse au toucher, se dissout promptement dans l'éther; la partie soluble dans l'eau distillée, traitée par une solution d'azotate argentique, a donné un précipité blanc, caillebotté, qu'une goutte d'ammoniaque a dissous sur-le-champ; d'où il résulte que ces efflorescences étaient composées d'un acide libre, de matières grasses et d'une forte proportion de chlorures.

Ces produits avaient été fournis par deux condamnés âgés, arrivés l'un au 13ᵉ, l'autre au 14ᵉ jour de la maladie; tous les deux ont succombé le jour où ces matières ont été recueillies.

4° *Pouls.* — Dans un grand nombre de cas, le pouls était fréquent dès le début, de 90 à 100 pulsations et même au delà chez les sujets forts et vigoureux, mais cet état ne se maintenait pas : le plus souvent, le pouls baissait dès les premiers jours de l'entrée à l'hôpital; cet abaissement était parfois la conséquence de l'action hyposthénisante exercée par le sulfate de quinine, que j'ai administré chez presque tous les malades.

Dans quelques cas, le pouls a été relativement assez bas; je l'ai vu, pendant plusieurs jours, à 28 chez un malade; les chiffres les plus inférieurs après celui-ci sont 44, 48, 52, 57, 66; le chiffre le plus élevé a été de 140; il a présenté, du reste, de très-nombreuses variations, jour par jour, chez un bon nombre de sujets.

Régulier dans les cas heureux, le pouls a été irrégulier, intermittent ou très-inégal dans les cas graves, et surtout dans la forme ataxique; pendant la période de rémission et quand la convalescence s'annonçait, le pouls baissait sensiblement, et souvent j'ai remarqué que les battements, normaux du reste, étaient au-dessous du nombre ordinairement observé.

A la fin de mai, alors que quelques cas de forme inflammatoire ont été notés, le pouls a été fort, dur, développé, battant de 90 à 120 pulsations; mais en dehors de cette circonstance, il était mou, dépressible, quelquefois faible, surtout dans l'adynamie franche; dans la période ataxique, le pouls petit, resserré et concentré, était souvent précipité, rapide, difficile à compter.

5° *Examen du sang.* — J'ai déjà dit qu'à la fin du mois de mai j'avais observé quelques formes inflammatoires qui ont indiqué l'emploi des émissions sanguines générales dès le début, j'ai pu alors constater les caractères que le sang présentait.

Le sang tiré des veines du bras par une ouverture ordinaire, pour que le jet fût continu et reçu dans un vase en porcelaine à fond plat, se coagulait rapidement; le caillot occupait toute la largeur du vase, il était surnagé par une très-petite quantité de sérum, même après 12 heures de repos; la consistance du caillot était très-faible, il se laissait facilement traverser par les corps les plus légers présentés perpendiculairement à sa surface; il était très-mou, parfois d'une diffluence très-grande; jamais on n'a observé de couenne inflammatoire; la surface supérieure du caillot était vermeille dans l'épaisseur de 3 à 4 millimètres; au-dessous, sa coloration était noirâtre; le sérum était clair; on n'a constaté aucune odeur particulière.

J'avais le projet de donner ici l'analyse chimique du sang, mais des circonstances indépendantes de ma volonté m'ont empêché de l'exécuter. Plus heureux lors de l'épidémie de 1856, j'ai pu obtenir l'analyse du sang de sept individus. On en trouvera plus bas les détails.

ART. V. — APPAREIL GÉNITO-URINAIRE.

1°*Analyse des urines.* — Dans les premiers temps de la maladie, la sécrétion urinaire a été presque toujours abondante ; mais dans la période nerveuse, on a noté quelquefois de la rétention d'urine, plus rarement émission de ce liquide par regorgement ; dans ces cas, le cathétérisme a été souvent pratiqué et plusieurs fois, dans la même journée : la sécrétion urinaire très-abondante, dans la 1re période, diminuait ordinairement pendant le passage du 1er au 2e septénaire.

Sur un assez bon nombre de malades, les urines ont été examinées et analysées avec soin par M. Baudet ; voici les résultats obtenus :

a. *Urine de la période d'irritation.* — La couleur des urines est plus foncée que dans l'état normal ; elle varie entre le jaune clair et le jaune rougeâtre ; leur transparence parfaite, au sortir de la vessie, ne tarde pas, sous l'influence du repos, à se troubler par la formation d'un précipité plus ou moins abondant, constitué par un nuage blanchâtre et léger, nageant au sein des liqueurs : ce précipité est principalement composé de mucus ; elles n'ont pas d'odeur particulière : au moment de leur émission, leur réaction a été constamment acide : leur densité moyenne est de 1024,30.

L'analyse chimique donne pour 1000 grammes d'urine (1) :

(1) D'après Becquerel, les urines, à l'état physiologique, ont la composition suivante :

Eau.	965,815
Matières solides.	34,185
Urée.	13,848
Acide urique.	0,391
Sels fixes.	7,666

Plus, matières organiques variables, qu'on ne peut doser séparément ; leur densité moyenne est de 1018.

    Eau.............................   959,0314
    Matières solides.................   25,80
    Urée............................   10,111
    Acide urique....................   0,5546
    Sels fixes.......................   4,50

Ainsi dans cette période, les urines présentaient une diminution sensible des matières solides, de l'urée et des sels fixes, une augmentation de l'acide urique; de plus la matière colorante et le mucus étaient très-abondants; pas de traces d'albumine.

b. *Urines de la période nerveuse.* — Leur abondance est moins grande; elles sont fortement colorées, épaisses, leur odeur est forte et souvent nauséabonde; leur réaction est acide. Le repos y a fait naître constamment un précipité ténu, plus dense que dans la période précédente et présentant une quantité de mucus plus considérable.

Leur densité moyenne est de 1016,1972.

L'analyse a donné sur 1000 grammes :

    Eau.............................   965,1133
    Matières solides.................   21,83
    Urée............................   8,8557
    Acide urique....................   0,729
    Sels fixes.......................   3,472

Dans cette 2ᵉ série, on a noté une diminution plus considérable des matières solides, de l'urée et des sels fixes, et l'augmentation de l'acide urique; la matière colorante y était plus abondante, ainsi que le mucus; on y a observé de faibles quantités d'albumine.

c. *Urines de la période de rémission.* — Les urines de cette 3ᵉ série n'ont aucune ressemblance avec celles des deux séries précédentes; elles s'en distinguent d'une manière constante par l'ensemble de leurs propriétés physiques et chimiques.

A mesure que les symptômes de rémission se déclarent et se prononcent mieux, que la convalescence tend à s'établir définitivement, les urines deviennent de plus en plus abondantes ; elles sont limpides, transparentes, d'une couleur jaune-paille très-faible, à peu près incolores, sensiblement acides.

Sous l'influence d'un repos prolongé, on a remarqué quelques flocons légers, de nature muqueuse, mais pas constamment.

La densité moyenne de ces urines a été de 1016,77.

L'analyse a donné sur 1000 grammes :

Eau	977,2539
Matières solides	16,1650
Urée	1,7515
Acide urique	0,4846
Sels fixes	1,6650

Dans cette troisième série, la diminution des parties composantes de l'urine est encore plus manifeste que dans les séries précédentes ; mais bientôt sous l'influence de l'alimentation tonique et réparatrice, que les malades supportaient très-bien pendant la convalescence, les urines reprenaient promptement leur composition physiologique.

2° Les organes génito-urinaires n'ont présenté que très-rarement des manifestations morbides : deux fois, pendant la période d'irritation, on a noté une sensation de cuisson, de brûlure dans le canal de l'urètre ; une fois la muqueuse du prépuce a été le siège d'une exhalation sanguine assez abondante ; pendant la période nerveuse, j'ai vu un malade se livrer à la masturbation d'une manière continue ; pendant la convalescence, j'ai observé, une fois, un gonflement assez notable d'un des testicules.

CHAPITRE V

COMPLICATIONS.

En décrivant les symptômes que la peau a présentés pendant cette épidémie, j'ai parlé des gangrènes spontanées et par compression qui avaient été observées ; je vais actuellement dire quelques mots de certaines complications qui ont été notées principalement à l'époque de la convalescence.

A. *Érysipèle.* — Cette complication ne s'est montrée que sur quatre malades, au 5e, au 16e et deux fois au 19e jour ; pour ces deux derniers cas, la convalescence était bien établie et n'a été que médiocrement entravée ; l'érysipèle du 5e jour a rendu plus prompte l'apparition du délire et des autres phénomènes nerveux et augmenté leur intensité ; le malade a guéri.

Ces érysipèles ont tous siégé à la face ; ils ont commencé par le front ou le nez et se sont étendus de là sur les joues et les oreilles.

B. *Parotides.* — L'engorgement des parotides et du tissu cellulaire qui les environne a été observé rarement ; d'après les feuilles de clinique, je puis établir le relevé suivant :

La suppuration étendue des parotides et du tissu cellulaire environnant a souvent été d'un fâcheux augure; sur les 24 malades qui ont présenté cet accident, 15 ont succombé.

Quelques auteurs ont considéré ces engorgements comme constituant des phénomènes critiques heureux; d'autres les rangent au nombre des signes fâcheux; pendant l'épidémie de 1855, les cas de mort et de guérison à la suite de cette complication se sont compensés, aussi je ne puis rien conclure actuellement sur leur appréciation pronostique.

C. *Abcès.* — Ils ont été rares; ceux qui ont été observés se sont présentés sur diverses parties du corps, aux jambes, aux cuisses surtout, une fois à la région mammaire; les anthrax, les furoncles simples et anthracoïdes ont été assez fréquemment notés pendant la convalescence; les abcès étaient peu nombreux sur le même sujet, de un à trois environ; les furoncles ont été plus fréquents; ils étaient en général de très-petit volume et très-douloureux; leur cicatrisation a été tardive.

D. *Otites et otorrhées.* — Cette complication s'est montrée dans tous les cas de parotides largement suppurées; quand elle s'est présentée isolée, elle s'est manifestée, au plus tôt à la fin du 2ᵉ septénaire, mais le plus

souvent pendant la convalescence ; dans ce dernier cas la
guérison a été promptement obtenue.

E. *Paralysies.* — Pendant la période de rémission, j'ai
noté, chez deux malades, une hémiplégie gauche qui a
cédé, avec assez de promptitude, à de petites doses d'extrait alcoolique de noix vomique.

CHAPITRE VI

MARCHE. — DURÉE. — TERMINAISONS.

Dans le septième chapitre de la première partie de cet
ouvrage, j'ai établi la succession des diverses périodes
que le typhus était susceptible de présenter ; elles ont, en
général, une durée et des limites fixes, dont je vais pré-
ciser le temps en ce qui concerne l'épidémie de 1855.

La période d'invasion ou des prodromes, phase inter-
médiaire entre la santé et la maladie, qui se prolonge
jusqu'au moment où les symptômes, prenant des caractères plus accentués, rendent la maladie incontestable, a
eu une durée variable. le plus ordinairement, elle a été
d'un à quatre jours.

Le passage de la période prodromique à la période
d'irritation a été parfois difficile à saisir ; l'aggravation
des premiers symptômes, et surtout l'altération très-
marquée que présentaient les fonctions nerveuses, indiquaient seuls un progrès réel dans la maladie, une phase
nouvelle dans laquelle elle entrait ; c'est alors que surve-

naient les principaux phénomènes morbides qui servaient à la caractéris r, et que l'éruption apparaissait avec plus ou moins de développement.

Les deux premières périodes se manifestaient pendant le 1er septénaire, rarement, mais quelquefois au delà.

La période nerveuse succédait à la période d'irritation ; les phénomènes nerveux déjà très-appréciables, dans les premiers moments de la maladie, s'accentuaient d'une manière plus marquée ; l'éruption se colorait fortement et devenait plus apparente ; les symptômes ataxo-adynamiques prenaient plus d'intensité, le délire et les autres perturbations nerveuses apparaissaient.

Ces divers symptômes avaient une durée d'un à deux septénaires, c'est-à-dire qu'ils cessaient du 12e au 14e jour, quelquefois du 19e au 21e.

La période de rémission, dans les cas bien caractérisés, ne s'est pas manifestée, avant la fin du deuxième septénaire ; sa durée a été courte, la convalescence s'établissant presque immédiatement, après la cessation des symptômes graves.

Le typhus s'est terminé par la mort et la guérison ; la terminaison par la guérison a eu lieu 698 fois sur 1058 malades ; sur ces 698 cas, 280 sont entrés en convalescence du 10e au 15e jour ; 341 du 18e au 22e ; 3 du 30e au 32e ; les 74 qui restent ont eu leur convalescence entravée par diverses complications.

Ainsi que je l'ai dit précédemment, la convalescence a été le plus ordinairement franche et rapide ; les aliments étaient promptement supportés sans inconvénients ; cette rapidité de la convalescence a été un des caractères les

plus saillants de notre épidémie ; les personnes qui suivaient mes visites étaient fort étonnées de voir se lever
et même marcher des malades qu'ils avaient vus, quelques jours auparavant, alités et délirants. Il en est peu
qui aient présenté de l'œdème aux membres inférieurs ;
des douleurs persistantes dans les articulations, de l'insomnie, phénomènes qui, du reste, n'avaient pas une
longue durée ; ils ont été, plus souvent, observés à la fin
de l'épidémie, et surtout en août.

La terminaison par la mort a eu lieu 360 fois sur
1058 condamnés atteints. Je n'ai jamais remarqué ces
morts extrêmement rapides qui ont fait admettre par
quelques auteurs une espèce à part, sous le nom de
typhus siderans ; c'est à la fin du deuxième septénaire
que la mort a eu lieu le plus fréquemment, rarement à
la fin du troisième, ainsi qu'on peut s'en convaincre
par le tableau suivant établi sur un nombre de 328 décès.

Commencement du deuxième septénaire....... 44
Fin du deuxième septénaire.................. 226
Fin du troisième septénaire................. 58
                                          ———
     TOTAL..................... 328

Les autres décès ont eu lieu à une époque plus tardive,
par suite de complications diverses, telles que parotides
suppurées, gangrène spontanée, plaies de position,
etc.

La mort a constamment eu lieu par le système nerveux, comme il est facile de le voir dans les phénomènes
ci-après, qui ont caractérisé l'agonie :

Décubitus dorsal ; le corps glisse aux pieds du lit ; la

tête abandonne l'oreiller; résolution musculaire générale; quelquefois, légères contractures des membres; soubresauts des tendons; contractions des muscles de la face, surtout aux lèvres et au menton; anesthésie, ou quelquefois hyperesthésie de tout ou partie du système cutané; yeux clos ou à demi clos, immobiles; le globe oculaire est porté en haut et en dedans sous la paupière supérieure; immobilité fréquente de la cage thoracique, respiration abdominale, anxieuse, précipitée; l'inspiration est laborieuse, l'expiration rapide; absence du bruit vésiculaire à la moitié inférieure des poumons; souffle bronchique, râpeux aux parties supérieures, mêlé à des râles muqueux plus ou moins marqués; sueurs froides, visqueuses, macérant les extrémités qui sont blanches et plissées; cyanose de la face, du cou et de la poitrine; parfois, décoloration rapide du visage, qui présente çà et là des plaques d'un blanc mat, se dessinant parfaitement sur le fond livide et plombé de la peau; coloration brune, violacée et livide de l'éruption; odeur typhique plus prononcée et plus fétide; abdomen souple, météorisé dans un petit nombre de cas; température basse de la peau; pouls petit et rapide ou insensible; le malade s'affaisse de plus en plus et meurt dans un profond coma.

Ces diverses manifestations ultimes du typhus ne peuvent pas toutes s'expliquer par les altérations que les organes encéphaliques ont présentées; elles ont été réellement déterminées par une véritable perturbation du principe d'innervation, qui, d'abord peu profonde, au début du mal, augmente, à mesure que la maladie fait

des progrès et aboutit ainsi graduellement à l'anéantis-
sement complet des forces vitales.

CHAPITRE VII

FORMES DU TYPHUS.

Quand j'ai exposé la série des phénomènes morbides
que le typhus a offerts, pendant notre épidémie, j'ai dit
quelques mots des formes diverses qu'il avait présentées,
et qui ont été principalement constituées par la prédominance d'un ou de plusieurs symptômes ; ces formes ont
été peu variées ; elles peuvent être comprises dans cinq
divisions principales :

1° Forme ataxique ;

2° Forme adynamique ;

3° Forme mixte ou ataxo- adynamique ;

4° Forme inflammatoire ;

5° Forme rémittente ;

A. La forme ataxique est caractérisée par l'intensité
du délire, l'agitation extrême des malades, les soubresauts des tendons, la carphologie, les convulsions musculaires partielles, les contractures des membres, l'éruption typhique et pétéchiale très-manifeste et fortement
colorée ; elle n'a été observée que rarement, et surtout
sur des sujets jeunes, robustes, non encore débilités par
la vie des prisons et le régime du bagne.

Cette forme a presque toujours été très-grave ; elle
s'est montrée plus fréquente, pendant la période d'augment de l'épidémie.

B. La forme adynamique pure n'a été notée que sur des forçats déjà avancés en âge, qui avaient fait un long séjour au bagne ou qui étaient ou avaient été atteints de scorbut. Elle était caractérisée par les symptômes suivants : stupeur profonde, facies hébété, somnolence, délire léger, mouvements convulsifs des lèvres, prostration extrême, décubitus dorsal; langue sèche ou recouverte d'un enduit blanc jaunâtre, visqueux, engluant les dents et les lèvres; abdomen souple, légèrement météorisé; selles et urines involontaires; éruption d'un rouge violet; peau chaude, pouls petit, rapide ou bien très-lent; râles muqueux plus ou moins prononcés sous les clavicules, respiration lente, surtout abdominale.

Cette forme a été grave, mais moins que la précédente; les médicaments agissant ici avec une plus grande efficacité.

C. La forme mixte ou ataxo-adynamique a été la plus fréquente; les symptômes des deux premières se succédaient et se présentaient à peu près avec la même intensité; mais l'ataxie précédait le plus souvent l'adynamie; bien que, dès le début, parussent quelques symptômes propres à cette dernière, ils n'étaient pas, pour l'ordinaire, assez fortement accentués.

D. La forme inflammatoire a été la plus rare de toutes, elle n'a été observée qu'à la fin de mai, au moment de la période d'augment de l'épidémie, chez de jeunes sujets encore forts et robustes; elle était caractérisée par les symptômes suivants :

Céphalalgie intense, face rouge, vultueuse, paupières rouges et tuméfiées, conjonctives injectées, lèvres sèches, animées, langue blanchâtre au centre, rouge aux bords, soif vive ; constipation ; respiration accélérée ; peau avec une légère teinte rosée, éruption générale à couleur prononcée et plus ou moins marquée suivant l'âge de la maladie ; pouls fréquent, large, accéléré ; épistaxis abondantes ; urines rendues normalement, mais en petite quantité, de couleur jaune safrané, limpides, à réaction légèrement acide.

Le plus ordinairement à l'état inflammatoire succédait l'ataxie, moins souvent l'adynamie.

E. La forme rémittente, plus rarement observée que la précédente, s'est toujours montrée avec les symptômes ataxiques. La rémittence était le plus souvent irrégulière, mal dessinée ; quelquefois elle se manifestait d'une manière plus ostensible ; alors l'intermittence s'établissait très-bien et portait sur un des principaux symptômes, tels que la céphalalgie, le délire ; les rémissions dans le mouvement fébrile ont été moins nettes et moins fréquentes.

Cette forme n'a été observée que pendant le mois de mai.

En compulsant les feuilles de clinique, je note que, sur les 884 cas de typhus bien caractérisés que j'ai traités, les formes précédentes se sont présentées dans les nombres suivants :

Forme ataxique	68
Forme adynamique	57
Forme mixte ou ataxo-adynamique	716
Forme inflammatoire	29
Forme rémittente	14
Total	884

En ajoutant à ce total 174 cas légers qui n'ont présenté que des formes peu dessinées, nous aurons une somme de 1058, chiffre égal au nombre des condamnés atteints par le typhus.

CHAPITRE VIII

RÉCIDIVES ET RECHUTES.

A. J'ai déjà eu occasion de dire que presque tous les auteurs avaient admis la rareté des récidives dans le typhus ; pendant l'épidémie dont j'écris l'histoire, l'immunité acquise après une première atteinte a été aussi la règle générale ; ayant la facilité de suivre les hommes, après la guérison, chargé d'un hôpital spécialement consacré aux forçats, j'ai pu dresser un tableau des typhiques qui sont rentrés une seconde fois, et j'ai constaté que, sur les 1058 cas observés pendant l'épidémie, il n'y a eu que sept véritables récidives, nombre trop peu considérable pour infirmer la règle de l'immunité.

Tableau des Récidives.

NOMS.	NUMÉROS.	DATE de la 1re ENTRÉE.	DATE de la 1re SORTIE.	DATE de la 2e ENTRÉE.	DATE de la DEUXIÈME SORTIE.	OBSERVATIONS.
Depalle......	4625	5 juin 1855.	26 juin.	1 juillet...	Mort le 11 juillet...	La première atteinte a été légère.
Saint-Pastour.	5972	15 mai......	1 juin.	31 juillet...	25 août..........	Typhus léger pour les deux fois.
Planche.......	7299	22 mai......	4 juin.	4 août.....	1 septembre......	Typhus léger à la 1re entrée, grave à la 2e.
Monestès.....	6562	28 mai......	13 juin.	26 juillet...	22 septembre.....	Idem.
Jonard........	6453	31 mai......	29 juin.	17 août.....	13 septembre.....	Idem.
Lagoguet.....	3783	7 juin......	18 juil..	18 août.....	4 septembre......	Atteinte légère les deux fois.
Gans.........	3946	23 avril.....	19 mai.	1 septemb.	22 septembre......	Typhus grave à la 1re entrée, léger à la 2e.

On voit par le tableau ci-dessus que la seconde atteinte n'a été grave que pour cinq individus, et encore quatre d'entre eux n'avaient présenté, en premier lieu, que les symptômes d'un typhus léger.

B. La facilité avec laquelle s'établissait une bonne et franche convalescence, a rendu les rechutes rares ; leur nombre n'a été que de dix, en ce qui concerne l'hôpital du bagne, et d'une pour l'hôpital de Saint-Mandrier ; sur ces onze rechutes, il n'y a eu que deux morts.

CHAPITRE IX

ANATOMIE PATHOLOGIQUE.

Sur les 360 décès qu'a donnés notre épidémie, je n'ai pu faire que 138 autopsies. Alors que le typhus présentait sa plus grande intensité, il fut décidé que les cadavres seraient transportés directement au cimetière, afin d'éviter le passage incessant des convois, à travers la ville, pour les conduire à l'hôpital principal, et de jeter ainsi des craintes dans l'esprit de la population ; seulement je m'étais réservé la faculté de faire diriger, sur l'école d'anatomie, les sujets qui me paraissaient dignes d'être examinés.

Les autopsies ont été faites avec le plus grand soin par moi ou par mon collègue M. Beau, professeur d'anatomie de notre école ; un assez bon nombre ont été pratiquées en présence de plusieurs de mes confrères dans l'enseignement et de chirurgiens de la marine de tous les grades.

Les organes ont été examinés avec une minutieuse attention, et les intestins, sur lesquels nos investigations étaient principalement dirigées, ont été toujours détachés du cadavre, incisés longitudinalement, étalés sur des planches disposées à cet effet, et étudiés soit à l'œil nu, soit à la loupe et quelquefois sous l'eau; enfin rien n'a été oublié pour pouvoir reconnaître et constater la moindre lésion.

Je vais exposer les altérations anatomiques reconnues dans nos autopsies, d'après l'ordre qui a été suivi dans l'histoire détaillée des symptômes; auparavant je dois dire quelques mots de l'état extérieur des sujets.

A. ÉTAT EXTÉRIEUR DU CADAVRE.

On remarquait sur la peau les diverses lésions observées sur le vivant; la face, la partie supérieure du tronc et les extrémités des membres étaient d'une couleur bleuâtre, livide, les mains et les pieds étaient parfois plissés et comme macérés.

Dans le plus grand nombre des cas, les diverses éruptions, papules typhiques et pétéchies, étaient faciles à reconnaître sur la peau; leur couleur variait, tantôt elle était rouge, livide, tantôt jaune sale; quand on incisait les papules, on rencontrait sous le derme, une légère et fine injection de vaisseaux déliés, ayant quelque ressemblance avec l'injection de la conjonctive dans les premiers temps de la maladie; sous les pétéchies on trouvait, le plus ordinairement, une tache rouge brun, véritable ecchymose sous-dermique.

Aux régions dorsale et fessières, à la face postérieure

des membres inférieurs, on remarquait des colorations rosées, disposées par plaques ou par sillons linéaires; phénomènes purement hypostatiques.

Les vésicatoires étaient tantôt d'un blanc jaune, et tantôt d'un rouge vif.

Les membres étaient peu rigides, les masses musculaires étaient flasques.

Rarement les cadavres étaient dans un état de décomposition avancée.

B. APPAREIL NERVEUX.

1° *Membranes cérébrales.* — A l'ouverture du crâne, il s'écoulait presque constamment une quantité assez considérable de sang liquide et noirâtre; les membranes étaient fortement appliquées sur la masse cérébrale qu'elles comprimaient; cette compression était due à la turgidité du cerveau généralement congestionné. Ces membranes, que l'on détachait facilement de la substance cérébrale, ont toujours été trouvées injectées, surtout la pie-mère; quelquefois on a observé sous l'arachnoïde un épanchement d'un liquide limpide, opalin, ordinairement peu abondant; une seule fois on a rencontré une extravasation sanguine sous la dure-mère, au niveau de la partie postérieure du lobe cérébral droit; elle avait d'avant en arrière, une étendue de 5 et latéralement de 3 centimètres.

Les sinus veineux étaient, comme les principaux troncs des méninges, gorgés de sang.

2° *Cerveau.* — Cet organe a rarement présenté des altérations tranchées; la seule qui a été constante est l'état piqueté des coupes de la substance blanche; dans quelques cas, il a été observé pareillement dans la substance corticale; celle-ci, dépouillée des membranes, présentait une surface dépolie ; quand on la pressait, le sang sourdait sous forme de gouttelettes; dans quelques rares circonstances, la substance grise nous a présenté une teinte variant du rouge brun au violet foncé.

Sur les 138 autopsies qui ont été faites, on n'a noté que cinq fois un ramollissement évident de certaines parties du cerveau ; cet état a été observé principalement aux parties supérieures des hémisphères, rarement à leur partie interne ; une fois le ramollissement s'est borné au corps calleux.

Les ventricules latéraux ont été trouvés, le plus communément, vides ou avec une très-petite quantité de sérosité ; sur trente sujets, la sérosité était plus abondante qu'à l'état ordinaire, et cet épanchement coïncidait toujours avec une injection plus manifeste du plexus choroïde.

Les ventricules ont présenté une sérosité plus abondante et les plexus une injection plus évidente, chez quelques-uns des sujets qui ont succombé dans les premiers jours de l'épidémie.

3° *Cervelet, protubérance cérébrale.* — Ces parties de l'encéphale ont généralement offert une congestion caractérisée par l'état piqueté de leurs substances ; leur consistance, dans environ les deux tiers des cas, a été trouvée plus considérable que dans l'état normal surtout à la protubérance.

Quatre fois on a noté des ramollissements très-marqués

de la substance cérébelleuse, deux fois au lobe médian, deux fois au lobe latéral gauche.

Une fois la protubérance s'est déchirée plus facilement et a offert au toucher une moins grande consistance.

La masse encéphalique, débarrassée de ses membranes, bulbe rachidien compris, a été souvent pesée; le poids moyen obtenu a été de 1246 grammes; le poids le plus élevé a été de 1311, le plus bas de 1172 grammes.

4° *Moelle épinière.* — Les membranes spinales ont présenté les mêmes altérations, mais à un degré moins marqué que les membranes encéphaliques; la moelle était souvent congestionnée, et ses coupes ont offert le piqueté observé au cerveau; jamais on n'a remarqué du ramollissement, ni aucune exsudation ou épanchement quelconque entre les membranes ou entre celles-ci et la moelle.

Le liquide céphalo-rachidien, chez les deux tiers des sujets, était plus abondant que dans l'état normal.

Ces diverses altérations des centres nerveux ont été plus marquées chez les individus qui ont présenté la forme ataxique pure.

C. APPAREIL DIGESTIF.

1° *Cavité buccale.* — Elle était le plus communément remplie d'une matière visqueuse, gluante, desséchée le long des lèvres et sur la face antérieure des dents incisives; la langue était dure et sèche; la muqueuse, d'une couleur ordinairement pâle, offrait parfois des plaques d'un rouge assez vif, principalement aux parties internes des joues; chez les sujets qui avaient présenté une complication diphthéritique, j'ai observé quatre fois des plaques pseudo-membraneuses faciles à détacher; la muqueuse était, dans ce point, d'une couleur brun foncé; une fois, elle a été rencontrée ulcérée et décollée sous la fausse membrane; ce cas a coïncidé avec des parotides suppurées.

Les amygdales, le voile du palais, n'ont rien offert de particulier.

2° *Pharynx et œsophage*. — Ces organes étaient sains dans la moitié des cas; dans l'autre moitié, ils ont présenté, tantôt une coloration uniforme lie de vin, tantôt quelques arborisations parsemées çà et là; jamais des ulcérations.

3° *Estomac*. — Cet organe était affaissé, ou médiocrement distendu par des gaz; assez souvent il était sain; quelquefois il a offert, surtout vers la grosse tubérosité, des rougeurs partielles disposées par plaques plus ou moins régulières, constituées par de fines arborisations; je n'ai noté qu'une seule fois un ramollissement manifeste de la membrane muqueuse chez un sujet qui avait succombé à la suite d'une gangrène des membres inférieurs.

L'estomac présentait ordinairement des liquides de couleur blanc jaunâtre, constitués par les boissons ou les potions prescrites aux malades; la muqueuse était tapissée par un mucus gluant assez adhérent.

4° *Intestin grêle*. — Les altérations de cette partie du tube digestif ont été seulement constituées par une hypérhémie de la muqueuse, et par un pointillé noir de cette membrane, constituant cet état particulier à plusieurs autres maladies, ayant les plus grandes analogies avec l'altération décrite par Rœderer dans son *Traité de la maladie muqueuse*. Pour conserver cette analogie, je donnerai à cette lésion le nom de *taches de Rœderer*; ce pointillé, bien marqué chez les uns, très-peu apparent chez les autres, n'a été observé que dans le tiers des cas (1).

a. *Hypérhémie.* — L'injection de la muqueuse s'est présentée sous plusieurs aspects : tantôt, et plus fréquemment, elle était formée par des vaisseaux agglomérés, constituant, soit des arborisations très-fines, ayant une grande ressemblance avec l'injection observée, pendant la vie, sur les conjonctives, soit des réseaux capilliformes ou ramiformes; tantôt j'ai noté une coloration uniforme, rouge ou brunâtre, tantôt des ecchymoses sous-muqueuses.

Cet état hypérhémique était le plus souvent borné à la muqueuse elle-même, les autres tuniques étant entièrement saines; mais quand il existait des taches ecchymotiques, elles se révélaient à l'extérieur de l'intestin par une coloration qui variait du rose tendre au rouge livide.

Les arborisations étaient rarement continues; le plus souvent elles se présentaient sous forme de plaques de 3 à 4 centimètres d'étendue, plus colorées au centre qu'à la circonférence; les parties de la muqueuse qui les séparaient étaient parfaitement saines.

Plus souvent continues aux parties supérieures, elles

(1) *Traité de la maladie muqueuse*, par Rœderer et Wagler, traduction de Leprieur. Cinquième section cadavérique. — Paris, 1866, page 300.

n'affectaient la disposition en plaques qu'aux parties inférieures, et dans quelques cas, cette altération existait
sur ces dernières, alors que les premières étaient à l'état
normal.

Quand j'ai examiné, à la loupe, ces diverses plaques,
j'ai remarqué sur leur surface un assez grand nombre de
points d'un rouge plus vif, quelquefois brunâtres ; ils
apparaissaient plus nettement quand on plaçait une partie
de l'intestin sous l'eau ; il devenait alors évident que ces
points étaient constitués par les villosités intestinales,
colorées dans toute leur étendue.

Quelquefois, au milieu de l'injection constituant les
plaques, on apercevait un réseau très-circonscrit, formé
par de très-petits vaisseaux entrelacés de diverses manières, très-bien injectés, et entourant une légère élévation
de la muqueuse ; cette élévation correspondrait, d'après
M. Andral, à un follicule.

Quand on examinait une portion d'intestin, présentant
ces altérations, par transparence, on percevait encore le
jour, quand il n'existait qu'une simple et fine arborisa-
tion ; mais quand les vaisseaux étaient plus pressés, la
membrane était opaque.

Exhalation sanguine. — Quelquefois on a rencontré,
dans le tissu cellulaire sous-muqueux, des ecchymoses
plus ou moins larges, et plus ou moins nombreuses, ayant
de 4 millimètres à 3 ou 5 centimètres d'étendue ; la muqueuse qui les recouvrait était saine.

Taches de Rœderer. — A la fin de mai et au commencement de juin, j'ai observé des taches elliptiques,
constituées par un pointillé noir, donnant à la muqueuse

l'aspect que prend la peau du menton qui vient d'être rasée ; dans les parties qu'elles occupaient, la muqueuse, parfaitement saine, ne faisait aucune saillie au-dessus des régions voisines ; elle présentait sa transparence ordinaire ; placé sous l'eau, le pointillé ne changeait pas de coloration ; frotté avec une éponge fine, les points noirs prenaient parfois une couleur grisâtre ; examinés à la loupe, la muqueuse paraissait un peu déprimée, et on remarquait qu'à leur centre, la couleur était moins apparente, et se rapprochait de celle de la muqueuse elle-même.

Rœderer n'a vu ces taches qu'à la fin de l'iléum, sur toute l'étendue de la valvule de Bauhin, dans la totalité de l'appendice vermiforme, dans le cœcum, et au commencement du côlon droit ; dans notre épidémie, elles ont été observées dans tout l'intestin grêle ; tantôt elles étaient plus nombreuses au duodenum et dans le jejunum, tantôt à la fin de l'iléum ; dans cette dernière partie, elles étaient quelquefois placées transversalement à l'axe de l'organe ; aux parties supérieures, elles ont toujours été disposées parallèlement à cet axe ; chez un sujet, les taches de Rœderer n'existaient qu'aux régions les plus supérieures du tube digestif.

Elles ont tout à fait manqué au commencement et à la fin de l'épidémie ; aussi je ne puis pas les considérer comme formant un caractère anatomique particulier à notre typhus, d'autant plus que le pointillé qui les constitue a été observé dans d'autres maladies, telles que le choléra, certaines fièvres éruptives, la tuberculisation pulmonaire, etc.

Cette altération anatomique s'est montrée dans toutes
les époques de la maladie, mais principalement quand
la mort survenait dans le cours du deuxième septénaire.

L'intestin grêle a présenté trois fois des invaginations,
soit vers sa fin, soit à sa partie moyenne; on n'observait
dans ces points aucune adhérence, aucun travail particulier, l'intestin reprenait facilement, par de légères tractions, sa position première.

Dans quelques cas rares, la membrane muqueuse de
l'intestin grêle a été trouvée saine dans toute son étendue.

Ainsi qu'on l'avait remarqué dans les épidémies antérieures de typhus observées au bagne de Toulon, on n'a
jamais rencontré dans celle dont nous écrivons la relation, aucune des altérations qui caractérisent anatomiquement l'entérite folliculeuse, et je dois le dire, mes recherches cadavériques ont surtout porté sur l'état du
tube digestif, à l'effet d'y constater leur présence ou leur
absence totale.

Les matières contenues dans l'intestin grêle étaient
des gaz, mais en quantité peu considérable, et un liquide jaunâtre ou brunâtre plus abondant aux parties supérieures que vers le cœcum, exhalant une odeur fétide,
ayant quelques rapports avec celle qu'avait présentée la
peau sur le vivant.

3° *Gros intestin.* — Il a été trouvé sain, dans presque
tous les cas, une seule fois j'ai remarqué sur la muqueuse
à la partie supérieure du cœcum, au point où commence

le côlon ascendant, une petite excoriation semi-lunaire, d'une couleur rouge pourpre. ayant environ 1 centimètre de longueur : une fois seulement les bandes longitudinales du gros intestin, et principalement du côlon transverse, ont présenté une teinte ardoisée très-manifeste, les autres parties, offrant. du reste, leur coloration normale.

Cet organe était parfois distendu par des gaz très-fétides, et présentait çà et là des matières jaunâtres ou brunâtres d'une grande puanteur.

6° *Péritoine.* — Les épiploons, les replis du mésentère étaient souvent très-injectés, leurs vaisseaux faisaient une saillie très-marquée sur leur surface, surtout sur le grand épiploon; cette injection donnait à cette membrane une coloration rouge très-manifeste.

Les ganglions mésentériques étaient sains dans l'immense majorité des cas, rarement on les a rencontrés légèrement hypertrophiés; le tissu cellulaire qui les entourait présentait tantôt une injection capilliforme très-fine, tantôt une véritable suffusion sanguine.

7° *Foie.* — Le foie était, dans quelques cas, d'un volume plus considérable que dans l'état physiologique; souvent sa surface extérieure offrait une coloration feuilles-mortes disposée par plaques arrondies; il était très-rarement d'un volume inférieur à celui de l'état normal ; mais cette atrophie était alors bien évidemment le résultat de maladies antérieures.

Les altérations anatomiques présentées par le foie dans les 138 autopsies, se classent ainsi qu'il suit :

Hypertrophie peu marquée, avec conges-
tion, mais consistance normale.........   54 fois.
Hypertrophie plus évidente avec ramollisse-
ment sensible et aspect granuleux du tissu. 35   —
Atrophie avec altérations anciennes........ 21   —
Sain 28   —

TOTAL................   138 fois.

La vésicule biliaire était souvent distendue par la bile,
ce liquide avait communément sa coloration ordinaire, il
paraissait cependant un peu plus fluide que dans l'état
normal; une fois seulement cette vésicule a été trouvée
pleine d'une cinquantaine de petits calculs bruns, noirâtres, présentant des saillies, des facettes ou des excava-
tions de formes variées, et faciles à écraser par la pression des doigts.

8° *Rate.* — La rate état saine dans les deux tiers des
cas ; les altérations qu'elle a offertes se sont présentées
dans les proportions ci-après.

Saine...............................   94 fois.
Hypertrophiée.......................   20   —
Dimensions normales, mais avec une grande
   mollesse et une diffluence marquée de
   son tissu...........................   13   —
Atrophiée   11   —

TOTAL................   138 fois.

Les dimensions de la rate hypertrophiée ont varié ;
elles étaient très-considérables chez le nommé Perrot (Ob-
SERV. n° VII) qui, avant le typhus, avait été atteint, à plusieurs reprises, de fièvre intermittente quotidienne.

La couleur de la rate a presque toujours été d'un brun
clair, qui est celle qu'elle offre dans l'état normal, même

lorsqu'elle était hypertrophiée ; quand elle a été trouvée atrophiée , elle était comme ramassée sur elle-même et d'une couleur plus foncée.

9° *Pancréas*. — Cet organe a presque toujours été rencontré congestionné et légèrement hypertrophié ; les vaisseaux qui avoisinent le conduit central étaient souvent gorgés de sang ; environ quinze fois sur vingt on a noté des suffusions sanguines dans le tissu intergranuleux ; une fois, j'ai observé une atrophie notable de cette glande ; son épaisseur, dans ce cas, n'était que de 6 millimètres ; son tissu était pâle et presque exsangue ; le conduit excréteur n'a présenté rien de particulier.

10° *Parotides*. — Chez les sujets qui ont succombé avec des parotides suppurées, le tissu cellulaire qui environnait ces glandes était détruit dans quelques parties, très-friable dans d'autres, et renfermait dans ses mailles une grande quantité d'un liquide séro-purulent dans lequel se rencontraient des grumeaux irréguliers d'un blanc grisâtre ; les ganglions sus-parotidiens étaient engorgés et plus durs que dans l'état normal ; dans les parties non envahies par la suppuration, le tissu cellulaire était plus dense et œdématié.

La glande était dure, résistante, hypertrophiée ; les grains glanduleux étaient rouges, engorgés, infiltrés d'un liquide séreux, qui s'écoulait facilement par la pression ; quelquefois pourtant on ne rencontrait dans la parotide elle-même qu'une congestion sanguine plus ou moins marquée.

D. APPAREIL RESPIRATOIRE.

1° *Membrane pituitaire*. — Elle a offert quelque

fois un peu d'injection avec coloration rouge, livide, surtout dans la forme inflammatoire ; des caillots noirâtres s'y rencontraient parfois ; chez le sujet qui a présenté une gangrène de l'extrémité du nez, les fosses nasales étaient remplies d'un liquide sanieux d'une odeur très-fétide.

2° *Conduits aériens*. — Le larynx, la trachée-artère, les bronches étaient en général sains et libres ; j'ai trouvé une fois de petites ulcérations au niveau des cordes vocales, chez un sujet qui avait présenté une gangrène du poumon droit ; quatre fois j'ai noté une couleur brune ecchymotique de toute la muqueuse des conduits aériens ; les bronches étaient souvent tapissées d'un mucus blanc grisâtre très-adhérent.

3° *Plèvres*. — Elles ont présenté de fréquentes adhérences, bien formées et très-résistantes, manifestement dues à des maladies antérieures de ces membranes : ce genre d'altération se rencontre souvent sur les cadavres de forçats, quelle que soit l'affection qui ait occasionné la mort, la sérosité pleurale était peu abondante et rarement au-dessus de la quantité normale.

4° *Poumons*. — La partie postérieure des poumons était, dans presque tous les cas, fortement engouée et gorgée de sang ; phénomène purement cadavérique ; en avant, ces organes étaient sains et crépitants le plus ordinairement.

Une fois j'ai remarqué une gangrène de la moitié supérieure du poumon droit.

5° *Glande thyroïde*. — Chez un sujet, j'ai observé un gonflement très-manifeste du lobe droit de la glande thyroïde ; ce lobe incisé a laissé écouler du sang noir, poisseux, et une quantité assez considérable d'un liquide séreux ; le tissu de cet organe était sain du reste.

E. APPAREIL CIRCULATOIRE.

1° *Péricarde.* — Le péricarde a toujours été à l'état normal ; le plus souvent il ne présentait qu'une très-petite quantité de sérosité ; dans quelques rares cas, cette sérosité, du reste limpide et citrine, a été abondante ; cependant sa quantité n'a jamais dépassé 150 grammes.

2° *Cœur.* — Le cœur avait presque constamment ses dimensions normales ; son tissu était parfois mou et facile à déchirer, le ventricule droit était rempli le plus communément d'un sang noir, liquide et poisseux ; le ventricule gauche a offert assez souvent des caillots fibrineux, allongés, se continuant jusque dans l'aorte, de couleur blanc rosé et d'apparence comme gélatineuse.

3° La *crosse de l'aorte* et quelques autres portions d'artères du premier ordre étaient généralement saines ; trois fois j'ai rencontré une rougeur garance dans toute l'étendue de la crosse et dans la partie supérieure de l'aorte thoracique.

Les vaisseaux abdominaux, principalement les veines, étaient gorgés d'un sang noir et poisseux.

Chez un individu qui a succombé par suite d'une gangrène étendue du membre inférieur gauche, les vaisseaux ont présenté les altérations suivantes :

Coloration rouge-brique des membranes internes des artères et des veines des deux membres inférieurs ; cette coloration est plus marquée dans le membre gangrené ;

la membrane interne des artères est soulevée dans certains
points par de petites granulations, dures et résistantes,
placées dans le tissu même de la tunique moyenne ;
celle-ci se sépare avec facilité de l'interne ; dans son
épaisseur se rencontrent çà et là des faisceaux de stries
régulières, placées de distance en distance, constituées
par une matière crétacée d'aspect blanc jaunâtre, s'écra-
sant sous les doigts ; la membrane interne des veines présente une couleur plus foncée que celle des artères.

F. APPAREIL GÉNITO-URINAIRE.

1° *Reins.* — Dans les deux tiers des cas, les reins
étaient hypertrophiés, congestionnés ; chez plusieurs
sujets, j'ai vu sourdre de l'extrémité des mamelons un
liquide séro-purulent.

Les uretères étaient sains.

2° La vessie était communément remplie d'une mé-
diocre quantité d'urine ; la muqueuse a été constamment
saine.

3° Les testicules, le canal déférent, les vésicules séminales, le canal de l'urètre, n'ont jamais offert rien d'a-
normal.

G. SYSTÈME MUSCULAIRE.

Les muscles ont presque toujours présenté leur état
naturel ; une fois j'ai rencontré une vaste ecchymose
dans les muscles abdominaux ; à gauche, elle s'étendait
de l'aine à la région ombilicale ; à droite, elle occupait
tout le côté de l'abdomen jusqu'à l'hypocondre.

Les grosses articulations, ouvertes plusieurs fois, ont toujours été trouvées à l'état sain.

CHAPITRE X

PRONOSTIC (1).

Diverses circonstances doivent être prises en considération pour établir convenablement le pronostic ; ainsi, les causes, les symptômes, les formes doivent fournir les éléments susceptibles de nous éclairer dans cette partie de notre travail.

ART. 1er. — PRONOSTIC FOURNI PAR LES CAUSES.

A. *Ages.* — Ainsi que je l'ai précédemment établi, le plus grand nombre des typhiques avaient atteint l'âge mûr ; la moyenne pour les 1058 malades a été de 37 ans 2 mois ; cette moyenne est dépassée si on ne tient compte que des décès, elle a été de 41 ans 10 mois ; ordinairement, les hommes d'un certain âge, et qui déjà avaient fait un assez long séjour dans les prisons et le bagne, étaient plus fortement pris, et un pronostic fâcheux devait être porté sur l'issue de leur maladie.

Si on prend en considération l'âge moyen de la population du bagne, on verra combien le typhus a sévi éner-

------

(1) Dans la première partie de ce livre, j'ai longuement exposé le diagnostic différentiel du typhus, et souvent j'ai puisé mes déterminations dans les faits que j'avais observés pendant les épidémies du bagne ; par ces motifs, je me crois dispensé d'y revenir actuellement.

giquement sur les anciens forçats : en général, les con--
damnés aux travaux forcés sont âgés de 25 à 45 ans ; en
deçà et au delà, leur nombre est relativement peu considérable, et cependant c'est à l'extrémité de cette limite que
la mortalité a été la plus nombreuse ; ce fait s'explique
par le peu de résistance que ces hommes, débilités par les
années et par une longue détention, offraient aux causes
génératrices du typhus, et par suite aux progrès du mal.

Le tableau suivant donne le nombre des entrées et
des décès classés d'après les âges, et fait connaître la
proportion des morts calculée sur le chiffre des malades ;
il en résulte ce que j'ai déjà précédemment établi, que
la mortalité a été d'autant plus considérable que les
individus atteints étaient d'un âge plus avancé.

AGES.	ENTRÉES	DÉCÈS.	PROPORTION DES DÉCÈS.		
De 18 à 30 ans.........	321	78	ou 24,30 décès sur 100		
De 30 à 40 ans.........	365	98	ou 26,85	—	—
De 40 à 50 ans.........	257	109	ou 42,02	—	—
De 50 à 60 ans.........	102	65	ou 63,72	—	—
De 60 à 70 ans.........	13	10	ou 76,92	—	—
Total.........	1058	360	ou 34,02	—	—

B. *Constitutions.* — Le pronostic était, en général,
défavorable pour les hommes dont la constitution était
débile et usée, tandis que les individus forts, robustes,

encore jeunes, résistaient avec plus de succès ; ces faits sont en opposition avec ce que l'on observe communément dans la fièvre typhoïde, car il est d'observation que, dans cette dernière maladie, les sujets faibles résistent plus facilement au mal et arrivent plus sûrement à la guérison.

C. *Nature du travail.* — Au commencement de l'épidémie, on avait remarqué que les terrassiers de Castigneau fournissaient le plus grand nombre de malades ; plus tard, le typhus s'étant disséminé sur tous les bagnes flottants, les forçats de toute profession furent atteints ; cependant j'ai constaté que ceux qui étaient employés pour le service intérieur des localités, tels que balayeurs, blanchisseurs, cambusiers, ont donné un nombre relativement plus élevé de malades.

D. *Influences atmosphériques.* — Leur action a été très-évidente sur nos typhiques ; quand la température s'élevait rapidement, quand les vents d'est soufflaient, avec un peu de persistance, quand un orage survenait, tous les phénomènes morbides s'aggravaient brusquement, et bien souvent des hommes sur lesquels on pouvait fonder quelques légitimes espérances de guérison présentaient alors une augmentation de tous les symptômes, suivie assez souvent d'une issue funeste.

ART. II. — PRONOSTIC TIRÉ DES SYMPTÔMES.

Pendant le cours de l'épidémie, j'ai pu partager les malades en deux catégories : les cas légers et les cas graves ; sur les 1058 typhiques, 174 doivent être placés parmi les premiers et 884 parmi les seconds ; quelquefois il m'est arrivé de classer, dès les premiers jours, dans les typhus légers, des individus qui, plus tard, ont présenté des symptômes sérieux ; mais le plus ordinairement, il était facile de reconnaitre, au premier abord, le degré de gravité de la maladie ; la céphalalgie, l'état des yeux, du facies, des fonctions intellectuelles fournissaient, dans ces cas, de bons signes pronostiques.

Je considérais comme de fâcheux augure les signes suivants : crainte de mourir, ou bien indifférence complète que les malades manifestaient, parfois, sur leur état ; certitude qu'ils étaient empoisonnés ; dans cette persuasion, refus de prendre les médicaments et les boissons prescrits ; stupeur très-marquée au début, délire prématuré dépassant dans sa durée plus de trois jours ; décubitus dorsal et immobile ; soubresauts des tendons ; contractures des muscles de la face ; hyperesthésie cutanée ; éruption confluente, générale et de couleur foncée (les papules et les pétéchies deviennent nombreuses, avec le danger et les symptômes adynamiques) ; cyanose de la face et du tronc ; odeur typhique très-prononcée ; rétention d'urine ; langue sèche ; selles involontaires ; chute et irrégularité du pouls ; sueurs visqueuses et froides ; respiration courte et fréquente ; hoquet.

Quand l'issue de la maladie devait être heureuse, on observait les symptômes suivants : facies épanoui, intelligent ; le malade semble se réveiller d'un long assoupissement ; le délire cesse brusquement ; les muqueuses deviennent humides et vermeilles ; la peau est souple et moite ; les urines coulent facilement ; le pouls se régularise ; la langue s'humecte ; le malade demande bientôt des aliments qu'il supporte très-bien ; quelquefois surviennent des sueurs critiques.

Un signe important que j'ai presque constamment observé, non-seulement pendant cette épidémie de typhus, mais aussi dans le cours de plusieurs autres fièvres graves, telles que la fièvre typhoïde, est l'amaigrissement très-apparent de la face, dès l'instant que le mieux s'établit définitivement ; tandis que, pendant les périodes actives de la maladie, le faciès est constamment turgescent et bouffi ; ce signe a toujours été pour moi d'un favorable augure, et souvent les sœurs hospitalières ayant à me rendre compte de l'état des malades m'annonçaient que certains d'entre eux étaient en voie de rétablissement parce qu'ils avaient maigri depuis ma dernière visite.

Les formes du typhus doivent aussi être prises en considération dans l'étude du pronostic.

La forme ataxique pure, qui, du reste, a été assez rarement observée, et qui n'a été notée que dans les premiers temps de l'épidémie, était presque constamment très-grave : dans la forme mixte, la prédominance des phénomènes ataxiques rendait le pronostic fâcheux ; la forme adynamique, quand elle se manifestait chez des individus non encore profondément débilités, a été assez souvent suivie d'une terminaison heureuse.

Les complications étaient très-souvent fâcheuses : la gangrène étendue des membres inférieurs a presque toujours occasionné la mort.

Les parotides ne doivent pas entrer, à mon avis, en ligne de compte dans l'appréciation du pronostic du typhus du bagne, car à peu près également elles ont été suivies par la guérison ou par la mort.

Mortalité. — Pendant le cours de l'épidémie, la population du bagne a peu varié, surtout durant la période d'augment : elle était le 15 mars 1855 de 4125 individus ; le 15 juin, après le départ d'un convoi de forçats pour la Guyane, on ne comptait, dans la chiourme, que 3642 condamnés. Depuis le commencement de la maladie, on avait dirigé sur les maisons centrales un assez bon nombre de sexagénaires, qui, d'après les prescriptions d'une loi récente, ne doivent plus subir leur peine dans les bagnes ; d'avril en juin 84 forçats de cette catégorie furent évacués ; à la fin de l'épidémie, il n'en restait plus que 69. Le vide fait par ces départs et par la mort a porté peu à peu la population du bagne au chiffre moyen de 3863 condamnés ; le chiffre le plus élevé a été de 4125 en avril ; le plus bas de 3568 en juillet.

En ne prenant en considération que le chiffre moyen de 3863 forçats, et sachant que 1058 ont été atteints par le typhus, il résulte que sur 100 condamnés 27,38 ont été malades, ce qui donne un peu plus d'un quart de la population totale du bagne. Sur les 1058 typhiques, 360 ont succombé ; en établissant une nouvelle proportion, le nombre des décès comparé au nombre des malades sera de 34,02 sur 100, c'est-à-dire un peu plus d'un tiers ; et en comparant ce résultat avec le chiffre total des forçats, nous avons 9,32 sur 100 à peu près un dixième.

J'ai consulté les mémoires et thèses publiés sur les di-

verses épidémies de typhus observées au bagne de Toulon, et dans aucune le chiffre de la mortalité n'a été aussi
considérable que dans celle dont je fais l'histoire.

CHAPITRE XI

TRAITEMENT.

L'étude du traitement du typhus doit se diviser en
deux parties essentielles : 1° le traitement médical ; 2° le
traitement prophylactique.

Art. 1ᵉʳ. — Traitement médical.

Dans le traitement du typhus, il importe d'abord d'é-
tudier les mouvements vitaux dans leur origine, leur
marche, leurs actions mutuelles, afin de soutenir le principe vital dans la lutte qui va s'engager contre la cause
génératrice : les indications principales seront donc de
modérer la réaction de la force vitale, ou bien de la re-
lever, et de lui redonner l'énergie qu'elle a momentané-
ment perdue.

Pour mettre de l'ordre dans l'exposé des moyens thérapeutiques destinés à remplir ces indications, je suivrai
la succession des périodes précédemment indiquées.

1° Traitement de la période d'irritation.

Presque tous les malades sont arrivés dans le cours
de la deuxième période que j'ai nommée période d'irritation ou d'intoxication confirmée. Au moment de leur

entrée à l'hôpital, j'examinais d'abord et avec soin l'état
des voies digestives ; comme dans la très-grande majorité des cas, il existait de la constipation, que la langue était large, recouverte d'un enduit blanc, jaunâtre
plus ou moins épais, j'avais d'abord recours aux éva-
cuants ; le plus souvent j'administrais un vomitif ; je
prescrivais ordinairement l'ipéca à la dose de 1^{gr},50 ;
dans les premiers temps de l'épidémie, cette dose suffisait pour provoquer le vomissement et amener quelques selles ; mais plus tard, elle devint impuissante,
et je dus l'additionner de 5 centigrammes de tartre
stibié ; l'effet en a été alors toujours certain. Quand
la constipation existait, depuis plusieurs jours, que la
langue était blanchâtre, mais sans enduit bien apparent,
j'administrais un purgatif ; je prescrivis d'abord l'eau de
Sedlitz à 45 grammes, mais je remarquais bientôt que
son action était peu sûre et même nulle dans la majorité
des cas ; je fus obligé de renoncer à son emploi ; cependant j'y avais encore recours, pendant les périodes de la
maladie, pour combattre la tendance à la constipation, et
au début je donnais la préférence à la formule suivante,
qui toujours amena une suffisante quantité d'évacuations :

Émulsion...................	100 grammes.
Huile de ricin..............	40 —
Sirop d'écorces d'oranges....	25 —

Mais je dois dire que, dans les premiers jours, le vomitif était plus souvent indiqué ; la potion purgative ne
devenant réellement utile que dans les cas, assez fréquents

du reste, où la constipation ne cédait pas à l'ipéca émétisé et aux lavements avec le sulfate sodique.

Les vomitifs m'ont donné presque toujours de bons
résultats; sous leur influence, la langue se nettoyait,
les nausées cessaient, la soif était moins vive; le pouls
perdait de sa fréquence; une détente heureuse se faisait
à la peau qui devenait moite, halitueuse et d'une température moins élevée; la stupeur diminuait, la céphalalgie
s'amendait, disparaissait même tout à fait, dans plusieurs cas, au point que quelques malades nous disaient
que le vomitif leur avait fait une tête neuve.

Pour continuer et maintenir cette action heureuse de
l'ipéca, j'administrais le lendemain, ou même le soir du
jour où il avait été prescrit, une potion au sulfate de
quinine à la dose de 1 à 2 grammes, suivant l'intensité
de la céphalalgie et du mouvement fébrile; je prescrivais ce sel de la manière suivante:

Eau distillée................	60 grammes.
Sulfate de quinine..........	} āā parties égales.
Acide tartrique.............	
Sirop......................	25 grammes.

Cette potion était prise par cuillerées à soupe, à courte
distance, tous les quarts ou toutes les demi-heures.

Ainsi que je l'ai longuement exposé dans la première
partie de cet ouvrage, le sulfate de quinine agit de plusieurs manières : il régularise la marche de la maladie,
la simplifie, et exerce une action hyposthénisante réelle
sur la circulation; quand la céphalalgie ne cédait pas
totalement après l'administration du vomitif, le sel qui-

nique la diminuait parfois, et dans bien des cas, la faisait disparaître entièrement.

Souvent j'ai vu des typhiques présenter, au premier abord, des symptômes d'une grande gravité, susceptibles de faire porter un pronostic funeste sur l'issue de la maladie, offrir, sous l'influence de ce médicament, un amendement notable des phénomènes morbides et une tendance manifeste vers une terminaison heureuse.

Quelquefois malgré l'emploi de ces divers moyens, la céphalalgie continuait, avec une grande ténacité et tourmentait cruellement les malades ; après avoir mis vainement en usage les moyens locaux, tels que oxycrat, eau sédative, sinapismes à la nuque, etc., j'administrais le chlorhydrate d'ammoniaque, dont l'action, sous quelques rapports, se rapproche de celle du sulfate de quinine, et dont les propriétés diffusibles sont des plus évidentes ; j'avais recours à la formule suivante :

Eau distillée, ou infusion de mélisse ou de menthe. 60 gr.
Chlorhydrate d'ammoniaque....................   3
Sirop d'écorces ou de fleurs d'oranges........... 40

A prendre en 3 ou 4 prises à une demi-heure d'intervalle ; ce mode d'administration doit être constamment suivi, car il a une grande influence sur l'action curative du remède ; il importe, pour que ses effets se manifestent d'une manière bien marquée, qu'il soit pris au moment de l'intensité la plus grande de la douleur.

En suivant ce mode de prescription, le chlorhydrate d'ammoniaque a presque toujours supprimé la céphalalgie : son action était, pour ainsi dire, instantanée ; quand il ne réussissait pas, j'avais souvent à craindre une ter-

minaison fâcheuse ; dans la période nerveuse, cette potion que je prescrivais, rarement du reste, dans ce temps
de la maladie, a quelquefois atténué le délire, et par
suite, amené une amélioration notable. Pendant la
deuxième période du typhus j'ai administré soixante-trois
fois, le sel ammoniac ; j'ai obtenu les résultats suivants :

Avec succès...............	50	
Sans succès...............	4	TOTAL : 63 (1).
Effets peu marqués........	9	

Pour aider et compléter l'action régulatrice du sulfate
de quinine, je donnais le même jour et ordinairement le
soir une potion avec 20 ou 30 grammes d'acétate d'ammoniaque, pour modérer et même prévenir les perversions
nerveuses qui commencent à s'annoncer dans le cours de
la deuxième période ; ce médicament maintenait la peau
dans l'état de moiteur et d'humidité déjà établi par l'i-
péca et le sulfate de quinine.

En même temps que j'avais recours à ces divers moyens,
je donnais à mes malades du café à l'eau par cuillerées
alternées avec les potions, des tranches d'oranges, et
pour tisane, de la limonade citrique ou une infusion
de tilleul édulcorée, et aromatisée avec l'eau de fleurs
d'oranger ; le café m'a rendu de très-grands services
contre la stupeur ; souvent, sous son influence, elle diminuait d'une manière notable, surtout dans les cas de
moyenne gravité ; du reste, je n'attachais pas une grande
importance au choix des boissons que les malades prenaient toujours à la température ordinaire ; quand la

(1) Voyez mon travail sur le chlorhydrate d'ammoniaque (*Bulletin
de thérapeutique*, t. LVI, p. 305).

soif était intense, j'ai souvent permis, à plusieurs d'entre eux qui le désiraient ardemment, de boire de l'eau froide par petites gorgées.

2° Traitement de la période nerveuse.

Quand les phénomènes propres à cette période commençaient à se dessiner, quand la stupeur devenait plus marquée, que les symptômes ataxiques ou adynamiques se manifestaient bien nettement, je cessais l'usage du sulfate de quinine, tout en continuant l'administration de l'acétate d'ammoniaque et du café, et d'après les caractères que la maladie offrait alors, j'avais recours à d'autres agents thérapeutiques que je prescrivais suivant les indications qui se présentaient.

J'ai déjà dit que la forme mixte, ataxo-adynamique, était la plus fréquente ; pour la combattre, j'ai employé divers médicaments, à savoir, parmi les moyens internes, divers antispasmodiques, des sels de morphine, des toniques ; parmi les moyens externes, les lotions froides et les révulsifs.

a. *Antispasmodiques.* — Ceux auxquels je donnais la préférence, étaient le musc et le camphre ; ces deux médicaments ont été justement considérés comme ayant une influence bien manifeste sur le délire purement nerveux du typhus ; je donnais pour véhicule à la potion dans laquelle je les incorporais, l'infusion d'*arnica montana*, dont l'action excitante sur les centres nerveux a été bien des fois constatée.

Quand les symptômes ataxiques étaient peu marqués,

que les malades présentaient un délire et une agitation modérés, je prescrivais la formule suivante :

Infusion d'arnica............... 100 grammes.
Camphre pulvérisé...........\
Musc en poudre.............../ àà 50 centigrammes.
Gomme arabique............... Q. S.
Acétate d'ammoniaque......... 20 grammes.
Sirop d'écorces d'oranges........ 25 —

Quand ces symptômes étaient plus évidents, j'employais la même potion, mais j'élevais à 1 gramme, rarement à 2, les quantités de camphre et de musc.

Ces potions étaient prises par cuillerées toutes les demi-heures et renouvelées ordinairement à la visite du soir ; j'ai eu très-souvent à me louer de leur emploi.

b. *Sels de morphine.* — Quand au délire se joignait de l'agitation, que le malade quittait son lit pour vaguer dans la salle, ou aller se coucher dans les lits inoccupés, j'avais recours aux sels de morphine, mais surtout au chlorure ; suivant l'intensité des symptômes, je le donnais à la dose de 3 à 10 centigrammes dans une potion gommeuse ; sous son influence les phénomènes nerveux et surtout la typhomanie se modéraient graduellement et disparaissaient dans bien des cas.

Mais l'effet le plus évident, le plus rapide qu'a déterminé le sel de morphine, est, sans contredit, contre les contractures des membres, que j'ai assez souvent observées ; une seule dose a suffi, dans presque tous les cas, pour les faire disparaître entièrement.

c. *Toniques.* — Quand les symptômes adynamiques se dessinaient nettement, au milieu de l'état ataxique, ou quand ils se présentaient seuls comme je l'ai, du reste, assez rarement remarqué, j'avais recours à l'extrait mou de quinquina à la dose de 2 à 6 grammes dans une potion qui était administrée par cuillerées, à courte distance; en même temps, je prescrivais des lavements de vin rouge, 200 à 300 grammes par lavement, à la température ordinaire ; je les employais, non-seulement, quand les phénomènes adynamiques prédominaient, mais encore quand les selles étaient involontaires, car je considérais ce symptôme comme le résultat de l'affaiblissement des fonctions de la tunique musculeuse intestinale, d'une véritable adynamie locale ; les heureux effets que j'en ai obtenus m'ont prouvé la vérité de cette appréciation; les lavements vineux m'ont procuré encore d'autres avantages ; quand ils étaient gardés un temps convenable, la langue, sèche et comme parcheminée jusqu'alors, s'humectait, la stupeur devenait moins apparente, et l'intelligence semblait se réveiller : parmi les divers toniques que j'ai employés, les lavements vineux sont ceux dont j'ai retiré les plus heureux résultats. Quand l'adynamie était prononcée, quand le malade était insensible à tout ce qui se passait autour de lui, qu'il existait une anesthésie générale, j'ai employé entre autres moyens des lavements avec 200 ou 300 grammes de vin aromatique, et quelquefois avec succès.

Dans les premiers temps de l'épidémie, j'ai eu recours, dans quelques cas, à des lavements d'eau froide, mais je les ai abandonnés, car leurs effets n'étaient pas aussi complets que ceux donnés par le vin.

J'administrais parfois, quand l'adynamie dominait

l'ataxie, quelques cuillerées à bouche de vin de Malaga et une tisane avec un quart ou un tiers de vin coupé avec de l'eau de Seltz ; j'avais, pour but, par cette addition, de modérer l'action des matières tannantes du vin sur la langue, et de la maintenir, par l'excitation de l'eau gazeuse, dans un état convenable d'humidité.

d. *Lotions froides.* — Quand les phénomènes ataxiques étaient bien manifestes, il arrivait souvent que la peau donnait au toucher une sensation de chaleur âcre et très-vive ; le pouls s'élevait alors sensiblement ; dans ces cas, j'ai prescrit quelquefois des lotions générales avec de l'eau froide, mais le plus ordinairement avec l'oxycrat ; ces lotions se pratiquaient avec des éponges, et étaient plus ou moins fréquemment renouvelées suivant les indications ; les malades réclamaient souvent eux-mêmes l'emploi de ce moyen, car ils en éprouvaient constamment un grand sentiment de calme et de bien-être ; bientôt à la suite de quelques applications, la chaleur générale se modérait, le pouls baissait et l'ensemble des symptômes paraissait s'amender heureusement ; des compresses d'oxycrat appliquées sur le front diminuaient parfois la céphalalgie ; les malades qui présentaient ces symptômes étaient très-peu couverts ; souvent je ne laissais sur leur corps qu'un seul drap de lit.

Dans quelques cas d'adynamie franche, alors que la température de la peau paraissait plus basse qu'elle ne l'est ordinairement, que cette enveloppe donnait au toucher une sensation de sécheresse ou de rudesse manifestes, je faisais pratiquer, sur tout le corps, des frictions avec le baume Opodeldoch, et j'ai eu souvent à m'en louer.

c. *Révulsifs*. — Dans les premiers temps de l'épidémie, craignant les complications gangréneuses qui sont si souvent la conséquence des vésicatoires, je n'eus pas recours à ces puissants moyens de révulsion ; je me bornais à agir sur les extrémités inférieures avec des sinapismes, dont l'application était réglée, afin que leur action fût continuée pendant une journée entière ; mais plus tard, tout en ayant encore recours aux sinapismes, je m'enhardis à appliquer des vésicatoires, et je n'eus pas lieu de m'en repentir, car la gangrène ne s'est montrée qu'une seule fois à la suite de leur emploi.

J'avais recours à ces exutoires, quand les phénomènes nerveux présentaient une assez grande intensité, quand il y avait stupeur plus manifeste, délire, typhomanie ; suivant la gravité des symptômes, j'en appliquais d'abord un seul à un mollet, et si le premier ne suffisait pas, un second était mis sur l'autre ; quelquefois je prescrivais les deux vésicatoires en même temps ; quand la stupeur dégénérait en coma, quand presque toutes les fonctions sensorielles étaient perverties, j'appliquais les cantharides à la nuque et souvent avec succès ; bien rarement j'ai eu occasion de les placer aux cuisses.

Dans cette période, je prescrivais, suivant l'occurrence, la diète ou bien quelques cuillerées de bouillon ; de temps en temps, dans la journée, on faisait sucer aux malades des tranches d'orange ; la propreté de la bouche, des dents, des ouvertures nasales n'était pas négligée.

3° Traitement de la période de rémission.

Les moyens thérapeutiques que j'ai mis en usage,

pendant cette période, ont été peu nombreux ; en général, quand le mieux se manifestait, quand l'intelligence devenait plus nette, la langue plus humide, que la peau s'humectait, que toutes les fonctions se régularisaient, je suspendais les remèdes prescrits dans la période précédente, et je me contentais d'administrer une tisane vineuse ordinaire, et une potion avec l'acétate d'ammoniaque pour maintenir une sueur modérée ; si le pouls était faible, mou, facile à déprimer, je continuais les lavements vineux, et j'avais de nouveau recours à l'extrait mou de quinquina.

4° Modification du traitement suivant les formes de la maladie.

En traitant de la thérapeutique de la période nerveuse, j'ai dit quels étaient les moyens que j'employais habituellement contre les états adynamique et ataxique : il me reste à exposer le traitement des formes inflammatoire et rémittente.

Dans la forme inflammatoire, qui a été la plus rare, j'ai employé les évacuations sanguines soit générales soit locales ; je n'avais recours aux saignées générales que dans le premier septénaire, et je tirais ordinairement de la veine 300 à 500 grammes de sang suivant la force et l'âge du sujet ; elles déterminaient souvent une détente heureuse, modéraient le mouvement fébrile, abattaient la chaleur de la peau, amenaient un peu de sudoration et modifiaient d'une manière sensible la céphalalgie toujours très-intense dans cette forme.

Les saignées locales étaient le plus ordinairement pratiquées à l'aide des sangsues aux apophyses mastoïdes ou sur le trajet des jugulaires ; j'y ai eu rarement recours, car je n'en ai retiré que des résultats à peu près négatifs.

Dans cette forme, les épistaxis ont été plus fréquentes ; des aspirations d'eau froide ont suffi quelquefois pour les arrêter, mais dans bien des cas j'ai dû employer le tamponnement.

La forme rémittente a été utilement combattue par le sulfate de quinine.

5° Traitement des complications.

La gangrène spontanée ou par compression a toujours constitué une complication grave; la première, souvent précédée de douleurs très-vives, nécessitait, dans les premiers temps, l'emploi de topiques calmants, tels que cataplasmes laudanisés et fomentations avec la décoction de têtes de pavot ; quand l'escarre se dessinait et se limitait, j'employais la décoction de quinquina ou les cataplasmes vineux ; des incisions étaient pratiquées sur les parties mortifiées pour donner issue aux liquides sous-placés ; quand la séparation commençait à s'effectuer, je prescrivais une poudre composée de parties égales de charbon de bois finement pulvérisé et de camphre ; quand les escarres étaient détachées, le pansement se faisait avec des plumasseaux d'un mélange à parties égales de cérat et de baume d'Arcéus; quand la mortification était peu étendue, ces applications, aidées par le traitement intérieur, amenaient, plus ou moins rapidement, la formation de bourgeons charnus de bonne nature, et consécutivement une cicatrice solide ; mais, comme je l'ai dit précédemment, cette complication a été souvent fâcheuse, quand elle envahissait une assez grande partie des membres.

En même temps je donnais du vin de Malaga et de quinquina, des tisanes vineuses, et aux malades qui pouvaient le supporter des aliments légers et réparateurs.

Les parotides étaient pansées avec des cataplasmes émollients, et quelquefois je faisais appliquer sur toute l'étendue de la tumeur une épaisse couche d'onguent napolitain ; quand la suppuration commençait à apparaître, j'ouvrais de bonne heure les collections de pus, pour éviter autant que possible les décollements, qui, malgré cette précaution, se présentaient encore trop souvent.

Les deux formes de diphthérite, observées dans les derniers mois de l'épidémie, ont été facilement amendées ; le plus ordinairement, il m'a suffi de toucher les parties malades avec un mélange de 15 grammes de miel commun et de 5 grammes de sous-borate de soude ; quelquefois mais rarement, j'ai dû employer un collutoire avec l'acide chlorhydrique.

Les modifications de la sensibilité observées à la peau ont nécessité l'emploi de moyens particuliers.

L'anesthésie, qui a été plus fréquemment notée que l'hyperesthésie, a été combattue par des frictions générales avec le baume Opodeldoch, répétées plusieurs fois par jour ; le plus souvent, la sensibilité se montrait promptement, sous leur influence ; rarement il a fallu les continuer au delà de 24 à 48 heures.

Le chloroforme à l'intérieur a été d'une grande utilité dans l'hyperesthésie, j'employais la formule suivante :

Eau distillée....................	60	grammes.
Chloroforme....................	2 à 6	—
Huile d'amandes douces.. Gomme arabique........ } àà...	8	—
Sirop......................	25	—

Cette potion était prise en quatre doses, à une heure d'intervalle.

6° Traitement de la convalescence.

La convalescence, qui a été, dans le plus grand nombre des cas, franche et rapide, a fourni rarement des indications thérapeutiques proprement dites ; les symptômes contre lesquels il a fallu agir, étaient une céphalalgie gravative, l'insomnie, des douleurs contusives dans les membres inférieurs : j'avais alors recours à un seul et même moyen, à savoir la chloroformisation poussée seulement jusqu'à l'assoupissement ; je ne versais dans le cornet de M. l'inspecteur général Reynaud, qui me servait pour les aspirations, que 5 grammes de liquide ; cette dose a toujours suffi : mon collègue M. le professeur J. Roux, qui a été chargé, pendant le cours de l'épidémie, d'un service important de convalescents typhiques, préférait les inhalations avec l'éther ; quelle que fût la substance mise en usage, le but était atteint au bout de peu de temps : le sommeil revenait, la céphalalgie et les douleurs des membres cessaient rapidement.

Dans les cas où se présentait la bronchite de retour, j'ai été obligé de prescrire quelquefois des juleps kermétisés et des potions diacodées.

Le plus ordinairement, tous les soins de la convalescence se bornaient à alimenter les malades et à rappeler leurs forces premières : dès que le mieux se dessinait nettement, je donnais d'abord quelques tasses de bouillon, puis graduellement des crèmes légères de pain, de salep, du chocolat, des fruits cuits, etc.: au bout de peu de jours les malades pouvaient facilement supporter des aliments plus nourrissants, tels que viande rôtie et soupes substantielles ; je commençais par le demi-quart, et peu après je prescrivais le quart entier avec soupe, un aliment léger le matin avant la première distribution, et une quantité de vin proportionnée à celle des aliments (1) ; en même temps j'administrais à mes malades une tisane vineuse et du vin de quinquina à la dose de 60 grammes par jour, à prendre en deux fois, un peu avant les deux principaux repas.

Comprenant la grande utilité de l'exercice pour ranimer l'innervation et mettre en action les puissances musculaires, je faisais, dès les premiers jours de la convalescence, asseoir les malades dans leur lit, et bientôt assistés par les infirmiers ils se levaient, et je les enga-

(1) La ration des malades, dans les hôpitaux maritimes, est divisée en demi-quart, quart, demie, trois quarts et portion ; elle est composée de la manière suivante :

	PAIN.	VIN.	VIANDE CUITE.
	gr.	millil.	
Demi-quart.........	46,87	28,75	18 gr.
Quart.............	93,75	57,50	35
Demie.............	187,50	115,00	70
Trois quarts........	281,25	172,50	105
Portion...........	375,00	230,00	140

Suivant les prescriptions du médecin, les malades qui ne sont pas susceptibles de manger des aliments solides, peuvent recevoir de la panade, des soupes légères, des pâtes féculentes au gras ou au lait ; des bouillies, du lait, des pruneaux, des fruits cuits, etc. ; les malades au régime maigre reçoivent des légumes, des œufs, du poisson, etc.

geais à faire quelques pas dans la salle malgré les vertiges et les lourdeurs de tête qu'ils éprouvaient parfois, aux premiers mouvements ; bientôt les forces musculaires devenaient plus énergiques, et les malades marchaient sans soutien ; du reste, ils avaient un grand intérêt à exercer leurs forces, car dès qu'ils pouvaient le faire, même avec peine, ils étaient évacués dans une salle particulière, et ce changement de lieu et de lit qu'ils désiraient ardemment leur a été presque constamment très-avantageux.

ART. II. — TRAITEMENT PROPHYLACTIQUE.

Les moyens prophylactiques qui ont été mis en usage, pendant notre épidémie, se diviseront en deux parties distinctes : la première comprendra les moyens généraux proposés pour prévenir la manifestation du typhus et en arrêter les progrès ; la deuxième, les moyens adoptés dans l'intérieur même de l'hôpital.

A. — *Moyens prophylactiques généraux.* — Dans le courant du mois d'avril, lorsque l'épidémie prit une certaine extension parmi les condamnés du bagne 4, le conseil de santé du port fut chargé de donner son avis sur les moyens susceptibles d'empêcher les progrès et la propagation de la maladie ; une commission prise dans son sein, après avoir examiné avec soin cette localité, adressa son rapport au conseil, qui, après mûre délibération, émit l'avis qu'il était nécessaire de déplacer au plus tôt le bagne 4 et de le mouiller loin du lieu où il se trouvait actuellement ; de s'occuper ensuite de son évacuation complète, et des moyens qui seraient jugés susceptibles de l'assainir convenablement; en même temps il pensa qu'il importait de modifier le régime, la durée du travail des condamnés et de renouveler fréquemment ceux d'entre eux qui étaient employés à Castigneau. Ces diverses mesures ne furent exécutées qu'en partie; l'évacuation ne put se faire immédiatement, car il fallait du temps pour préparer un autre vaisseau et le disposer en prison; en attendant, le bagne 4 fut mouillé plus au large, et par conséquent placé dans de meilleures conditions d'aération; les murailles furent blanchies à la chaux, on projeta dans la cale une notable quantité d'eau chlorée, enfin on diminua le nombre de ses habitants. Plus tard quand le typhus se manifesta, dans presque toutes les localités, le conseil de santé estima qu'il y avait lieu de modifier la nourriture de tous les condamnés et de veiller avec grand soin à leur propreté; en conséquence, le ministre de la marine autorisa un repas par semaine de viande et de légumes frais, pour tous les forçats, en même temps qu'il leur fut prescrit de prendre des bains de mer, à des jours et heures fixes; dans la même délibération, le conseil demandait de hâter, par tous les moyens possibles, l'installation du bâtiment destiné à remplacer le bagne 4 et l'assainissement de quelques points malsains de la plage de Castigneau.

A leur sortie de l'hôpital, les individus qui avaient été atteints du typhus avaient dix jours de repos, mais avec la ration du forçat sans travail; le conseil, considérant que cet espace de temps était peu suffisant et que la nourriture n'était pas convenablement réparatrice, proposa de diriger les convalescents sur une salle particulière la salle 6, qui n'avait jamais donné des cas de typhus, fut naturellement préférée), de leur donner un mois de repos, des aliments substantiels et de les occuper à des travaux légers afin de les exposer au grand air et de leur procurer de cette manière un exercice convenable; ces mesures furent exécutées sur-le-champ, et les hommes purent ainsi reprendre des forces, avant de se livrer de nouveau à leurs rudes travaux.

B. — *Moyens prophylactiques locaux.* — Dès que quelques cas de typhus furent signalés dans l'hôpital du bagne, les malades furent isolés autant qu'on le put; les lits qu'ils occupaient furent convenablement espacés; on plaça sous chacun d'eux des vases remplis d'une dissolution de chlorure de chaux; en même temps, on étala sur des cordes tendues entre les piliers de la salle, des draps trempés dans la même dissolution et fréquemment imbibés, afin qu'il se fît constamment un dégagement lent et modéré de chlore; on veilla, avec le plus grand soin, à l'aération de la salle, et dès l'instant que le nombre des typhiques prit de l'extension, on laissa les fenêtres toujours ouvertes, pour obtenir une ventilation continue.

A la fin d'avril, quand les entrées devinrent plus fréquentes, qu'il y eut lieu de craindre les dangers de l'encombrement dans l'hôpital, on fit évacuer les fiévreux ordinaires et les blessés dans une localité du bagne destinée à loger les condamnés valides; l'immense salle de l'hôpital fut ainsi, tout entière, réservée aux typhiques; les convalescents étant devenus graduellement plus nombreux, on disposa pour eux une salle de l'hôpital Saint-

Mandrier, où ils trouvèrent des conditions hygiéniques favorables à leur rétablissement complet.

La propreté des lits fut toujours l'objet de la plus grande sollicitude : des alèzes doublées d'une toile cirée étaient placées sous le siége de chaque malade et renouvelées toutes les fois qu'elles étaient souillées par les déjections ; autour et sur les lits des typhiques qui exhalaient, au plus haut point, l'odeur particulière dont j'ai parlé, on faisait de fréquentes aspersions avec de l'hypochlorite de soude ; elles étaient pareillement pratiquées sur les linges sales qui étaient journellement envoyés à la buanderie, et sur les draps qui entouraient les cadavres, que l'on transportait le plus promptement possible à la morgue.

En même temps, j'avais conseillé à tout le personnel placé sous mes ordres de veiller avec soin à la propreté des parties qui étaient en contact avec les malades, et de prendre un léger repas, avant d'entrer dans la salle, à la visite du matin.

Je dois rapporter à toutes ces mesures sévèrement exécutées l'immunité dont nous avons presque tous joui, car, ainsi que je l'ai précédemment dit, très-peu d'individus parmi ceux qui donnaient à divers titres des soins aux malades, furent atteints par le fléau.

Dès que l'épidémie diminua d'une manière sensible, qu'un assez bon nombre de lits restèrent inoccupés, je proposai au conseil les mesures nécessaires pour assainir et désinfecter convenablement tous les objets de literie et la salle elle-même ; en conséquence, il fut recommandé de laver à grande eau et plusieurs fois les paillasses et les

matelas, de lessiver la laine, et de la fumiger à plusieurs
reprises avec du chlore, de brûler la paille, de changer
le transfilage, et de nettoyer avec soin, avec de l'eau
chlorée, le fer des lits; en même temps, on proposa de
blanchir toute la salle à la chaux et de peindre toutes les
boiseries; ces mesures s'exécutèrent avec promptitude et
furent pareillement appliquées à la partie de la salle 3,
qui avait été destinée aux convalescents et aux blessés.

OBSERVATIONS MÉDICALES.

Ire OBSERVATION. — Forme ataxo-adynamique ; éruption typhique le 8ᵉ jour, rares sudamina le 20ᵉ ; délire à la fin du 3ᵉ septénaire ; constipation opiniâtre ; convalescence franche au milieu du 4ᵉ septénaire.

Le nommé Berthaud, âgé de 21 ans, nᵒ 6119, provenant du bagne flottant nᵒ 4, condamné pour vol à 5 ans de travaux forcés, était au bagne depuis un an ; il y exerçait sa profession de cordonnier.

Le 16 octobre 1854, il était venu à l'hôpital pour une fièvre intermittente quotidienne qui céda à l'emploi du sulfate de quinine ; elle fut suivie d'une diarrhée abondante, contre laquelle les astringents et les opiacés furent heureusement administrés.

Dans le courant du mois d'avril 1855, il éprouva une vive céphalalgie, des douleurs dans les lombes, qui, légères d'abord, devinrent bientôt plus intenses, et se firent sentir aussi dans les membres inférieurs, surtout au niveau des articulations fémoro-tibiales ; des nausées fatigantes et une constipation opiniâtre accompagnaient cet état de malaise, dans lequel le malade resta huit jours ; il se présenta le 26 à l'ambulance, où on lui administra de l'ipéca, à doses vomitives ; le lendemain il fut dirigé sur l'hôpital.

Le 27 avril, à la visite du matin, il présentait les symptômes suivants :

Facies hébété ; face injectée, vultueuse, un peu bouffie, yeux humides à demi fermés par la paupière supérieure, qui paraît comme œdématiée ; fine injection des conjonctives ; démarche vacillante ; lenteur des réponses qui, du reste, sont claires et intelligentes ; céphalalgie assez forte, insomnie opiniâtre, surdité légère, voix un peu voilée.

Langue large, humide, recouverte d'un enduit blanchâtre au centre, rosée sur les bords et à la pointe ; lèvres sèches ; gencives rosées et humides sans fuliginosités ; vomissements abondants et cinq selles provoqués par le vomitif donné à l'ambulance ; un peu de sonorité dans la région du côlon transverse ; abdomen souple et indolore ;

Mouvements du cœur réguliers ; pouls plein et fréquent (110 pulsations) ; l'auscultation ne révèle rien de particulier dans la poitrine ; la percussion pratiquée sur les régions du foie et de la rate ne démontre ni douleur, ni volume plus grand de ces organes ; urines abondantes ; chaleur modérée à la peau, mais cependant plus élevée qu'à l'état normal.

Sur le tronc et aux points d'attache des membres se remarquent des taches d'une couleur rouge clair, ayant une largeur de 6 à 8 millimètres, à bords réguliers pour le plus grand nombre, irréguliers pour plusieurs ; leur centre est légèrement élevé au-dessus du niveau de la peau, et la pression ne les efface pas ; quelques pétéchies se montrent aussi au milieu des papules.

Ce condamné a été vacciné.

Prescription. — Oranges, café à l'eau, limonade citrique ; potion avec 1 gramme de sulfate de quinine.

28 *avril.* — Décubitus dorsal, yeux larmoyants, rebords des paupières chassieux ; coloration du visage plus marquée ; même céphalalgie ; stupeur plus prononcée, pas de sommeil ; conjonctives finement injectées ; narines humides ; un peu de toux, légère expectoration muqueuse ; lèvres sèches, langue sèche et murale, pas de nausées, pas de douleurs abdominales, pas de selles.

Prescription. — Café, oranges, limonade, le matin la potion au sulfate de quinine, le soir un julep avec 15 grammes d'acétate d'ammoniaque, 2 verres d'eau de Sedlitz à prendre de suite après la visite.

29 *avril,* 10e *jour depuis l'invasion.* — Même céphalalgie, stupeur plus marquée ; langue un peu humectée, mais moins large, le malade l'oublie sur les lèvres, quand il l'a sortie ; nausées plus fréquentes ; abdomen souple et indolore ; 3 selles demi-liquides par l'eau de Sedlitz.

Même prescription que la veille, moins l'eau de Sedlitz.

30 avril. — Céphalalgie plus intense, même stupeur, surdité plus manifeste ; l'injection des conjonctives est mieux marquée ; langue humide et presque lisse ; pas de selles ; pouls dur, sans fréquence.

Même prescription, plus deux verres d'eau de Sedlitz.

1er et 2 mai. — La céphalalgie persiste ; un peu moins de surdité, stupeur plus manifeste ; somnolence, réveil lent et pénible, décubitus dorsal, le corps glisse aux pieds du lit ; odeur typhique marquée, rappelant celle des feuilles de rue macérées dans l'eau ; langue recouverte d'un enduit épais, blanc jaunâtre et humide ; pas de fuliginosités ; 2 selles chaque jour ; pouls mou, peu fréquent (80 pulsations), chaleur de la peau modérée ; l'éruption prend une couleur plus foncée.

Prescription. — Limonade, oranges et café ; le matin, une potion avec 4 grammes d'extrait mou de quinquina ; le soir, un julep avec 15 grammes d'acétate d'ammoniaque ; vésicatoires aux deux mollets ; sinapisme à la nuque.

3 mai. — Pas de changement ; engorgement de la glande sous-maxillaire droite : mêmes potions.

4 mai. — Moins de stupeur, le regard est plus intelligent ; la langue s'humecte, une selle demi-liquide : la parotide du côté droit et la glande sous-maxillaire gauche se tuméfient.

Prescription. — Mêmes potions ; onction avec l'onguent napolitain et cataplasmes émollients sur les glandes engorgées ; le 5 et le 6, pas de changement dans l'état général.

7 mai, 19e jour depuis l'invasion, 10e depuis l'entrée à l'hôpital. — Stupeur plus prononcée, typhomanie, délire bruyant surtout le soir, langue humide, blanchâtre, pas de fuliginosités, abdomen souple, 1 selle pâteuse ; émission involontaire d'urines.

Prescription. — Potion musquée et camphrée à 50 centigr. ; promener des sinapismes sur les extrémités inférieures, exciter les vésicatoires des mollets.

8 mai. — Somnolence, même délire, quelques régurgitations ; pouls dépressible et sans fréquence (60 pulsations) ; l'éruption pâlit et tend à s'effacer ; sudamina très-nombreux à sommets arrondis d'un blanc mat, occupant toute la paroi antérieure de l'abdomen et la région sternale.

Même prescription, de plus tisane vineuse, et quelques cuillerées de vin de Malaga.

9 mai. — La somnolence continue, subdelirium ; persistance de la surdité, vomissements de matières jaune-paille très-liquides ; pas de selles, desquamation de l'épiderme aux points occupés par les sudamina. Tuméfaction plus marquée de la glande sous-maxillaire gauche ; pas de changement dans le gonflement parotidien.

Même prescription, de plus 2 verres eau de Sedlitz.

10 mai. — Un peu d'amélioration ; un peu de sommeil la nuit, le délire a cessé ; la parotide gauche se tuméfie, pas de selles.

Prescription. — Potion purgative à l'huile de ricin.

11 et 12 mai. — L'amélioration se soutient, 2 selles par le purgatif, le malade demande des aliments.

Prescription. — Crème de pain, tisane vineuse, 60 grammes de vin de quinquina en deux doses.

13 mai. — L'intelligence est parfaite ; l'appétit se fait vivement sentir, la tuméfaction des glandes diminue ; un peu de conjonctivite à l'œil droit ; un peu de faiblesse dans la vue de ce côté.

Prescription. — Crème de pain et chocolat ; mêmes moyens que la veille, de plus un collyre avec sulfate de zinc et laudanum, 30 centigrammes de chaque pour 100 grammes eau de plantain.

Les jours suivants, la convalescence se consolide, la conjonctivite diminue ; des aliments plus substantiels sont donnés au malade. Le 16, il est évacué aux convalescents de Saint-Mandrier, d'où il sort complétement guéri le 29, après 32 jours de séjour à l'hôpital, et 40 jours après le début de la maladie (1).

IIe OBSERVATION. — Forme rémittente ataxique ; éruption typhique le 5e jour ; anesthésie cutanée et délire intermittent le 6e ; éruption partielle de sudamina le 11e ; convalescence franche le 19e.

____

(1) Quand j'ai exposé le traitement médical du typhus, j'ai donné les formules que je prescrivais habituellement dans les diverses périodes de la maladie ; pour éviter des répétitions et des longueurs, je me suis borné à les indiquer dans les présentes observations.

Le nommé Polidori, âgé de 30 ans, n° 3718, provenant du bagne 4, condamné pour complicité de meurtre à 10 ans de travaux forcés, au bagne depuis 6 ans, où il était occupé au creusage des fossés des pilotis de Castigneau, exerçait avant sa condamnation le métier de marchand.

Depuis cinq jours, cet homme éprouvait une céphalalgie gravative, des douleurs dans les lombes et dans les membres, de l'anorexie, une soif vive; reçu à l'hôpital le 5 mai 1855, il présentait, au moment de son entrée, les symptômes suivants :

Forte céphalalgie, insomnie, stupeur; face rouge, vultueuse, paupières légèrement tuméfiées; conjonctives injectées; un peu de larmoiement; démarche chancelante.

Lèvres sèches et rouges, langue large, humide, avec enduit blanchâtre au centre, rosée sur les bords; gencives à coloration normale; pas de douleur à l'épigastre; sentiment de tension dans les hypocondres; ventre souple, indolore à la pression; pas de gargouillement dans la fosse iliaque droite; pas de selles depuis trois jours; urines abondantes.

Narines humides; toux sèche sans expectoration; l'auscultation ne révèle aucun bruit anormal dans la poitrine, les mouvements respiratoires s'exécutent bien (28 inspirations).

Battements du cœur réguliers, mais un peu accélérés; pouls fréquent, sans dureté (100 pulsations), chaleur de la peau augmentée.

On remarque sur le tronc et principalement à la partie antérieure de la poitrine, un assez grand nombre de papules rosées encore peu apparentes; elles ne s'effacent pas sous la pression des doigts.

Cet homme a eu la petite vérole.

Prescription. — Oranges, café, limonade, 2 verres d'eau de Sedlitz.

6 *mai. Visite du matin.* — Même stupeur, moins de céphalalgie; la langue est un peu nettoyée; selles fréquentes pendant la nuit; un peu moins de fréquence dans le pouls (90 pulsations); chaleur de la peau abaissée.

Prescription. — Potion avec 1 gramme de sulfate de quinine.

A midi. — La stupeur est devenue plus prononcée; air d'hébétude; réponses lentes, ou même silence complet, après la

visite du matin ; à 11 heures, un peu d'agitation et de loquacité ;
à midi, agitation extrême, le malade se lève de son lit et pousse
des cris perçants ; prie ceux qui l'entourent de le tuer, s'empare
du gobelet d'étain, placé sur la planche de son lit et s'en frappe
fortement le front, qui en ce moment était couvert d'une sueur
abondante ; la camisole de force devient nécessaire pour maintenir ses mouvements désordonnés, et l'empêcher de se faire
du mal.

Prescription. — Potion musquée et camphrée à 50 centigrammes ; vésicatoires aux deux mollets.

A 4 heures. — Stupeur profonde ; anesthésie complète de
toute la surface cutanée, facies hébété, yeux fermés ; le malade
ne répond plus aux questions qu'on lui adresse ; une selle.

Prescription. — Renouveler la potion ; sinapismes à la partie
interne des cuisses ; frictions générales avec le baume Opodeldoch.

A 8 heures du soir. — Agitation très-grande, cris, contractures
des muscles à la face ; sueurs abondantes.

A 9 heures. — Le malade est tranquille, le visage s'épanouit, il
parle avec les infirmiers et le chirurgien de garde ; l'anesthésie
cutanée est moins marquée, sueurs abondantes ; selles diarrhéiques nombreuses.

7 mai, à 7 heures du matin. — Il existe encore un peu de stupeur, mais le délire a cessé, le malade répond d'une manière
nette aux questions qu'on lui adresse ; langue blanche et humide ;
abdomen à l'état normal ; pouls dépressible, sans fréquence
(80 pulsations).

Prescription. — Oranges, limonade, café, potion avec 2 gr.
de sulfate de quinine, à prendre par cuillerées toutes les demi-
heures.

9 heures du soir. — Même accès que la veille ; agitation
extrême, délire, efforts pour se lever du lit, le pouls s'élève de
80 à 110 pulsations ; l'accès est de courte durée.

8 mai, au matin. — Le malade est calme, l'intelligence est
assez nette, chaleur naturelle à la peau ; pouls à 105 ; langue
humide, deux selles pâteuses ; l'éruption typhique pâlit ; l'anesthésie est dissipée.

Prescription. — Continuation du sulfate de quinine.

Le soir à 7 heures. — Nouvel accès, mais très-léger.

9 *mai.* — A peine un peu d'agitation à 7 heures du soir ; même potion.

10 *mai.* — A 7 heures et demie du soir, nouvel accès, assez intense, le malade est agité et pousse des cris aigus ; forte chaleur à la peau, pas de sueurs ; la potion au sulfate de quinine a été prescrite à la visite du matin ; le soir on ordonne des lotions générales avec l'oxycrat.

11 *mai.* — Le malade est calme au moment de la visite du matin, il a toute sa lucidité d'esprit ; mais ses yeux sont brillants et fortement injectés ; les lèvres sont un peu tremblantes ; langue peu humectée ; une selle abondante ; pouls presque normal (80 pulsations).

Continuation de la potion précédente.

A midi. — Nouvel accès qui dure jusqu'à 2 heures, et pendant lequel le malade délire, pousse des cris perçants et s'agite en tous sens ; le pouls est fréquent (105 pulsations); cet accès se termine par des sueurs abondantes.

Le soir, sudamina sur le front et le nez seulement; le malade est calme. — Julep avec 5 centigrammes de chlorure morphique.

12 *mai.* — Sommeil vers la fin de la nuit; intelligence nette, langue un peu sèche; une selle; pouls large et fréquent, peau sèche et chaude ; l'éruption typhique a disparu, la desquamation se manifeste sur le front et le nez occupés par les sudamina.

Prescription. — Même potion au sulfate de quinine ; lotions générales avec l'oxycrat. Continuation le soir du julep morphiné.

13 *mai.* — Intelligence moins libre, un peu de stupeur; langue sèche, un peu de météorisme, une selle; pouls mou, dépressible (70 pulsations); chaleur naturelle à la peau.

Prescription. — Café, tisane vineuse au quart coupée avec trois quarts eau de Seltz ; julep avec 4 grammes d'extrait mou de quinquina.

14 *mai.* — Amélioration sensible; la stupeur a disparu, ainsi que le météorisme ; langue encore sèche, plusieurs selles liquides; un peu de surdité, même état du pouls et de la peau. — Même prescription.

15 *mai.* — Le mieux se soutient, la langue est humectée ;

l'appétit revient. Quelques aliments légers sont donnés au malade, même prescription du reste.

19 *mai*. — Convalescence franche.

Polidori fut évacué le 20 dans la salle des convalescents, et le 23 à l'hôpital Saint-Mandrier, d'où il sortit entièrement guéri le 29, après 23 jours de séjour à l'hôpital, et le 28e jour depuis l'invasion de la maladie.

IIIe Observation. — Forme ataxo-adynamique; éruption typhique le 3e jour, délire le 7e, convalescence franche le 22e jour.

Le nommé Franceschini, n° 4715, âgé de 28 ans, provenant de la salle 5, section des indociles, condamné pour tentative d'assassinat à 10 ans de travaux forcés; au bagne depuis 4 ans, exerçait avant sa condamnation la profession de laboureur.

D'une haute taille et d'un embonpoint en apparence très-développé, cet homme a les chairs molles et flasques, le teint jaunâtre, état dû certainement aux mauvaises conditions hygiéniques de la salle des indociles.

Le 16 mai 1855, Franceschini éprouva une céphalalgie d'abord supportable, mais qui alla graduellement en augmentant, et fut bientôt accompagnée de perte d'appétit, de vives douleurs dans les lombes et les membres inférieurs; ces symptômes s'exaspérèrent jusqu'au 19, jour de son entrée à l'hôpital; il présentait alors les symptômes suivants :

Céphalalgie vive occupant toute la tête; un peu de stupeur; facies comme bouffi et peu coloré; paupières tuméfiées, conjonctives injectées; douleurs dans les lombes et les membres abdominaux; démarche chancelante; malaise général; frissons existant depuis trois jours.

Langue large, blanchâtre, humide; douleur à l'épigastre et dans les hypochondres; abdomen souple et indolore; selles régulières, une par jour.

La percussion fait reconnaître un volume plus considérable du foie qui déborde d'environ 3 centimètres le rebord des fausses côtes, et s'avance jusque vers l'épigastre; volume normal de la rate.

Toux très-fréquente, exaspérant les douleurs épigastriques et des hypocondres ; pas d'expectoration ; un peu de râle muqueux sous les clavicules ; respiration lente et normale.

Mouvements de cœur réguliers, pouls large, sans fréquence (80 pulsations) ; chaleur modérée à la peau, éruption papuleuse très-apparente sur le tronc et les membres.

Douleur à la région hypogastrique ; urines abondantes et naturelles.

Franceschini a été vacciné.

Prescription. — Ipéca émétisé après la visite ; le soir, potion avec 15 grammes d'acétate d'ammoniaque.

20 *mai.* — Moins de céphalalgie, de malaise et de stupeur ; vomissements abondants et bilieux par l'ipéca, deux selles. Même état du reste.

Prescription. — Oranges, café et tilleul ; potion avec 1 gr. de sulfate de quinine le matin ; le soir, potion avec l'acétate d'ammoniaque.

21 *mai.* — Amélioration notable, le malade demande des aliments et dit n'éprouver aucune douleur ; cependant les frissons du soir persistent.

Même prescription.

22 *mai, 6ᵉ jour depuis l'invasion.* — Un peu de somnolence ; hébétude de la face ; bouffissure persistante de cette partie ; injection des conjonctives plus manifeste ; langue blanchâtre, abdomen normal, quatre selles dont deux involontaires ; pouls plus fréquent et plus accéléré (100) ; peau chaude ; l'éruption prend une couleur plus foncée et devient presque confluente sur la poitrine où se rencontrent de nombreuses pétéchies ; odeur typhique manifeste.

Même prescription.

23 *mai.* — Délire toute la nuit ; stupeur plus prononcée, le malade ne répond pas aux questions qu'on lui adresse.

Langue sèche et couverte d'un enduit épais et visqueux, qui recouvre les dents et invisque les lèvres ; abdomen normal ; une selle involontaire.

Pouls large, fréquent (110), peau chaude ; l'éruption a pris une couleur garance très-prononcée.

M. Mélier, inspecteur général des établissements sanitaires, examine ce malade à la visite du matin ; il émet l'avis qu'une saignée du bras serait peut-être utile; mais considérant que ce condamné, depuis longtemps au bagne, est, depuis plusieurs mois, détenu dans la salle des indociles, où sa constitution a dû nécessairement s'affaiblir et conséquemment son sang s'appauvrir, je ne puis me ranger à l'opinion de mon très-honorable confrère.

Prescription. — Café, oranges et tilleul, potion musquée et camphrée à 1 gramme; vésicatoires aux deux mollets.

24 *mai.* — Délire, cris, agitation extrême, le malade veut sortir de son lit; la camisole de force est nécessaire pour paralyser ses efforts; ne pouvant agir avec ses mains, il cherche à mordre; les autres symptômes sont dans le même état; le pouls est à 120; il y a eu 2 selles involontaires.

Même prescription, de plus un vésicatoire à la nuque.

25 *mai.* — Pas de changement.

26 *mai.* — Un peu moins de délire; la camisole de force n'est plus nécessaire; mouvements typhomaniques; mâchonnements continuels; langue sèche, murale; lèvres agglutinées par des mucosités épaisses; 2 selles involontaires, pouls à 90.

Prescription. — Café, oranges et tilleul, même potion.

27 *mai.* — Même état, les selles sont toujours involontaires; même potion, lavement avec 250 grammes de vin rouge.

28 *mai.* — Plus de délire, plus d'agitation; le facies est encore empreint de stupeur, mais le malade répond aux questions qu'on lui adresse; les conjonctives présentent, aux deux angles, des taches ecchymotiques très-rouges : langue brunâtre et sèche; pas de selles involontaires depuis le lavement vineux; pouls à 90; l'éruption pâlit. (Même prescription.)

29 *mai.* — Un peu de somnolence, mais amélioration des autres symptômes, la langue s'humecte, 2 selles volontaires; le facies s'anime, les yeux sont moins injectés et plus brillants; amaigrissement marqué du visage. (Même prescription.)

30 *mai.* — Mieux prononcé, l'intelligence est presque parfaite; l'éruption prend une teinte jaune; langue humide.

Prescription. — Tisane vineuse, julep avec 3 grammes d'extrait mou de quinquina : faire sécher les vésicatoires.

31 *mai.* — L'éruption a disparu; quelques légères furfures apparaissent sur la poitrine et les membres; pouls à 80; le vo-

lume de foie a sensiblement diminué, les urines sont claires et limpides.

Prescription. — Crème de pain, quart de vin de Malaga ; tisane vineuse, potion avec 3 grammes d'extrait de quinquina.

1er *juin.* — Le mieux continue ; quelques heures de sommeil ; même prescription.

2 *juin.* — Amélioration complète, le malade demande des aliments ; le lendemain, il est évacué dans la salle des convalescents.

4 *juin.* — Vive céphalalgie avec forte pesanteur de tête, bourdonnements dans les oreilles, vertiges, chaleur à la peau, fréquence du pouls, pas d'appétit. (Deux inhalations d'éther.)

Le 6, plus de céphalalgie, tête libre, amélioration notable, il reste seulement un peu de surdité ; le 8, la convalescence se déclare, des aliments substantiels sont donnés au malade ; le 14, il est évacué à l'hôpital Saint-Mandrier ; il en sort le 27 parfaitement guéri, 41 jours après le début de la maladie, le 39e jour depuis l'entrée à l'hôpital.

IV° OBSERVATION. — Forme ataxique ; éruption typhique le 5e jour ; délire le 12e ; salivation critique le 16e ; escarre au scrotum, convalescence franche le 23e jour.

Le nommé Rebaud, âgé de 33 ans, n° 3406, né à Saint-Jean (Loire), où il exerçait la profession de marinier, provenait du bagne n° 4 ; condamné pour vol à 10 ans de travaux forcés, au bagne depuis 7 ans, il était employé à Castigneau à l'embarquement du charbon.

D'une constitution forte et musculeuse, cet homme fut atteint, le 16 mai, d'une vive céphalalgie avec frissons et malaise général ; bientôt l'appétit se perdit, les forces faiblirent, et il fut obligé de se présenter à l'ambulance, d'où il fut dirigé sur l'hôpital, le 20 mai à 9 heures du matin.

Il présente les symptômes suivants :

Céphalalgie intense, facies rouge, vultueux, yeux larmoyants, paupières légèrement tuméfiées, conjonctives rosées, sans injection bien appréciable ; pupilles un peu contractées ; démarche incertaine, vacillante ; douleurs contusives dans les membres ; rachialgie ; peu de stupeur.

Langue large, humide, à enduit blanchâtre; coloration normale des gencives et des lèvres, bouche mauvaise, pâteuse, soif vive, anorexie, quelques nausées, pas de vomissements, pas de douleur dans l'abdomen, qui est souple et de forme normale; un peu de gargouillement dans les fosses iliaques des deux côtés et le long des côlons, 2 selles ordinaires : la rate et le foie ne présentent rien d'anormal.

Un peu de toux, sans expectoration notable ; un peu de coryza, pas de douleurs dans la poitrine, sentiment de pression dans les deux hypocondres; un peu de râle muqueux aux régions sous-claviculaires.

Mouvements du cœur réguliers, un peu accélérés; pouls large, fréquent (120 pulsations), chaleur à la peau; frissons continuels; pas d'éruption, urines abondantes, Rebaud n'a été ni vacciné, ni variolé.

Prescription. — Ipéca émétisé.

Le soir, vomissements bilieux répétés, 3 selles; un peu de diminution dans la céphalalgie: un peu moins de malaise, et de chaleur à la peau; les frissons continuent.

Prescription. — Oranges, café et tilleul, potion avec 1 gramme de sulfate de quinine.

21 *mai*. — Pas de sommeil; la céphalalgie a repris sa première intensité ; injection bien marquée des conjonctives, surtout aux parties exposées; un peu de stupeur: langue sans enduit, mais peu humectée ; plus de gargouillement dans l'abdomen, qui est souple et indolore, 2 selles; pouls fréquent (100), un peu moins de chaleur à la peau; plus de frissons, l'éruption commence à se manifester sur le tronc et les membres : odeur typhique assez sensible.

Prescription. — Oranges, café et tilleul, potion au sulfate de quinine le matin; potion avec 15 grammes d'acétate d'ammoniaque le soir. — Lotions générales avec l'oxycrat; 16 sangsues aux apophyses mastoïdes.

22 *mai*. — Les sangsues ont donné un écoulement abondant; un peu moins de céphalalgie; langue large et pâteuse; abdomen normal ; 1 selle ; légère douleur à la région sternale ; sentiment de pression dans les hypocondres un peu plus prononcé; respiration normale ; rien de particulier dans la poitrine; pouls à 90.

Prescription. — Mêmes potions; ventouses sèches aux hypocondres et à la région sternale.

23 *mai.* — Même état général; les douleurs ont disparu; le pouls est presque naturel (80 pulsations); chaleur vive et âcre à la peau, 1 selle.

Prescription. — Oranges, limonade et café, potion avec l'acétate d'ammoniaque, lotions générales avec l'oxycrat.

24 *mai.* — Délire et agitation toute la nuit, stupeur très-manifeste ce matin; yeux humides et chassieux, faciès d'une couleur comme plombée; langue large pâteuse, le malade l'oublie sur les lèvres quand il l'a sortie; rien du côté de l'abdomen, 1 selle; pouls large, sans fréquence, moins de chaleur à la peau; l'odeur typhique est plus marquée et rappelle celle qu'exhalent les crotales.

Prescription. — Limonade, oranges et café; lotions générales avec l'oxycrat; potion camphrée et musquée à 1 gramme; vésicatoires aux mollets.

25 *mai.* — Moins d'agitation, mais persistance du délire, décubitus dorsal, stupeur plus marquée; faciès cyanosé; langue large, humide, recouverte d'un enduit blanc, jaunâtre; selles liquides et involontaires; pouls large, peu fréquent (84). Chaleur modérée à la peau; l'éruption très-apparente sur tout le corps a pris une coloration rouge garance, principalement sur les membres; toux fréquente, râle muqueux à grosses selles aux régions sous-claviculaires; expectoration abondante de crachats blanchâtres, visqueux, difficiles à détacher.

Prescription. — Café, orange, tilleul, même potion.

26 *mai.* — Pas de changement notable, même traitement.

27 *mai.* — Moins de délire et de stupeur; moins de cyanose, abattement des forces : langue recouverte d'un enduit très-épais, pas de fuliginosités; cette nuit, vomissements abondants de matières verdâtres; pas de douleurs à l'épigastre; abdomen souple et indolore, 1 selle involontaire; pouls large, facile à déprimer et peu fréquent (80); douleurs contusives dans les muscles des bras; l'odeur typhique persiste.

Même prescription, de plus un lavement avec 150 grammes de vin rouge, que l'on renouvelle le soir.

28 *mai.* — Pas de changement.

29 *mai*. — Presque plus de stupeur; léger délire ce matin; dans la journée, le malade répond très-clairement aux questions qu'on lui adresse; langue large, humide, salivation abondante, la salive est liquide, filante, à réaction alcaline, et s'écoule facilement de la cavité buccale; pas de douleurs abdominales; selles volontaires; les vomissements ont cessé; l'éruption pâlit. (Même prescription.)

30 *mai*. — Un peu de subdelirium; la salivation continue; état général meilleur; pouls mou et dépressible à 60.

Prescription. — Café; tisane vineuse; julep avec 4 grammes d'extrait de quinquina; lavement vineux.

31 *mai*. — La salivation continue; l'intelligence est plus active; les réponses du malade plus nettes; les yeux sont plus expressifs; le facies s'anime, la cyanose disparaît; langue large et humide, selles pâteuses et volontaires; le pouls s'est relevé sous l'influence des lavements vineux (90); le malade se plaint de douleurs générales dans tout le corps et principalement au scrotum; cette enveloppe présente, en effet, à la partie moyenne et inférieure, une escarre dure, de couleur terreuse, occupant les deux côtés du raphé, s'étendant plus à gauche qu'à droite, ayant environ 4 centimètres de diamètre; on n'observe autour d'elle aucune trace d'inflammation.

Prescription. — Tisane vineuse; julep avec 5 grammes d'extrait de quinquina; cataplasme vineux sur le scrotum.

1er *juin*. — Amélioration générale, la salivation a cessé, même prescription.

Les jours suivants, le mieux se soutient, l'appétit se prononce, des aliments légers sont prescrits au malade; l'escarre du scrotum se limite; elle se détache le 4, la plaie se cicatrise promptement; le 7, il est évacué dans la salle des convalescents de Saint-Mandrier; il en sort le 13 parfaitement guéri, le 31e jour depuis le début de l'affection, le 26e depuis son entrée à l'hôpital.

Ve OBSERVATION. — Forme inflammatoire au début; ataxique à la fin; éruption le 7e jour; délire le 9e; persistance de la céphalalgie jusqu'au 17e; convalescence franche à la fin du 3e septénaire.

Le nommé Deleuvre, âgé de 22 ans, n° 4769, provenant du

bagne 2, condamné à 6 ans de travaux forcés; au bagne depuis 3 ans, exerçait avant sa condamnation la profession de ferblantier; il était employé au Mourillon à la buanderie des forçats.

D'une taille moyenne et d'une constitution forte et athlétique, cet homme éprouva, le 5 juin 1855, une céphalalgie très-vive avec douleurs contusives dans les membres et abattement des forces; malgré cet état, il put continuer son travail pendant deux jours; mais la céphalalgie s'étant aggravée, il fut reçu à l'hôpital le 7 à 4 heures et demie du soir; il présentait les symptômes suivants :

Céphalalgie intense; face rouge et vultueuse; tuméfaction des paupières; conjonctives injectées; pupilles normales; rachialgie et douleurs contusives dans les membres;

Lèvres sèches et rouges, langue large, recouverte d'un enduit saburral épais, bouche pâteuse, soif vive, anorexie, pas de douleurs abdominales, constipation depuis trois jours; la rate et le foie sont à l'état normal;

Léger corzya, un peu de toux, douleurs sous-sternales gravatives, un peu de râle muqueux sous les clavicules;

Mouvements du cœur réguliers et accélérés; pouls à 120; chaleur sèche à la peau; pas d'éruption.

Cet homme a été vacciné.

Prescription. — Potion vomitive.

8 *juin.* — Un peu moins de céphalalgie; injection des conjonctives plus marquée; mêmes douleurs dans les membres; enduit moins épais de la langue, qui est large et humide; vomissement bilieux par l'ipéca, pas de selles; la douleur sous-sternale, la toux et les râles ont disparu; pouls large, plein, dur et fréquent (130 pulsations); chaleur vive à la peau; pas d'éruption.

Prescription. — Limonade et oranges; saignée de 400 grammes; lavement avec 50 grammes de sulfate sodique.

Le soir. — Un peu d'amélioration, la céphalalgie persiste, mais moins intense; même état vultueux de la face; même injection des conjonctives, moins de fréquence dans le pouls (110), chaleur vive et sèche à la peau, 1 selle par le lavement.

Prescription. — Limonade et oranges; potion avec 2 grammes de sulfate de quinine; lotions générales avec l'oxycrat, compresses froides sur le front.

9 *juin*. — Persistance de la céphalalgie ; coloration moins marquée de la face ; conjonctives toujours injectées ; un peu de stupeur ; pouls large, fréquent ; même chaleur à la peau ; langue humide à enduit épais, soif vive.

Prescription. — Eau froide pour boisson, oranges et café, même potion, mêmes lotions ; sinapismes à promener sur les membres inférieurs.

10 *juin*. — La stupeur se prononce davantage ; même état du reste, même prescription, de plus vésicatoires aux mollets.

11 *juin*. — L'éruption commence à paraître sur la poitrine et la partie supérieure des bras ; moins de chaleur à la peau ; même médication.

12 *juin*. — L'éruption est plus prononcée et plus abondante.

13 *juin*. — Langue sèche, roulée sur elle-même (langue de perroquet) ; plusieurs selles liquides ; hébétude, délire toute la nuit ; céphalalgie vive ; chaleur de la peau très-prononcée ; les papules typhiques ont envahi le tronc, sont devenues plus larges et d'une couleur plus foncée ; un grand nombre de pétéchies s'observent au milieu d'elles.

Prescription. — Limonade, café et oranges, potion musquée et camphrée à 50 centigrammes.

14 *juin*. — Même état, même médication.

15 *juin*. — Vive agitation toute la nuit, un peu de calme pendant le jour, résolution des membres ; la langue est sèche et rétractée ; pouls accéléré (140 pulsations), chaleur ardente à la peau ; les papules dont la coloration est plus manifeste s'étendent à tous les membres et jusque sur le dos des pieds et la face dorsale des mains ; odeur typhique très-marquée ; chaleur vive à la peau. (Même prescription, de plus lotions générales avec l'oxycrat.)

16 *juin*. — Même état, langue toujours sèche, abdomen souple et indolore, pas de selles depuis 24 heures.

Prescription. — Potion purgative à l'huile de ricin le matin ; potion musquée et camphrée le soir.

17 *juin*. — Moins de délire et d'hébétude ; céphalalgie plus intense depuis hier au soir ; 2 selles copieuses par le purgatif ; pouls moins accéléré ; un peu de moiteur à la peau.

Prescription. — Limonade, café et oranges ; suspendre les

lotions avec l'oxycrat; potion avec 3 grammes de chlorhydrate d'ammoniaque.

18 juin. — Amendement immédiat de la céphalalgie sous l'influence de la potion au chlorhydrate d'ammoniaque; plus de délire, faciès plus intelligent; le malade répond aux questions qu'on lui adresse; vives douleurs dans les membres; langue humide, 1 selle.

Prescription. — Café et limonade, julep avec 4 grammes d'extrait de quinquina.

Les jours suivants, l'amélioration continue, la soif se modère, l'appétit renaît, l'éruption pâlit et s'efface, une légère desquamation s'observe sur les points qu'elle occupait, surtout au cou et à la poitrine; selles régulières et naturelles : des aliments légers sont prescrits au malade : le 25 il est évacué à Saint-Mandrier; il en sort guéri le 2 juillet; 28ᵉ jour depuis l'invasion et le 25ᵉ depuis l'entrée à l'hôpital.

VIᵉ OBSERVATION. — Forme ataxo-adynamique, constipation au début; éruption le 5ᵉ jour, délire du 6ᵉ au 11ᵉ, convalescence franche le 14ᵉ.

Le nommé Legros, âgé de 23 ans, n° 5142, provenant du bagne 4, condamné aux travaux forcés à perpétuité, au bagne depuis 3 ans, était employé à l'embarquement du charbon à Castigneau; il exerçait avant sa condamnation la profession de garçon marchand de vin.

D'une constitution vigoureuse, il n'avait jamais été malade depuis son arrivée au bagne; il avait été vacciné.

Le 8 juin 1855, Legros éprouva du malaise, du dégoût pour les aliments, et une assez grande faiblesse; cependant il continua son travail pendant quelques jours; mais le 12 une forte céphalalgie se déclara, accompagnée de frissons généraux, de soif vive, et de douleurs dans les membres inférieurs. Le lendemain 13 juin, il se présenta à la visite de l'ambulance, et fut envoyé à l'hôpital à 9 heures du matin; il offrait alors les symptômes suivants :

Céphalalgie vive, occupant toute l'étendue de la tête et surtout la région frontale; insomnie; faciès hébété; paupières légèrement tuméfiées, conjonctives fortement injectées; face colorée;

forte rachialgie; douleurs dans les membres inférieurs, surtout
dans les articulations des genoux; démarche vacillante comme
dans l'ivresse, décubitus dorsal;

Langue large, recouverte d'un enduit épais et blanchâtre;
liquides salivaires et buccaux à réaction acide; anorexie, soif
vive, haleine fétide; quelques nausées, un peu de douleur dans
les hypocondres, abdomen de forme normale; constipation depuis 3 jours;

Un peu de toux sèche exaspérant la céphalalgie; pas d'expectoration, narines légèrement humides; voix lente et couverte;
léger râle muqueux au sommet des poumons; sonorité complète dans toute l'étendue de la poitrine;

Mouvements du cœur réguliers et légèrement accélérés; pouls
large sans dureté, ni fréquence (90); peau chaude; éruption
typhique, discrète sur la poitrine et la partie supérieure des membres thoraciques; urines abondantes, acides, un peu huileuses
et claires.

Prescription. — Oranges, café et tilleul. — Potion vomitive.

Soir. — Vomissements abondants; 1 selle, l'enduit de la langue est moins épais, la céphalalgie moins intense; même état du
reste. — Potion avec 1 gramme de sulfate de quinine.

14 *juin.* — Un peu moins de céphalalgie; léger délire cette
nuit, même insomnie; injection des conjonctives plus manifeste;
stupeur plus apparente; intelligence paresseuse; le malade répond lentement aux questions qu'on lui adresse; langue large,
blanchâtre, peu humectée; pas de selles; la toux a disparu; pouls
large et peu accéléré (86). Peau moite et chaude; l'éruption est
mieux dessinée et constituée par des papules et des pétéchies.

Prescription. — 2 verres d'eau de Sedlitz après la visite; potion au sulfate de quinine dans la journée; le soir potion avec
l'acétate d'ammoniaque, 15 grammes.

15 *juin.* — Pas de changement; la constipation persiste.

Prescription. — Potion purgative à l'huile de ricin; le soir
potion à l'acétate d'ammoniaque.

16 *juin.* — Stupeur plus profonde; paroles incohérentes;
conjonctives suffusées de sang; face d'une couleur plombée et
comme cyanosée; contractions violentes des muscles de la mâchoire inférieure rendant difficile l'administration des boissons et

des remèdes; le malade ne répond plus aux questions qu'on lui adresse; résolution générale des membres; un peu moins de sensibilité à la peau, dont la température est assez élevée; l'éruption est bien caractérisée et très-colorée; même état du pouls; plusieurs selles jaunâtres et fétides par le purgatif.

Prescription. — Café, oranges et tilleul; julep avec 5 centigrammes de chlorure morphique.

Le malade parvient, vers midi, à prendre ses médicaments, et semble plus éveillé; les contractures de la face ont cessé; le soir, l'intelligence paraît encore plus vive. — Julep avec 15 grammes d'acétate d'ammoniaque.

17 *juin*. — Délire violent cette nuit; le malade s'est levé plusieurs fois de son lit; la cyanose de la face persiste; les contractions des muscles des mâchoires ont cessé; langue sèche et rouge; soif vive; abdomen souple et indolore; pouls à 110; odeur typhique très-manifeste. — 1 selle.

Prescription. — Café, oranges, tilleul et eau froide; dans la journée, potion musquée et camphrée à 1 gramme; — le soir, potion avec 5 centigrammes de chlorure morphique.

18 *juin*. — Délire avec cris, agitation toute la nuit; ce matin le malade récite d'une voix haute et accentuée des morceaux de drames, de comédies; si on l'interroge, il répond avec assez de netteté, et reprend ensuite sa manie déclamatoire; pouls concentré et accéléré (130).

Le soir, même délire loquace, mais moins volubile.

Prescription. — Café, oranges, limonade; mêmes potions; vésicatoires aux deux mollets.

19 *juin*. — Même forme de délire pendant toute la nuit; un peu de calme ce matin; hébétude et cyanose de la face; injection très-marquée des conjonctives; langue sèche; abdomen souple, indolore, sans météorisme, 1 selle d'un jaune noirâtre, peu fétide; urines abondantes; pouls à 112. — Même prescription.

20 *juin*. — Stupeur plus prononcée; le malade ne répond plus aux questions qu'on lui adresse; pourtant il dirige ses regards vers la personne qui l'appelle; langue un peu humide; soif vive, 1 selle pâteuse et noirâtre; un peu de sensibilité à la région splénique; la percussion donne à la rate les dimensions suivantes : 10 centimètres de longueur; 6 centimètres de largeur; ces dimensions sont plus grandes que celles de l'état normal. — Même prescription.

21 *juin*. — Tranquillité parfaite pendant la nuit; facies plus intelligent; yeux ouverts et brillants; langue large et humide avec un léger enduit blanchâtre, soif toujours vive ; 1 selle; presque plus de douleur à la région splénique; pouls à 112, large et dépressible ; chaleur naturelle à la peau; l'éruption a pâli sensiblement ; commencement de desquamation par légères furfures.

Prescription. — Oranges, limonade et café, potion avec 20 gr. d'acétate d'ammoniaque.

Les jours suivants, l'amélioration se maintient et se développe graduellement; le volume de la rate diminue; des aliments légers sont prescrits au malade ; une convalescence franche s'établit le 24 juin, 16ᵉ jour depuis l'invasion ; le 28, Legros est évacué à l'hôpital Saint-Mandrier; il en sort guéri le 1ᵉʳ juillet, 22ᵉ jour depuis le début de la maladie, le 19ᵉ depuis l'entrée à l'hôpital.

VIIᵉ OBSERVATION. — Forme ataxique; éruption typhique le 8ᵉ jour ; délire le 10ᵉ ; convulsions choréiques le 14ᵉ; mort le 15ᵉ.

Le nommé Perrot, nᵒ 19, âgé de 46 ans, provenant du bagne 4, condamné pour vol à 20 ans de travaux forcés, exerçait avant sa condamnation la profession de boucher ; au bagne depuis 18 ans, il était employé aux travaux de terrassements de Castigneau; cet homme avait eu, à plusieurs reprises, des accès de fièvre intermittente quotidienne.

Perrot, un des premiers atteint par l'épidémie, entra à l'hôpital le 24 mars à 9 heures du matin ; il se plaignait d'éprouver depuis cinq jours de la céphalalgie, des douleurs générales dans les membres et dans la région lombaire et quelques frissons; à son arrivée à l'hôpital, il présentait les symptômes suivants :

Yeux brillants, conjonctives injectées et de couleur comme safranée, le facies exprime la souffrance; un peu de stupeur;

Langue large, sèche, sans enduit notable ; anorexie, soif vive, quelques nausées dans les premiers jours, mais n'existant plus aujourd'hui; pas de vomissements; abdomen de forme normale, légèrement douloureux à la région ombilicale et dans la fosse iliaque gauche; pas de selles depuis six jours; par la percussion on constate une augmentation considérable de la rate; cet organe s'étend jusque dans la fosse iliaque gauche;

Toux fréquente, sans douleur thoracique bien marquée; narines sèches; respiration normale; un peu de râle muqueux se fait entendre par intervalles dans les régions sous-claviculaires et interscapulaire, mouvements du cœur précipités et peu étendus; pouls fréquent, petit, tendu (110). — Urines émises avec facilité, d'une couleur très-foncée, et à réaction acide.

Cet homme est d'une constitution débile; il a été vacciné.

Prescription. — Un litre eau de Sedlitz à 45 grammes.

Le soir. — Pas de changement bien notable; la stupeur est un peu plus prononcée; même état de l'abdomen; pas de selles.

Prescription. — Oranges, tilleul et café, demi-lavement avec 50 grammes de sulfate de soude.

26 *mars.* — Aggravation de tous les symptômes; facies hébété; yeux largement ouverts et brillants; injection de la conjonctive plus marquée; les vaisseaux de cette membrane plus apparents que dans l'état sain, forment sur sa surface des arborisations très-régulières et circonscrivent des espaces tantôt arrondis, tantôt losangiques, ou bien simplement linéaires; vue égarée; indifférence du malade pour tout ce qui l'entoure; insomnie complète depuis les premiers jours de l'invasion; langue sèche, soif vive, gêne dans la déglutition même; douleur abdominale; pas de selles; par la percussion, on reconnaît que le foie présente des dimensions plus grandes que dans l'état normal; même état de la rate. Toux toujours fréquente; pouls accéléré et tendu; peau chaude et sèche; l'éruption typhique a envahi le tronc, les membres dans leurs parties supérieures, elle est accompagnée de pétéchies.

Prescription. — Café, tilleul et oranges; demi-litre eau de Sedlitz; le soir, potion avec 15 grammes d'acétate d'ammoniaque.

27 *mars.* — Selles nombreuses dans la nuit; moins de douleurs abdominales; persistance des autres symptômes; même prescription.

28 *mars,* 10ᵉ *jour depuis l'invasion.* — Délire et agitation toute la nuit; cris et plaintes continuelles; soubresauts des tendons; réponses lentes et difficiles : facis altérée; immobilité des muscles de la face; sensibilité exagérée dans cette partie, surtout à

l'entrée des ouvertures naturelles; pupilles contractées; suffusion sanguine dans toute l'étendue de la conjonctive; langue sèche, roulée sur elle-même; soif vive par intervalles; un peu de météorisme dans la région du côlon transverse; 2 selles liquides; la toux disparaît; pouls petit, concentré, fréquent (110).

Prescription. — Café, oranges, tilleul; potion musquée et camphrée à 50 centigrammes; sinapismes à promener sur les membres inférieurs.

29 *mars.* — Pas d'amélioration, même prescription.

30 *mars*, 12ᵉ *jour depuis l'invasion.* — L'éruption devient plus apparente et d'une couleur plus foncée. Même prescription.

31 *mars.* — Pas de changement.

1ᵉʳ *avril.* — Agitation et cris continuels, le malade ne répond plus aux questions qu'on lui adresse, bien que dirigeant les yeux vers la personne qui l'appelle à haute voix ; contractures des membres supérieurs alternant avec des moments de relâchement ; mouvements comme choréiques de la face et de tout le corps ; mouvements continuels des paupières; pupilles contractées; conjonctives de couleur uniformément safranées ; langue sèche, rétractée ; difficulté de la déglutition ; cette nuit une selle liquide, noirâtre et fétide ; urines épaisses et de couleur de brique, à réaction acide ; pouls petit, peu développé, rapide (120); l'éruption est plus marquée, les papules sont d'un rouge livide, les pétéchies violacées ; elle est générale, mais beaucoup plus accentuée à la base de la poitrine : l'odeur typhique, très-sensible ces jours derniers, est encore plus développée aujourd'hui.

Prescription. — Oranges, café et tilleul.

Potion avec infusion d'arnica......... 100 grammes.
   —   musc en poudre.......... 1   —
   —   chlorure morphique...... 5 centigr.
   —   sirop d'écorces d'orange... 15 grammes.

Sinapismes sur les membres supérieurs et inférieurs.

Soir. — L'agitation continue, les mouvements choréiques sont plus prononcés aux membres supérieurs; convulsion des muscles de la face; yeux fixes, hagards ; globe de l'œil porté sous la paupière supérieure; un peu de strabisme ; épistaxis abondante ; même état des organes digestifs ; une selle ; pouls petit et fréquent (110) ; même prescription.

2 avril, à 7 heures du matin. — Les mouvements choréiques ont duré jusqu'à 3 heures du matin ; immobilité complète ; face cadavérique, présentant des plaques d'un blanc mat disséminées çà et là et séparées par des intervalles de couleur terreuse, respiration bruyante, purement abdominale et diaphragmatique ; la cage thoracique est immobile ; une selle peu abondante cette nuit ; pouls misérable, petit, à peine sensible ; l'éruption a pâli et a pris une teinte jaune sale.

Mort à 8 heures du matin.

Autopsie. — Le 3 avril à 9 heures du matin, 25 heures après la mort.

Habitude extérieure. — Stature au-dessus de la moyenne ; système musculaire peu développé ; taches pétéchiales de couleur ardoisée sur le tronc et les membres ; ecchymoses rosées aux parties postérieures.

Thorax. — Adhérences nombreuses et anciennes entre les deux feuillets des plèvres ; tissu pulmonaire sain et crépitant en avant et au sommet, un peu engoué par hypostase aux parties postérieures ; muqueuse des bronches un peu injectée ; trachée-artère et larynx à l'état normal.

Péricarde sain, renfermant environ 100 grammes d'une sérosité citrine et limpide ; cœur de volume ordinaire ; son tissu est mou et se laisse facilement déchirer ; le ventricule gauche présente quelques caillots de sang rouge et grumeleux ; le droit est rempli par du sang noirâtre et poisseux ; rien de particulier dans les oreillettes et les orifices ; la membrane interne de la crosse et de l'aorte est saine.

Abdomen. — Estomac affaissé ; muqueuse saine, présentant, au grand cul-de-sac, un peu de liquide noirâtre et une teinte légèrement ardoisée ; le grand épiploon est injecté ; ses vaisseaux se dessinent nettement sur sa surface ; l'intestin grêle, affaissé sur lui-même, présente de distance en distance, à l'extérieur, des taches rosées plus marquées vers les parties inférieures. A la partie supérieure du jéjunum existe une invagination présentant environ 3 centimètres, la partie invaginée se réduit sans effort et il n'existe pas d'adhérences ; le petit intestin, incisé et étalé sur une planche, offre une injection peu marquée aux parties supérieures, mais plus évidente vers la terminaison dans le gros intestin, constituée par de fines arborisations qui répondent aux taches rosées de l'extérieur; la muqueuse, saine dans les autres points, n'offre ni saillie, ni hypertrophie d'aucune espèce, et les altérations propres à la dothinentérie, recherchées avec soin, n'existent nullement; cette membrane est recouverte d'un liquide jaunâtre, difficile à détacher. Les ganglions mésentériques sont sains; gros intestin ballonné et normal dans toutes les parties; matières jaunâtres, un peu consistantes dans l'S du côlon; pancréas très-dur et fortement injecté.

Foie volumineux, d'une teinte pâle. à aspect granuleux, un peu rude au toucher; il présente les dimensions suivantes :

           Diamètre transversal....... .   46 centimètres.
           Diamètre vertical...........   18   —
           Diamètre antéro-postérieur..   22   —

Incisé, il laisse écouler une assez grande quantité de sang noirâtre et poisseux; sa couleur est rouge-brique; son tissu se déchire facilement; la vésicule est remplie d'une bile d'un vert jaunâtre.

Rate considérablement hypertrophiée offrant les dimensions suivantes :

           Longueur.....................   222 millim.
           Épaisseur....................   070   —

Son tissu est mou, très-friable et se réduit en une bouillie de couleur rouge foncé.

Reins d'un volume plus considérable qu'à l'état normal, gorgés de sang, mesurant en longueur 15 centimètres, en largeur 7 centimètres, en épaisseur 30 millimètres; les uretères, la vessie, le canal de l'urètre n'ont rien de particulier.

Cavité crânienne. — Injection très-marquée des membranes cérébrales; la dure-mère offre une épaisseur plus grande; les vaisseaux de la pie-mère sont très-apparents et font saillie sur sa surface; léger épanchement d'un liquide opalin sous l'arachnoïde; les sinus sont gorgés de sang noirâtre; la masse encéphalique présente moins de consistance que dans l'état normal ;

le cerveau, le cervelet, la protubérance et le bulbe rachidien incisés, laissent sourdre de petites gouttelettes de sang rouge ; pas de liquide dans les ventricules ; injection violacée des plexus choroïdes.

Moelle épinière. — Les membranes rachidiennes sont fortement injectées ; la moelle incisée présente le même aspect sablé que les organes encéphaliques. Aucune exsudation ne s'observe entre les membranes et la moelle ; le liquide céphalo-rachidien est abondant.

Le tissu musculaire ne présente rien de particulier ; les grosses articulations sont saines.

VIIIe Observation. — Forme ataxique ; ascite antérieure, guérie par les injections iodées ; éruption et délire le 7e jour ; mort le 12e.

Le nommé Richond, âgé de 39 ans, n° 5124, provenant du bagne flottant n° 3, condamné à 8 ans de travaux forcés pour fabrication de fausse monnaie, exerçait, avant sa condamnation, la profession de manœuvre ; il était au bagne depuis 3 ans.

D'une constitution assez forte, et d'un tempérament lymphatique, cet homme avait déjà fait plusieurs séjours à l'hôpital pour des maladies graves ; en 1853, il y fut admis pour une hématurie ; en mai 1854, il y rentra pour une fracture de la dixième côte droite ; peu de temps après, une ascite se manifesta et fit des progrès rapides ; pendant le traitement de cette dernière affection, survint une attaque de choléra, dont les nombreuses évacuations firent promptement disparaître l'épanchement péritonéal ; notre malade sortit, le 30 septembre, avec toutes les apparences d'une guérison complète. Mais sous l'influence des mauvaises conditions hygiéniques du bagne, l'ascite apparut de nouveau, et obligea Richond à rentrer à l'hôpital le 6 octobre. Cette récidive fut rebelle aux moyens les plus nombreux et les plus variés, employés pendant plusieurs mois avec persévérance, et finit par jeter le malade dans un état d'amaigrissement et de faiblesse extrêmes ; c'est alors que notre confrère, M. le professeur J. Roux, dans le service duquel Richond était placé, se décida à faire la paracentèse, et à employer les injections iodées ;

l'opération, pratiquée le 23 janvier 1855, eut un très-heureux résultat ; car, le 28 février, le malade sortit parfaitement guéri.

Le 12 mai 1855, Richond se plaignit d'une forte céphalalgie, avec perte complète de l'appétit, et de douleurs vives dans les articulations des membres et la région lombaire. Ces symptômes allèrent graduellement en augmentant, et le forcèrent à entrer à l'hôpital le 17 mai, à neuf heures du matin ; il présentait alors les symptômes suivants :

Céphalalgie très-vive ; vertiges ; stupeur légère ; bourdonnements dans les oreilles ; insomnie opiniâtre ; douleurs contusives dans les membres inférieurs ; rachialgie ; démarche chancelante ; faciès coloré et un peu tuméfié ; conjonctives injectées, surtout aux angles ; rebords des paupières rouges et chassieux ; un peu de coryza ; frissons depuis le début de la maladie ;

Langue humide, recouverte d'un enduit blanchâtre ; soif vive, anorexie complète, nausées ; pas de douleur épigastrique ; abdomen souple, flasque et ridé ; l'examen attentif de cette cavité fait reconnaître qu'il y a absence complète de liquide ; une selle ordinaire par jour ; le foie et la rate n'offrent rien de particulier ; respiration naturelle (28 inspirations). Toux légère ; du râle muqueux à grosses bulles se fait entendre sous les clavicules ; mouvements du cœur réguliers, un peu rapides, pouls à 100 ; pas d'éruption ; urines abondantes. Le malade a été vacciné.

Prescription. — Potion vomitive.

Le soir. — Vomissements nombreux ; deux selles liquides ; un peu moins de céphalalgie ; même état des autres symptômes.

Prescription. — Oranges, limonade et café, potion avec 1 gramme de sulfate de quinine.

18 mai. — Stupeur plus prononcée ; le malade paraît insensible à tout ce qui se passe autour de lui ; langue large, blanchâtre, peu humectée, soif, deux selles. Plus de toux, le râle muqueux est devenu plus obscur ; chaleur à la peau, moins de frissons, pouls fréquent et concentré à 90 ; pas d'éruption.

Prescription. — Limonade, oranges et café. Même potion au sulfate de quinine, le matin ; le soir, potion avec 25 grammes acétate d'ammoniaque.

Le 19 et le 20. — Pas de changement appréciable ; même médication.

21 *mai*. — Aggravation de tous les symptômes; décubitus dorsal, délire et agitation toute la nuit; stupeur plus prononcée, paupières affaissées et d'un rose foncé à leur surface cutanée; sécrétion des glandes de Meibomius augmentée; injection des conjonctives mieux dessinée; yeux fixes et brillants; indifférence complète du malade pour tout ce qui se passe autour de lui; l'insomnie continue; langue lancéolée, humide, recouverte d'un enduit blanchâtre, épais à son centre, rosée à la pointe; pas de douleur à l'abdomen, même sous une forte pression; deux selles involontaires cette nuit; la percussion fait constater une augmentation dans le volume du foie, surtout dans son diamètre vertical qui donne 16 centimètres; la rate mesure dans sa longueur 13 centimètres; les urines sont involontaires : le pouls est plein, un peu fréquent (88); chaleur sèche à la peau; l'éruption typhique, entremêlée de quelques pétéchies, apparaît sur le tronc et les membres; les papules sont d'un rouge vif, et très-rapprochées.

Prescription. — Limonade, oranges et café, potion camphrée et musquée à 50 centigrammes; promener des sinapismes sur les membres inférieurs.

Soir. — Délire et agitation plus manifestes, nécessitant l'emploi de la camisole de force; soubresauts des tendons; l'éruption est plus colorée que ce matin; quelques papules sont confluentes.

Prescription. — Julep avec 5 centigrammes de chlorure morphique; continuer les sinapismes.

22 *mai*. — Un peu moins de délire et d'agitation; yeux plus ouverts, stupeur légère; faciès toujours coloré; tremblotement de la mâchoire inférieure; langue sèche et murale; pas de douleur dans l'abdomen; une selle volontaire le matin; odeur typhique très-marquée; pouls fréquent (100).

Prescription de la veille.

23 *mai*. — Pas de délire, le malade répond aux questions qu'on lui adresse, mais d'une voix lente et cassée; les interrogations paraissent le fatiguer; un peu de cyanose à la face, surtout aux paupières; langue sèche et murale, une selle involontaire; même état du foie et de la rate; chaleur vive à la peau;

l'éruption a pris une coloration plus marquée, se rapprochant de la couleur garance; pouls petit, tendu, fréquent (100).

Prescription. — Oranges, café, limonade, mêmes potions; lavement avec 300 grammes de vin rouge.

24 mai. — Stupeur plus prononcée, yeux fixes, paupières chassieuses; la cyanose de la face est beaucoup plus marquée; le malade ne répond pas aux questions qu'on lui adresse; décubitus dorsal; contractures des membres supérieurs; les avant-bras sont fortement fléchis sur les bras; l'extension est douloureuse et ne fait pas cesser cet état; langue sèche tremblotante, le malade ne peut la sortir hors des lèvres; un peu de météorisme au niveau du côlon transverse; une selle involontaire; chaleur vive à la peau, avec sueur gluante d'une odeur nauséabonde; hypéresthésie très-marquée aux membres inférieurs; agitation et cris plaintifs au moindre attouchement; les papules typhiques et les pétéchies sont toujours fortement colorées et très-rapprochées; on les observe sur toute la surface du corps; les doigts sont plissés et comme macérés par la sueur; pouls petit, rapide à 120.

Prescription. — Oranges, limonade et café, julep avec 5 centigrammes de chlorure morphique; lavement avec 200 grammes de vin rouge.

Le soir à 4 heures. — Prostration complète; la cyanose a envahi la poitrine; les contractures des membres supérieurs ont cessé; l'hypéresthésie est devenue générale; mais elle est moins marquée aux membres inférieurs primitivement envahis; la sueur est plus visqueuse et plus fétide; langue sèche; selles involontaires; le malade ne peut plus prendre ses boissons; la respiration est accélérée et abdominale, la cavité thoracique immobile; quelques râles muqueux se font entendre sous les clavicules; pouls petit, très-rapide, difficile à compter.

Prescription. — Lavement avec 300 grammes de vin rouge.

Mort à 11 heures du soir.

Autopsie. — Le 25 mai, 17 heures après la mort.

Cette autopsie, très-intéressante au double point de vue du typhus et de la guérison de l'ascite par une injection iodée, a été faite par nous, avec l'assistance de M. Beau, professeur d'anatomie, en présence de M. Reynaud, directeur du service de santé, de **M.** le professeur **J.** Roux, et d'un grand nombre de chirurgiens de la marine de tous les grades.

Habitude extérieure. — Stature au-dessus de la moyenne; des taches ardoisées se remarquent sur le tronc et les membres; la face et la partie supérieure de la poitrine sont cyanosées.

Cavité crânienne. — Les sinus sont remplis de sang noir et liquide; les vaisseaux de la pie-mère sont fortement injectés; sous l'arachnoïde on trouve un liquide blanc, un peu opalin, fluide, épanché principalement à la partie supérieure des hémisphères; le cerveau et le cervelet ont leur consistance normale; la substance grise offre une couleur violacée; la substance blanche incisée laisse sourdre de ses coupes un grand nombre de gouttelettes de sang noir; un peu de sérosité citrine dans les ventricules.

Cavité thoracique. — Larynx, trachée-artère, bronches à l'état sain; quelques adhérences assez fortes se remarquent entre les plèvres viscérale et costale; leur cavité ne contient qu'une minime quantité de sérosité, les poumons sont sains et crépitants; péricarde sain, ne contenant que très-peu de liquide; le cœur, d'un volume normal, n'offre rien de particulier ainsi que les gros vaisseaux.

Cavité abdominale. — Mesuré à la région ombilicale, l'abdomen donne 75 centimètres de circonférence : le péritoine et le grand épiploon présentent une coloration fortement ardoisée, à reflets métalliques très-brillants, des adhérences se remarquent entre les deux feuillets de la séreuse, et entre celle-ci et le grand épiploon, elles sont peu résistantes et se déchirent avec facilité; entre les circonvolutions intestinales les plus profondes, à gauche, dans les intervalles circonscrits par les adhérences, on trouve dans des espèces de kystes une petite quantité de sérosité citrine évaluée à environ 40 grammes. Ces adhérences présentent la même coloration que la séreuse; cette coloration est encore plus manifeste à la partie inférieure du bassin; elle pénètre toute l'épaisseur de l'épiploon, du mésentère et des adhérences; dans ce point le reflet métallique irisé est plus apparent; cette couleur insolite ne disparaît pas par le lavage et le frottement; çà et là s'aperçoivent de petits points noirs faciles à détacher que les assistants ont soudainement comparés à des parcelles d'iode ; des morceaux du péritoine et des fausses membranes, soumis à l'analyse chimique, n'ont présenté aucune trace de ce métalloïde.

L'estomac est affaissé sur lui-même, sa muqueuse est parfaitement saine.

L'intestin grêle, sain aux parties supérieures, présente dans son dernier tiers de nombreuses arborisations d'un rose pâle ; on n'y remarque aucune altération des plaques et des follicules : le gros intestin est sain dans toute son étendue ; des matières fécales, jaunâtres, semi-pâteuses remplissent la fin de l'intestin grêle et presque toute l'étendue du gros intestin. Les ganglions mésentériques sont sains. Le foie est volumineux, adhérant de toutes parts aux parties voisines par des tractus d'apparence celluleuse et de couleur ardoisée ; mesuré avec soin, il donne les dimensions suivantes :

<pre>
Diamètre transversal........ 34 centimètres.
Diamètre antéro-postérieur... 20   —
Diamètre vertical.......... 16   —
</pre>

Sa surface extérieure est pâle et décolorée ; incisé, son tissu offre un aspect granuleux ; il est très-mou, très-facile à déchirer, et d'une couleur rose pâle.

La rate mesure en longueur 12 centimètres ; son épaisseur est de 75 millimètres ; son tissu est mou et constitué par une matière diffluente ayant la couleur de la lie de vin.

Le pancréas est dur, résistant, un peu injecté.

Les reins sont volumineux et mous, l'un d'eux avec tous les éléments qui le composent a pesé 312 grammes.

La vessie est saine et contient peu d'urine.

IXe OBSERVATION. — Forme inflammatoire au début ; ataxique à la fin ; épistaxis très-abondante le 9e jour ; délire le 10e ; mort le 15e.

Le nommé Vuiton, n° 5507, âgé de 19 ans, né à Lyon, provenant du bagne n° 1. Condamné à 5 ans de travaux forcés pour vol, exerçait avant sa condamnation le métier d'ouvrier en soie ; au bagne depuis 3 ans, il y était employé en qualité de canotier.

Le 20 mai, Vuiton, en service dans une embarcation, fut pris subitement de céphalalgie très-vive avec brisement des forces et rachialgie ; mis au repos dans sa localité, il éprouva un peu d'amélioration, qui ne fut pas de longue durée, car bientôt les symptômes précédents s'aggravèrent, des frissons survinrent et le malade dut se présenter à l'ambulance, d'où il fut dirigé sur l'hôpital le 28 mai à 4 heures du soir : il présentait en ce moment les symptômes ci-après :

Céphalalgie intense, vertiges, insomnie, douleurs contusives dans les membres, face rouge, vultueuse, paupières tuméfiées, leur bord libre est d'un rose vif, fines arborisations sur toute la conjonctive et principalement aux angles, caroncules rouges et saillantes.

Lèvres rouges et sèches ; langue d'un rose pâle peu humectée anorexie complète, soif vive, pas de douleur épigastrique, abdomen souple et indolore, pas de gargouillement, pas de douleur dans les fosses iliaques, pas de selles depuis quatre ; jours le foie et la rate ne présentent rien de particulier.

Respiration rapide et accélérée (38 inspirations), pas de toux, mouvements respiratoires réguliers; rien à noter dans la cavité thoracique.

Mouvements du cœur accélérés, pouls fort et développé (110), chaleur vive à la peau, éruption de papules typhiques nombreuses encore peu colorées, sur le tronc et la partie supérieure des membres.

Urines peu abondantes et de couleur brique.

Ce condamné a été vacciné.

Prescription. — Potion purgative à l'huile de ricin.

29 *mai.* — La céphalalgie et l'insomnie persistent, face enluminée ; conjonctives plus fortement injectées ; langue rouge, recouverte d'un enduit jaunâtre ; soif vive ; plusieurs selles brunâtres par le purgatif ; pas de douleurs abdominales ; respiration toujours accélérée ; pouls fort, large, développé (120) ; battements très-apparents des artères temporales ; l'éruption est plus marquée, sa coloration plus accentuée se confond avec la coloration rouge générale de la peau ; quelques pétéchies apparaissent ; chaleur vive à la peau.

Prescription. — Oranges, limonade. — Saignée du bras de 400 grammes ; demi-lavement émollient.

Soir. — Un peu de détente; cependant pas d'amélioration réelle; un peu de stupeur; réponses lentes et paresseuses ; pouls à 110.

Prescription. — Oranges, limonade, café, potion avec 1 gr. de sulfate de quinine.

30 *mai*. — A la visite du matin, le malade est dans le même état, cependant la stupeur paraît plus prononcée ; vertiges au moindre mouvement ; la face est toujours très-rouge ; le pouls est moins développé, moins large (100) ; une selle liquide ; langue rosée et peu humide ; l'éruption est plus colorée et les pétéchies sont plus nombreuses.

Prescription. — Oranges, limonade et café ; potion au sulfate de quinine le matin ; potion avec 20 grammes d'acétate d'ammoniaque le soir ; promener des sinapismes sur les membres inférieurs.

Soir. — Moins de vertiges, facies moins coloré, pouls petit, tendu, accéléré (114) ; pendant la visite, une épistaxis se déclare; prévenu par un infirmier, je me rends auprès du malade ; il tenait la tête penchée hors du lit ; une quantité notable de sang s'écoulait par les deux narines dans une écuelle qui, à mon arrivée, contenait déjà près de 300 grammes de ce liquide ; le pouls toujours petit avait perdu de sa fréquence et ne battait plus que 90 ; la persistance et l'abondance de l'hémorrhagie me forcent à recourir au tamponnement ; ce moyen réussit, car à ma sortie de l'hôpital, deux heures après l'accident, l'épistaxis avait entièrement cessé.

31 *mai*. — Céphalalgie moins vive ; stupeur plus prononcée ; le malade répond péniblement aux questions qu'on lui adresse ; l'injection des conjonctives est toujours très-marquée ; les yeux sont brillants ; odeur typhique ; langue large, recouverte d'un enduit pâteux et tendant à se sécher ; la soif continue ; pas de douleurs abdominales ; deux selles demi-liquides, jaunâtres, dans lesquelles nagent quelques grumeaux de couleur noire assez foncée ; peau chaude, l'éruption commence à pâlir ; pouls plus développé et fréquent (110) ; pas d'épistaxis ; urines abondantes et émises volontairement, leur couleur est plus claire ; même prescription.

Soir. — La peau est humide et recouverte d'une sueur gluante et visqueuse, l'odeur typhique est très-prononcée.

BARRALLIER.

22

1er *juin*. — Délire toute la nuit continuant ce matin; facies hébété; stupeur profonde, mouvements carphologiques; tremblotements des mâchoires; langue sèche et fuligineuse; dents encroûtées d'une substance visqueuse et brunâtre; rien de particulier dans l'abdomen; la sueur est toujours abondante; l'éruption est presque entièrement effacée; pouls concentré et très-rapide (124); urines involontaires à odeur de souris.

Prescription. — Oranges, café; tisane vineuse au quart coupée avec trois quarts d'eau de Seltz; potion musquée et camphrée à 50 centigrammes.

Soir. — Pas de changement, vésicatoires aux deux mollets.

2 *et* 3 *juin*. — Pas d'amélioration; les sueurs visqueuses continuent ainsi que le délire et l'agitation. — Même médication.

4 *juin*. — Abattement profond, le malade est insensible à tout ce qui se passe autour de lui, et ne répond plus aux questions qu'on lui adresse; l'odeur typhique est très-développée; la respiration est abdominale, le thorax immobile; mouvements convulsifs des muscles du cou; la sueur continue; cyanose de la face et de la partie supérieure du tronc; selles involontaires.

Prescription. — Tisane vineuse, même potion; vésicatoire à la nuque; lavement avec 250 grammes de vin rouge.

5 *juin*. — Pas de changement; le soir, l'état du malade s'est aggravé; il meurt le 6 juin à 1 heure du matin, le 15e jour depuis l'invasion de la maladie, et le 9e depuis l'entrée à l'hôpital.

Autopsie faite le 6 juin à 6 heures du soir, 17 heures après la mort.

Habitude extérieure. — Taille au-dessus de la moyenne, embonpoint encore assez marqué; cyanose de la face, du tronc et des extrémités; pas de traces de l'éruption; quelques taches ecchymotiques se remarquent sur les membres et la poitrine.

Cavité crânienne. — A l'ouverture du crâne, il s'écoule environ 100 grammes de sang liquide et noirâtre; sinus de la dure-mère gorgé de sang; injection très-marquée des méninges, et principalement de la pie-mère dont les vaisseaux sont noirs et saillants; un peu de liquide citrin et visqueux s'observe sous l'arachnoïde; la substance grise est d'une couleur qui se rapproche du ponceau; la substance blanche est fortement injectée;

ses coupes laissent sourdre de nombreuses gouttelettes de sang poisseux; pas de sérosité dans les ventricules latéraux.

Cavité rachidienne. — Injection des membranes et de la moelle; liquide céphalo-rachidien plus abondant que dans l'état normal.

Cavité thoracique. — Plèvres et poumons sains; rien de particulier dans le larynx, la trachée-artère et les bronches; la pituitaire est rouge et un peu tuméfiée; on trouve sur sa surface quelques caillots de sang mous et fétides. Le péricarde, le cœur et les gros vaisseaux n'offrent rien d'anormal.

Cavité abdominale. — L'estomac affaissé sur lui-même présente des plaques rouges constituées par de fines arborisations, vers le grand cul-de-sac; la muqueuse est saine dans les autres points; un peu de liquide jaunâtre, grumeleux est contenu dans ce viscère.

L'intestin grêle incisé et étalé sur une planche offre dans toute son étendue une coloration rosée due à de fines injections vasculaires de la muqueuse; aucune autre altération n'est observée sur cette membrane; il n'y a ni saillie, ni hypertrophie d'aucune espèce.

Le gros intestin est à l'état normal, ainsi que le foie, la rate, le pancréas et la vessie; la vésicule du foie est remplie d'une bile jaunâtre et liquide.

Xe OBSERVATION. — Forme ataxo-adynamique; éruption typhique le 4e jour; délire le 8e; hyperesthésie générale le 17e; mort le 20e.

Le nommé Battini, n° 1433, âgé de 59 ans, provenant de la salle n° 2, condamné pour tentative d'assassinat aux travaux forcés à perpétuité, employé en qualité d'infirmier à l'ambulance, exerçait avant son entrée au bagne, où il était depuis 12 ans, la profession de laboureur.

D'une taille moyenne, d'une constitution assez robuste, et d'un embonpoint marqué, cet homme n'avait jamais été malade; il éprouva seulement, pendant le choléra de 1854, un peu de diarrhée, pour laquelle il resta quelques jours à l'hôpital; il avait été vacciné.

Battini était depuis le 15 mai 1855 employé à l'ambulance;

peu de temps après avoir pris ce nouveau service, il ressentit un peu de pesanteur à la tête, de la lassitude dans les membres, un malaise général ; puis ensuite il perdit l'appétit, il éprouva une vive céphalalgie, et de la difficulté dans les mouvements ; le 1er juin, des douleurs très-intenses se déclarèrent aux lombes et aux membres inférieurs, et obligèrent Battini à se présenter à l'hôpital, où il fut reçu à 4 heures du soir ; il offrait, au moment de son arrivée, les symptômes suivants :

Démarche vacillante ; facies hébété ; résolution des forces ; décubitus dorsal ; fatigue dans les membres ; la face est largement colorée et tuméfiée, il en est de même des paupières ; les conjonctives sont injectées surtout au niveau du grand diamètre de l'œil ; photophobie, céphalalgie intense, surtout aux régions frontale et occipitale ; ouïe dure ; insomnie depuis plusieurs jours ; par la percussion, le foie donne les dimensions suivantes : diamètre transversal 34 centimètres ; diamètre vertical 16 ;

Un peu de coryza, toux légère avec expectoration de crachats muqueux, clairs et peu abondants ; respiration lente, un peu de râle muqueux sous les clavicules ;

Mouvements du cœur réguliers ; pouls sans fréquence à 80 ; peau médiocrement chaude et souple ; quelques papules se remarquent à la partie supérieure de la poitrine, et sur les moignons des épaules ; pas de pétéchies.

Prescription. — Potion vomitive.

2 *juin.* — La céphalalgie persiste ; insomnie, stupeur très-marquée, face vivement colorée ; injection des conjonctives plus manifeste ; sécrétion plus épaisse et plus abondante des glandes de Méibomius ; langue blanchâtre, à enduit moins épais ; vomissements nombreux de matières muqueuses et bilieuses par l'ipéca ; un peu de météorisme ; pas de selles ; coryza plus marqué ; mêmes symptômes thoraciques ; pouls développé à 95 ; les urines sont acides, peu abondantes et de couleur foncée.

Prescription. — 2 verres d'eau de Sedlitz après la visite ; à midi potion avec 1 gramme de sulfate de quinine ; oranges, café et limonade.

3 *juin.* — Pas de changement, la constipation continue. — Potion purgative avec l'huile de ricin.

4 *juin.* — Stupeur et somnolence plus marquées ; un peu

moins de céphalalgie; mêmes symptômes du reste; 1 selle par le purgatif.

Soir. — Céphalalgie vive, agitation et délire; l'éruption apparaît sur tout le corps, sa couleur est rouge livide; nombreuses pétéchies disséminées au milieu des papules; langue sèche et jaunâtre; 1 selle; les phénomènes catarrhaux ont disparu: peau chaude, pouls à 90 vibrant et concentré.

Prescription. — Oranges, café et tilleul; potion musquée et camphrée à 50 centigrammes; vésicatoires à un des mollets.

5 *juin.* — Délire et grande agitation pendant la nuit persistant encore ce matin; langue sèche, recouverte de croûtes brunâtres; abdomen souple et indolore; 1 selle; l'éruption devient très-apparente et très-colorée; les papules se montrent sur le front et les joues; des pétéchies apparaissent sur le tronc et les membres, leur couleur est d'un rouge sombre; chaleur à la peau, pouls à 110.

Prescription. — Oranges, café et tilleul. Même potion à renouveler le soir, sinapismes sur les membres inférieurs.

6 *et* 7 *juin.* — L'agitation continue, le malade pousse des cris, il se roule sur son lit, change à chaque instant de position; yeux largement ouverts; pupiles médiocrement contractées, les conjonctives sont fortement injectées; pouls fréquent (110); langue sèche, encroûtée; abdomen souple et indolore; une selle chaque jour.

Prescription. —Oranges, café et tilleul. Même potion le jour; le soir, potion avec 5 centigrammes de chlorure morphique.

8 *juin.* — Pas d'amélioration; l'éruption prend une couleur garance très-prononcée; pas de selles. — Même prescription, de plus, 2 verres d'eau de Sedlitz et vésicatoire au second mollet.

9 *juin.* — Moins d'agitation et de délire; prostration et stupeur très-grandes; le malade est immobile dans son lit et couché en supination; il est étranger à tout ce qui se passe autour de lui; lèvres sèches, invisquées par une salive épaisse et jaunâtre; langue recouverte d'un enduit jaunâtre, et sèche; abdomen légèrement météorisé; pas de selles; pouls petit, rapide, à 120.

Prescription. — Potion purgative avec l'huile de ricin.

Le soir. — Pas de selles; lavement avec 50 grammes de sulfate de soude.

10 *juin, 14ᵉ jour après l'invasion.* — Même état; 2 selles abondantes, même potion musquée et camphrée.

11 *juin.* — La stupeur est très-prononcée ; cyanose de la face et de la poitrine; la langue est un peu humectée ; plus de météorisme ; 2 selles involontaires, résolution générale des forces; chaleur modérée à la peau, l'éruption a pris une teinte violacée; pouls très-petit et rapide.

Prescription. — Tisane vineuse au tiers, potion avec 4 grammes d'extrait de quinquina ; lavement avec 100 grammes de vin rouge (2 fois).

12 *juin.* — Pas de changement; même prescription.

13 *juin.* — Même stupeur, le malade pousse des cris plaintifs qui deviennent plus fréquents et plus énergiques quand on touche quelques parties du corps; l'hyperesthésie est générale ; le pouls s'est un peu développé sous l'influence de la médication de la veille.

Prescription. — Potion avec 4 grammes de chloroforme.

Soir. — La sensibilité exagérée de la peau a presque entièrement disparu.

Prescription. — Oranges, café, tisane vineuse ; potion avec 4 grammes d'extrait de quinquina.

14 *juin.* — L'hyperesthésie se présente de nouveau; potion au chloroforme le jour. — Julep à l'extrait de quinquina le soir.

15 *juin.* — La sensibilité de la peau est presque normale ; la stupeur est très-manifeste; grande prostration, langue humide aux bords; selles involontaires; pouls petit, à 90; l'éruption a pâli.

Prescription. — Tisane vineuse ; café ; potion avec 4 grammes d'extrait de quinquina ; lavement avec 150 grammes de vin rouge (2 fois) ; vésicatoire à la nuque.

16 *juin.* — Anesthésie complète de toute la surface cutanée, prostration extrême; paupières contractées ; bouche serrée ; respiration courte et lente ; selles involontaires. (Même prescription, frictions générales avec le baume Opodeldoch.)

Soir. — Prostration encore plus grande ; refroidissement des extrémités; cyanose plus marquée ; insensibilité générale.

Mort à 8 heures du soir.

Autopsie. — Le 18 juin, 38 heures après la mort.

Habitude extérieure. — Taille moyenne; grande maigreur ; cyanose de la face et du tronc ; quelques taches d'un rouge violet sombre se remarquent sur la poitrine, l'abdomen et les membres.

Cavité crânienne. — Un sang liquide, noirâtre, poisseux, s'écoule au moment de l'ouverture ; la pie-mère est fortement injectée, ses vaisseaux sont saillants et d'une couleur bleuâtre. La substance cérébrale est molle, peu consistante, surtout au corps calleux ; le cerveau incisé laisse écouler une assez grande quantité de gouttelettes de sang noir; les ventricules latéraux sont remplis d'une sérosité citrine à teinte un peu rosée ; la toile choroïdienne est friable et d'une couleur pourpre très-prononcée. Le cervelet est un peu plus consistant que le cerveau, ses coupes laissent aussi sourdre des gouttelettes de sang ; la protubérance et le bulbe sont injectés et de consistance normale.

Cavité rachidienne. — Les membranes rachidiennes sont injectées, mais beaucoup moins que les membranes crâniennes ; le liquide céphalo-rachidien est plus abondant qu'à l'état sain. La substance médullaire présente, après incision, un aspect sablé très-prononcé, surtout aux parties supérieures.

Cavité thoracique. — Les poumons sont sains et crépitants ; on observe un peu d'engouement hypostatique aux parties postérieures; le larynx, la trachée-artère, les bronches n'offrent rien de particulier ; une petite quantité de sérosité citrine se rencontre dans le péricarde. Le cœur, d'un volume ordinaire, est mou, facile à déchirer ; la cavité ventriculaire gauche est remplie de caillots fibrineux de couleur jaunâtre ; la droite est pleine d'un sang noir, presque liquide et poisseux. La crosse aortique un peu dilatée à sa courbure est saine.

Cavité abdominale. — L'estomac est affaissé ; sa membrane muqueuse présente de légères et fines arborisations, disposées par plaques de la grandeur d'une pièce de cinq francs, surtout vers le grand cul-de-sac; dans les autres points, elle est saine ; un liquide jaunâtre un peu crémeux est contenu dans ce viscère.

La surface extérieure de l'intestin grêle est rosée ; sa muqueuse offre dans presque toute son étendue de fines arborisations plus nombreuses et mieux dessinées aux parties supérieures;

elle a sa consistance normale; quelques taches de Rœderer se remarquent au-dessus du duodenum; elles sont peu nombreuses; leur plus grand diamètre ne va pas au delà de 3 centimètres; l'extrémité cœcale est parfaitement saine.

Le gros intestin, sain dans toute son étendue, est rempli d'un liquide jaunâtre un peu pâteux et fétide.

Les ganglions mésentériques ne présentent rien d'anormal.

Le foie est volumineux ; il offre sur sa surface antérieure des plaques de couleur de feuilles mortes; son tissu est mou et imprégné de sang poisseux, il présente les dimensions suivantes :

    Diamètre vertical............ 19 centimètres.
    Diamètre transversal........ 36   —
    Diamètre antéro-postérieur.. 20   —

La vésicule biliaire est distendue par un liquide verdâtre dans lequel nagent quelques petits grumeaux jaunâtres, faciles à écraser et d'apparence graisseuse.

La rate est saine, son volume normal.

Le pancréas est injecté et un peu atrophié.

Les reins ont leur volume ordinaire, ils se laissent facilement déchirer; les uretères, la vessie, les vésicules séminales, le canal de l'urètre sont intacts.

XIe Observation. — Forme ataxique; papules et pétéchies le 5e jour, délire le 7e, mort le 13e.

Le nommé Gamein, n° 4292, âgé de 48 ans, provenant du bagne 3, condamné pour tentative d'incendie à 5 ans de travaux forcés, au bagne depuis 4 ans et 10 mois, était employé comme balayeur dans l'intérieur de sa localité.

Reçu à l'hôpital le 15 juin 1855, cet homme se plaignait depuis 6 jours de fortes douleurs de tête avec courbature générale, perte de l'appétit et quelques nausées ; dans les premiers moments, ce malaise ne l'empêcha pas de continuer son travail, mais bientôt il fut obligé de demander du repos et d'entrer à l'hôpital.

Au moment de son arrivée, il présentait les symptômes suivants :

Céphalalgie intense occupant tout le tour de la tête ; douleurs contusives dans les lombes et les membres inférieurs; face colorée et tuméfiée ; rebord des paupières d'une couleur rouge très-

prononcée ; injection très-marquée des conjonctives ; la sclérotique disparaît sous le réseau vasculaire qui sillonne en tous sens
la membrane muqueuse ; pupilles contractées ; expression d'hébétude ; progression impossible ; décubitus dorsal.

Lèvres rouges, peu humectées ; langue recouverte d'un enduit
jaunâtre et poisseux ; anorexie ; soif vive ; pas de nausées , pas
de vomissements, pas de selles depuis trois jours ; l'abdomen
est souple et indolore ; le foie et la rate ont leur volume normal.

Respiration régulière , un peu lente (23 inspirations), pas de
toux ; un peu de matité au côté externe du sein gauche ; le
bruit respiratoire s'entend profondément dans ce point ; pas de
râles d'aucune espèce.

Mouvements du cœur un peu accélérés et réguliers, pouls
tendu à 88 ; chaleur âcre à la peau ; éruption de papules typhiques nombreuses de grandeur moyenne, fortement colorées en
rouge vif, mêlées à des pétéchies d'un rouge garance.

Non vacciné, non variolé.

Prescription. — Potion vomitive.

Soir. — L'ipéca a provoqué des vomissements bilieux abondants et plusieurs selles jaunâtres et pâteuses ; pas de changement notable dans les symptômes précédents.

Prescription. — Oranges et limonade ; potion avec 1 gramme
de sulfate de quinine.

16 *juin,* 7ᵉ *jour depuis l'invasion.* —Délire et agitation extrême
depuis hier au soir, le malade ne répond plus aux questions qu'on
lui adresse ; il se meut, dans tous les sens, dans son lit, on a de
la peine à l'y maintenir ; yeux largement ouverts ; face rouge ;
langue étroite, rouge et humectée, trois selles ; pouls petit, concentré, fréquent (120) ; peau brûlante ; l'éruption est presque
confluente et fortement colorée.

Prescription. — Orange, café, limonade. Même potion. Lotions générales avec l'oxycrat, promener des sinapismes sur les
membres inférieurs.

Soir. — Pas de changement. Potion camphrée et musquée à
50 centigrammes.

17 *juin.* — Délire avec cris continuels, face rouge, yeux hagards ; conjonctives fortement injectées ; rebords des paupières
rouges et chassieux ; le malade s'agite dans son lit et cherche à

en sortir; il est étranger à tout ce qui l'entoure ; soubresauts des tendons ; langue sèche recouverte d'une croûte brunâtre ; pas de douleurs abdominales ; deux selles involontaires ; par la percussion on constate une augmentation dans le volume du foie, dont le diamètre vertical mesure 15 centimètres ; la rate a ses dimensions normales ; respiration accélérée ; on entend quelques râles muqueux sous les clavicules; pouls fréquent (100); peau fraîche ; l'éruption est plus apparente ; les papules ont une couleur rouge très-accentuée ; les pétéchies sont plus larges et aussi plus colorées ; sensibilité de la peau un peu exagérée.

Prescription. — Oranges, café et tilleul; potion musquée et camphrée à 1 gramme ; vésicatoires aux deux mollets et à la nuque.

Soir. — Pas de changement. Renouveler la potion, sinapismes à la partie interne des cuisses.

18 *juin.* — Agitation plus marquée ; de temps en temps le malade pousse des cris aigus ; mouvements désordonnés ; tantôt il reste couché, tantôt il se relève et se met sur son séant ; d'autres fois, quand il échappe à la surveillance des infirmiers, il quitte son lit, court dans la salle, pousse des cris furieux, et semble poursuivre quelqu'un qu'il cherche à saisir et à retenir ; maintenu dans son lit, ses bras et ses mains s'agitent, se portent en divers sens ; il ne répond plus aux questions qu'on lui adresse et ne tourne plus la tête vers les personnes qui l'appellent par son nom. La langue est sèche, encroûtée d'un enduit blanchâtre et rétractée dans la bouche; deux selles involontaires, abdomen souple et indolore; même état du pouls ; peau fraîche ; l'éruption est toujours très-apparente, surtout aux avant-bras où les papules ont pris une couleur groseille très-prononcée ; odeur typhique manifeste.

Prescription. — Même potion ; promener des sinapismes sur les membres inférieurs.

19 *juin.* — Même agitation ; mêmes mouvements désordonnés; même médication.

20 *juin.* — L'agitation et le délire ont cessé ce matin ; stupeur profonde ; la langue est toujours sèche; léger météorisme abdominal; selles involontaires, les papules se sont élargies et présentent toujours une coloration des plus intenses; des ecchy-

moses d'un rouge vif de la grandeur d'une pièce de 2 francs, sont disséminées sur le tronc et les membres; cyanose très-apparente à la face et au cou ; la peau est froide, molle, recouverte d'une sueur visqueuse et gluante ; pouls petit, à peine sensible, mais accéléré et difficile à compter; la sensibilité de la peau est un peu diminuée; le malade est indifférent à tout ce qui se passe autour de lui.

Prescription. — Tisane vineuse, potion avec 4 grammes d'extrait de quinquina, matin et soir; lavement avec 200 grammes de vin aromatique (2 fois); vésicatoires à la partie interne des cuisses.

21 *juin.* — Pendant la nuit, prostration complète; un peu d'agitation par intervalles ce matin ; contractures des membres supérieurs; douleurs vives provoquées par les tractions ; peau froide presque insensible; sueur gluante sur tout le corps; pouls misérable à peine perceptible ; l'odeur typhique, moins marquée dans la journée d'hier, a repris aujourd'hui une grande intensité.

Mort à 10 heures du matin.

Autopsie. Le 22 juin, 24 heures après la mort.

Habitude extérieure. — Taille moyenne ; membres peu développés; papules et pétéchies d'une couleur rouge, sur toute la surface du corps; cyanose très-prononcée des téguments de la face et du cou; les papules les plus larges et les plus apparentes, ayant été incisées, montrent une injection très-discrète du tissu dermique, mais plus manifeste dans le tissu cellulaire qui le double ; dans quelques-unes même ce dernier seul est injecté ; odeur typhique très-prononcée exhalée par le cadavre.

Cavité crânienne. — Les sinus sont gorgés d'un sang noir et poisseux ; les membranes cérébrales et principalement la pie-mère sont fortement injectées; un peu de liquide opalin et fluide se rencontre sous l'arachnoïde vers la partie supérieure des hémisphères : cerveau et cervelet de consistance normale ; la substance grise est colorée en rouge violet; la substance blanche incisée offre une injection sablée très-prononcée ; dans chacun des ventricules latéraux on trouve 30 grammes de sérosité claire et de couleur paille.

Cavité rachidienne. — Injection des membranes spinales;

liquide céphalo-rachidien plus abondant dans l'état normal; substance médullaire sablée surtout aux parties supérieures.

Cavité thoracique. — Adhérences très-fortes et parfaitement organisées entre les deux feuillets de la plèvre gauche; leur formation paraît remonter à une époque éloignée : les deux cavités pleurales renferment quelques grammes de sérosité limpide et citrine; le poumon gauche est affaissé et moins volumineux que le droit; les deux organes sont sains, du reste; ils présentent seulement un peu d'engouement hypostatique aux parties postérieures; les grosses bronches sont tapissées d'un mucus gluant, peu abondant, et offrent de distance en distance sur leur muqueuse de fines arborisations; la trachée-artère, le larynx, les fosses nasales ne présentent rien de particulier.

Peu de liquide dans le péricarde; cœur du volume ordinaire et sain; pas de caillots dans les ventricules; un peu de sang poisseux et noirâtre dans le ventricule droit : la crosse aortique est d'un calibre plus considérable qu'à l'ordinaire; sa membrane interne est saine; elle contient une masse allongée, jaunâtre et fibrineuse.

Cavité abdominale. — L'estomac affaissé sur lui-même ne présente qu'une légère injection, plus marquée vers le grand cul-de-sac; la muqueuse est en bon état partout ailleurs; l'intestin grêle, incisé dans toute sa longueur et étalé sur une planche, ne présente aucune altération dans la consistance et la couleur de sa muqueuse.

Le gros intestin est parfaitement intact; il renferme des matières pâteuses et brunâtres dont l'odeur se rapproche de l'odeur typhique.

Le grand épiploon, le mésentère, sont injectés et d'un rouge brun; les ganglions mésentériques sont d'un volume normal et parfaitement sains.

Le foie, de volume ordinaire, est fortement coloré en brun; son tissu est gorgé d'un sang liquide et poisseux, s'écoulant avec facilité; la substance de l'organe est un peu plus molle que dans l'état physiologique; la vésicule biliaire contient une petite quantité de bile de couleur et de consistance normales.

Rate et pancréas sains.

Les reins n'offrent rien de particulier; il en est de même des

muqueuses urétérale, vésicale et urétérale ; la vessie est distendue par une assez grande quantité d'urine claire et limpide ;
la muqueuse est saine.

Rien de remarquable dans le tissu musculaire et les vaisseaux
des membres.

Les grandes articulations sont à l'état normal.

Tableau récapitulatif

DES MALADES ET DES DÉCÈS FOURNIS PAR LES DIVERSES LOCALITÉS DU BAGNE

Du 22 mars au 31 août 1855.

LOCALITÉS.	NOMBRE des places de couchage.	POPULATION MOYENNE de la localité pendant L'ÉPIDÉMIE.	ENTRÉS depuis l'invasion.	DÉCÈS depuis l'invasion.	PROPORTION des DÉCÈS.		
Bagne n° 1..	800	792	106	42	39,62 déc. sur 100		
Bagne n° 2..	435	425	115	45	39,17	—	—
Bagne n° 3..	435	421	177	64	36,15	—	—
Bagne n° 4..	800	715	542	165	30,44	—	—
Salle n° 2...	370	440 (1)	24	11	45,83	—	—
Salles n° 3 et 4	522	483	55	14	25,45	—	—
Salle n° 5...	362	345	39	19	48,71	—	—
Salle n° 6...	246	242	»	»	»	»	»
Totaux...	3970	3863	1038	360			

(1) Il faut déduire de ce nombre, 80 condamnés logés au petit bagne
de Saint-Mandrier, ce qui porte la population de cette localité à 360
individus.

TABLEAU :

Tableau des entrées et des décès par suite du typhus

DU 22 MARS AU 31 AOUT 1855 PAR MOIS ET PAR JOURS.

DATES.	MARS.		AVRIL.		MAI.		JUIN.		JUILLET.		AOUT.	
	ENTRÉES.	DÉCÈS.	ENTRÉES.	DÉCÈS.	ENTRÉES.	DÉCÈS.	ENTRÉES.	DÉCÈS.	ENTRÉES.	DÉCÈS.	ENTRÉES.	DÉCÈS.
1	»	»	»	»	6	3	12	1	4	6	4	»
2	»	»	»	»	4	2	17	6	12	4	4	2
3	»	»	»	2	3	3	15	4	16	2	2	2
4	»	»	»	2	2	2	13	3	10	1	4	»
5	»	»	»	1	2	1	11	4	9	2	2	1
6	»	»	»	»	6	1	8	9	12	1	2	»
7	»	»	»	1	»	»	17	11	6	2	»	2
8	»	»	2	1	6	2	10	7	6	3	2	2
9	»	»	2	»	4	1	9	3	7	1	2	1
10	»	»	2	»	5	1	18	1	9	5	2	2
11	»	»	5	1	9	3	10	1	6	2	1	2
12	»	»	4	»	12	1	15	7	3	1	2	»
13	»	»	4	1	25	1	12	2	2	1	4	2
14	»	»	7	1	23	2	9	6	3	2	»	»
15	»	»	4	»	24	3	16	4	4	1	1	»
16	»	»	7	»	29	1	10	3	4	5	2	3
17	»	»	2	1	33	2	10	3	4	3	1	»
18	»	»	4	1	19	2	12	5	5	5	1	»
19	»	»	6	2	20	3	3	4	4	2	»	1
20	»	»	8	1	12	8	13	4	3	2	»	»
21	»	»	1	2	19	5	7	6	2	1	»	»
22	1	»	9	»	16	4	4	4	2	3	»	»
23	1	»	12	»	18	5	7	4	1	1	1	1
24	2	»	14	4	17	9	3	5	1	1	»	»
25	3	1	13	1	18	7	3	3	2	1	1	»
26	3	»	13	2	15	4	5	4	2	1	1	1
27	1	»	6	3	17	7	5	1	»	1	2	1
28	2	»	11	5	15	3	4	4	2	2	»	1
29	1	»	8	6	17	2	3	4	1	1	»	»
30	3	1	3	3	14	5	6	3	3	1	»	»
31	»	»	»	»	10	7	»	»	1	1	»	»
Totaux.	17	2	147	41	420	100	287	128	146	65	41	24

Récapitulation :

ENTRÉES..	Mars..... 17			DÉCÈS....	Mars..... 2	
	Avril..... 147				Avril..... 41	
	Mai...... 420	} 1058			Mai...... 100	} 360
	Juin...... 287				Juin...... 128	
	Juillet.... 146				Juillet.... 65	
	Août..... 41				Août..... 24	

APPENDICE.

Au moment où je termine ce travail (15 novembre 1855), deux mois et demi se sont écoulés depuis la fin de l'épidémie ; ayant conservé, jusqu'à ce jour, le même service, j'ai pu, pendant cet espace de temps, suivre les condamnés qui avaient été atteints du typhus, constater leur état de santé et la nature des maladies ultérieures qui ont obligé quelques-uns d'entre eux à rentrer à l'hôpital.

Pour le plus grand nombre, la guérison a été solide ; en consultant les registres d'entrées, je trouve que sur un total de 698 hommes guéris, il n'y en a eu que 34 qui sont retournés dans mon service ; aucun d'eux n'a été atteint du choléra qui a été observé, dans le bagne, pendant les mois de septembre et d'octobre, à l'exception d'un convalescent encore en traitement, qui a été pris dans la salle et a guéri.

Pendant ces deux mois, le choléra a sévi sur un nombre peu considérable de condamnés ; 45 seulement ont été atteints, 28 ont succombé.

Les maladies présentées par les 34 forçats rentrants ont été très-diverses, et généralement peu graves ; parmi elles j'ai compté 7 récidives comprises dans le tableau de la page 263 ; sur les 27 qui restent, il y a eu 4 décès par suite des maladies suivantes :

> Pneumonie chronique avec péricardite ;
> Diarrhée chronique ;
> Phthisie pulmonaire ;
> Ramollissement du cerveau.

Le typhus doit être considéré comme la véritable cause de cette dernière maladie ; le condamné, qui en a été atteint, entra à l'hôpital du bagne le 22 avril, présentant les symptômes d'un typhus très-grave, qui se compliqua de parotides suppurées surtout du côté gauche ; la peau fut décollée dans une grande étendue, et des collections purulentes profondes se manifestèrent ; le nerf facial participa à ces lésions, car quand la tuméfaction diminua, quand les plaies commencèrent à se cicatriser, on constata l'existence d'une paralysie du mouvement de tout le côté gauche de la face, la sensibilité y était aussi un peu altérée ; sorti, au milieu de juillet, de Saint-Mandrier, où ce malade avait été envoyé pendant sa convalescence, il rentra le 1er août à l'hôpital du bagne ; il était alors atteint d'une diarrhée intermittente à type tierce que le sulfate de quinine uni à l'extrait d'opium enraya avec facilité ; le malade était relativement dans un état assez satisfaisant lorsque survinrent des symptômes cérébraux graves qui se terminèrent promptement par la mort ; l'autopsie fit constater l'existence d'un ramollissement pulpeux bien caractérisé des hémisphères cérébraux et du corps calleux.

Les fièvres typhoïdes qui n'avaient plus été observées à l'hôpital du bagne depuis le mois de février, se sont montrées de nouveau au commencement de novembre, alors que depuis deux mois on n'avait plus noté un seul cas de typhus.

SECTION DEUXIÈME

ÉPIDÉMIE DE 1856.

L'épidémie de typhus qui avait sévi dans le bagne de
Toulon en 1855 avait pris fin avec le mois d'août ; en
septembre et octobre quelques cas de choléra avaient
été observés dans notre hôpital : de novembre à janvier,
les malades que j'eus à traiter ne me présentèrent rien
de spécial et d'insolite ; (à cette époque, le nombre des
malades était en moyenne de 70) lorsque, le 19 janvier 1856, fut admis dans ma salle un forçat provenant
du bagne 3, qui m'offrit tous les symptômes caractéristiques de la période d'irritation du typhus ; le 21 deux
nouveaux typhiques furent reçus à l'hôpital, leur nombre alla graduellement en augmentant, et il devint évident que nous étions en présence d'une nouvelle épidémie ; tous ces malades provenaient du bagne n° 3 mouillé
au Mourillon.

L'autorité médicale du port, prévenue de cette apparition du typhus, demanda sur-le-champ l'évacuation du
bagne infecté ; cette évacuation se fit très-rapidement ;
le 24 janvier tous les condamnés qui l'habitaient étaient
transbordés à bord du bagne n° 2 ; cette mesure eut un
très-heureux résultat dès les premiers moments ; ainsi
alors que, du 19 au 29 janvier, il était entré de cette

provenance 27 typhiques, du 30 janvier au 17 février nous n'en reçûmes que 5 ; mais à dater du 18, la maladie prit un accroissement rapide, le bagne n° 2 sur lequel avaient été versés les hommes du bagne 3 fournit le plus grand nombre des entrées, et dès la fin de février le typhus se répandit sur les autres localités et principalement sur les bagnes flottants ; l'épidémie entra dans sa période de déclin pendant les derniers jours de mars et se termina à la fin d'avril : 244 condamnés ont été atteints, 76 ont succombé.

ART. I. — ÉTIOLOGIE.

Les causes que j'ai assignées au typhus de 1855, ont pareillement contribué au développement de l'épidémie de 1856. Cependant depuis plusieurs mois, les conditions hygiéniques de la chiourme avaient subi des changements avantageux ; ainsi l'encombrement était beaucoup moindre, par suite de fréquentes évacuations à la Guyane, puisque le nombre des forçats, qui était en moyenne de 3863 en 1855, n'était que de 3000 en 1856 ; cet abaissement du chiffre des condamnés avait permis de diminuer surtout la population des bagnes flottants, où les conditions d'habitation sont loin de satisfaire aux prescriptions hygiéniques même les plus vulgaires. Mais si cette diminution du nombre des forçats avait l'avantage réel que je viens de signaler, elle constituait cependant un inconvénient sérieux, à savoir : travaux plus rudes et plus prolongés pour la chiourme, car l'activité continue de notre arsenal maritime, si accrue par la guerre d'Orient, exigeait des bras nombreux, principalement au commencement de 1856, et pourtant, dans l'espace de quelques mois, on avait eu 800 travailleurs de moins parmi les forçats ; de plus l'hiver de 1855-1856 fut très-pluvieux ; le mauvais temps ne ralentissait en aucune manière le travail des condamnés, même les jours fériés, et cette continuité des sorties n'avait pas seulement pour inconvénient fâcheux d'exposer les hommes aux pluies continuelles de la saison, mais encore les empêchait de veiller à leur propreté corporelle et à celle de leurs vêtements ; car, d'après les règlements intérieurs du bagne, le dimanche est consacré aux soins de propreté. — Ce sont, principalement, ces dernières causes que nous devons considérer comme ayant eu la plus grande influence sur le développement de la nouvelle épidémie.

En 1856, les forçats d'un âge mûr ont donné, comme en 1855, un plus grand nombre de malades : l'âge moyen a été :

En janvier de.............. 38 ans 2 mois.
En février de.............. 39 ans 11 mois.
En mars de................. 36 ans 10 mois.
En avril de................ 38 ans 5 mois.

La moyenne pour toute la durée de l'épidémie a été de 38 ans 8 mois.

ART. II. — SYMPTOMATOLOGIE.

1° Appareil cérébro-spinal.

1. ORGANES DE LA SENSIBILITÉ.

a. Déterminations morbides observées à la peau.

La peau a présenté en 1856 comme en 1855 des phénomènes variés ; elle a offert l'éruption spéciale, des colorations diverses et des gangrènes.

Éruptions. — L'éruption spéciale constituée par les papules et les pétéchies a été observée sur tous les malades ; les papules apparaissaient vers le 4ᵉ et le 6ᵉ jour, les pétéchies se montraient plus tard, en général à la fin du 2ᵉ septénaire : pendant le mois d'avril, alors que l'épidémie était sur son déclin, les pétéchies ont été plus nombreuses que les papules, et ont apparu en même temps que celles-ci, c'est-à-dire au milieu et à la fin du premier septénaire.

Les sudamina n'ont été observés que sur un seul sujet, le nommé Serra, n° 3279 ; ils occupaient le tronc et les membres supérieurs ; ils se sont montrés pendant le 4ᵉ septénaire, alors que le malade était en pleine convalescence.

Quelques éruptions particulières ont été notées sur certains malades, mais très-rarement ; le nommé Germani, n° 618, a présenté au 19ᵉ jour des pustules d'ecthyma sur la hanche droite; le nommé Levesque, n° 2076, des bulles sur les fesses et les cuisses le 12ᵉ jour ; un autre malade a eu le 8ᵉ jour, aux membres inférieurs, des plaques d'urticaire ; chez tous ces hommes, ces éruptions diverses existaient coïncidemment avec les papules et les pétéchies.

Colorations diverses de la peau. — La coloration érythémateuse de la face, qui avait été observée très-communément en 1855, a été moins prononcée et moins générale en 1856 ; la cyanose a été pareillement très-rare ; la coloration ictérique n'a été notée qu'une seule fois, elle était très-apparente principalement au tronc et aux membres inférieurs, elle s'est montrée le 11ᵉ jour ; lors de son apparition l'éruption spéciale pâlissait et s'effaçait rapidement.

Gangrènes. — La mortification des parties en contact continu a été très-rare ; je n'ai noté que 7 cas de gangrène spontanée :

1° Au lobule, aux ailes et au dos du nez ;

2° A presque toute l'étendue des membres inférieurs ;

3° Au pourtour du méat urinaire ;

4° A la paupière supérieure du côté droit ;

5° 3 cas se sont montrés aux talons.

Le nommé Cler, n° 4942, atteint de la forme adynamique du typhus, a présenté le 11ᵉ jour deux taches charbonneuses de la grandeur d'une pièce de un franc à la région fessière gauche. On n'a noté qu'un seul cas de gangrène de la surface d'un vésicatoire appliqué à la nuque.

Les furoncles simples ou anthracoïdes ont été rares, je n'ai observé qu'une seule fois un de ces derniers à l'angle droit de la mâchoire.

Modifications de la sensibilité. — L'exaltation et l'abolition de la sensibilité cutanée ont été plus fréquentes pendant cette épidémie ; l'hyperesthésie a été souvent partielle ; elle a siégé de préférence à l'abdomen et aux membres inférieurs ; quelquefois, alors que certaines parties présentaient une sensibilité exagérée, d'autres étaient tout à fait insensibles ; ainsi un des malades a eu, pendant plusieurs jours, une hyperesthésie bien marquée de l'abdomen, coïncidant avec une anesthésie complète des membres.

L'hyperesthésie s'est montrée à la fin du 3ᵉ ou au commencement du 4ᵉ septénaire, c'était toujours un symptôme grave.

L'anesthésie a été plus souvent générale, elle apparaissait plus tôt que l'hyperesthésie ; une fois on l'a notée le 7ᵉ jour, mais le plus ordinairement, elle se montrait à la fin du 2ᵉ septénaire ou au commencement du 3ᵉ.

Odeurs exhalées par la peau. — L'odeur typhique a été moins prononcée que dans l'épidémie de 1855 ; elle était surtout très-marquée pendant les vents de nord-est ou d'est. Le 20 mars, les fenêtres ayant été fermées à cause d'une pluie abondante, l'odeur typhique devint extrêmement repoussante et força à rétablir la ventilation.

b. Déterminations morbides observées sur les organes des sens.

Organes de la vision. — Tous les malades ont présenté au 1ᵉʳ septénaire une injection très-marquée des conjonctives ; les pupilles étaient contractées dans l'ataxie : sur deux typhiques, elles ont offert une inégalité de contraction très-notable pendant toute la durée du délire ; je n'ai remarqué qu'une seule fois une ulcération de la cornée de l'œil droit.

Organe de l'audition. — Au début de la maladie, il y avait un peu de surdité chez presque tous les malades ; les bourdonnements, les tintements d'oreilles ont été très-rarement observés.

Organe de l'olfaction. — Le coryza a été assez souvent un des symptômes du début ; une seule fois il ne s'est montré que le 11ᵉ jour.

Comme dans la précédente épidémie, les épistaxis ont

été rares ; sur un total de 244 typhiques, on n'en a compté que 15, qui se sont manifestées aux époques ci-dessous :

Pendant le 1er septénaire............ 11
Pendant le 2e   —   2
Pendant le 3e   —   1
Pendant la convalescence........... 1

Total................ 15

Ces épistaxis ont été peu abondantes, excepté une seule fois chez le nommé Parry, n° 4307, au 6e jour ; la quantité de sang écoulée a été évaluée à 700 grammes par le chirurgien de garde.

2. TROUBLES DES FONCTIONS CÉRÉBRALES.

La céphalalgie s'est toujours montrée dès les premiers moments de la maladie, excepté chez un malade, le nommé Delanoy, n° 5138, où elle n'apparut que le 6e jour ; elle a du reste présenté les mêmes caractères qu'en 1855.

Les autres troubles cérébraux ont été à peu près les mêmes que ceux qui avaient été observés pendant la précédente épidémie, seulement les manifestations qui les caractérisaient ont présenté, en 1856, une très-grande mobilité; souvent les malades, jusqu'alors éveillés, tombaient subitement dans la somnolence ou le coma, ou passaient rapidement du délire loquace et actif de la forme ataxique à la prostration et à la résolution des forces de la forme adynamique ; la somnolence et le coma ont été mieux marqués, plus durables qu'en 1855.

Le délire s'est montré plus souvent pendant les premiers jours du 2ᵉ septénaire ; sur 177 malades il s'est manifesté

Pendant le 1ᵉʳ septénaire. . . . .   50 fois.
Pendant le 2ᵉ   —   . . . .   127 fois.

3. TROUBLES DE LA MOTILITÉ.

Ils ont été à peu près les mêmes qu'en 1855 ; les contractures ont offert les mêmes caractères, néanmoins elles ont été plus souvent localisées ; une fois elles n'ont siégé qu'aux doigts ; chez plusieurs malades elles ne se sont montrées que sur un seul des membres supérieurs, et principalement du côté droit ; un malade qui, d'abord, avait présenté aux doigts des contractures énergiques, le 10ᵉ jour, fut atteint le 11ᵉ de véritables convulsions tétaniques.

Les contractures se sont manifestées le plus ordinairement du 10ᵉ au 15ᵉ jour.

2° Appareil digestif.

Les exsudations diphthéritiques de la muqueuse buccale ont été plus rarement observées en 1856 ; elles se sont montrées sous les deux formes granuleuse et en plaques surtout pendant la convalescence.

Les liquides buccaux essayés au papier réactif avaient presque généralement une réaction acide ; l'acidité était surtout très-marquée pendant la période d'irritation et pendant l'ataxie.

Deux fois, la muqueuse buccale a été le siége d'une hémorrhagie peu abondante, qui a promptement cédé d'elle-même ; une autre fois, une exsudation sanguine a eu lieu par la langue.

L'abdomen a presque toujours présenté sa forme normale; le gargouillement iléo-cœcal n'a jamais été noté; une seule fois, chez le malade atteint de gangrène spontanée des membres inférieurs, j'ai constaté un météorisme assez persistant.

Comme dans la précédente épidémie, la constipation a été la règle, et la diarrhée l'exception.

Sur les 244 condamnés atteints du typhus, la constipation, les selles normales et la diarrhée au début ont donné les chiffres ci-après :

```
Constipation..........   129 fois ou 52,86 sur 100
Selles normales.......    94    —      38,52    —
Diarrhée. ............    21    —       8,60    —
```

Le foie et la rate explorés par le plessimètre, chez tous les malades, ont rarement offert des changements de volume notables : sur les 144 typhiques, 69 fois le foie était sensiblement hypertrophié; 21 fois seulement la rate dépassait ses limites normales.

3° Appareil respiratoire.

La bronchite initiale et la bronchite de retour ont été observées sur un bon nombre de malades : la première sur environ 187, la seconde sur à peu près le 5ᵉ des cas.

En 1855, dès les premiers jours de la maladie, l'auscultation avait révélé la présence de râles muqueux à grosses ou à petites bulles dans les régions sous-claviculaires; en 1856, ces râles ont entièrement manqué.

Pendant la période d'irritation, on a constaté que les respirations étaient comprises entre les chiffres externes 20 et 38, moyenne 29 ; pendant l'ataxie entre

30 et 54, moyenne 42 ; pendant l'adynamie entre 14 et 32, moyenne 23 ; pendant la convalescence, la moyenne a été de 33 par minutes.

La respiration, le plus souvent normale, pendant la période d'irritation, s'accélérait pendant l'ataxie ; les mouvements respiratoires étaient ordinairement réguliers ; chez un malade au 3ᵉ jour de l'invasion ils étaient au nombre de 28, mais très-inégaux et difficiles à compter.

La voix, toujours voilée au début, était entièrement éteinte dans l'état adynamique, la stupeur profonde et le coma.

4° Appareil circulatoire.

Au début, on a constamment observé des frissons légers, constituant un des principaux caractères de la période prodromique ; ils ont été très-rarement notés pendant le cours de la maladie.

La température de la peau a été plus variable qu'en 1855 ; la mobilité des symptômes, le même jour sur le même sujet, rend compte de la grande variabilité de la chaleur cutanée ; elle était plus élevée pendant l'ataxie, et relativement plus basse pendant l'adynamie.

Les observations thermométriques ont été, à peu de différences, les mêmes qu'en 1855.

Les sueurs, assez souvent observées pendant la période d'irritation après l'emploi d'un vomitif et sous l'influence du sulfate de quinine, n'ont pas présenté le caractère critique qu'elles avaient parfois revêtu en 1855.

Les sueurs visqueuses, gluantes, macérant la peau du malade, ont été observées pendant l'agonie.

Le pouls a été généralement fréquent au moment de l'entrée du malade à l'hôpital (100 à 120 pulsations); mais bientôt sous l'influence du repos et de la médication instituée, il descendait assez souvent de 90 à 100; le chiffre le plus élevé a été de 132 pendant la période ataxique, le plus bas de 54 pendant la période adynamique, il était alors mou et dépressible.

Il était souvent irrégulier pendant l'ataxie et baissait sensiblement pendant la convalescence.

Examen du sang. — Dans le cours de l'épidémie de 1856, j'ai fait pratiquer huit saignées; le sang a présenté les mêmes caractères physiques qu'en 1855; plus heureux que lors du précédent typhus, j'ai pu obtenir l'analyse du sang de sept saignées. Ces analyses ont été faites par M. le docteur Paul Bories, pharmacien de 2e classe de la marine; voici les résultats obtenus :

TABLEAU :

NOMS des MALADES.	AGES.	SÉJOUR au BAGNE.	DATE de L'INVASION.	FIBRINE.	GLOBULES.	MATÉRIAUX SOLIDES DU SÉRUM. Organiques.	Inorganiques.	EAU.	OBSERVATIONS.
Goepfert .	22	4 ans.	4me jour.	2,30	80,80	58		858,90	Constitution forte; guérison.
Daurès....	26	4 ans.	8me jour.	2,89	138,21	76,50	5,40	777,00	Constitution forte; guérison.
Cross. ...	30	2 ans.	3me jour.	3,18	129,46	77,04	7,80	782,51	Constitution forte; guérison.
Ahmed....	28	5 ans.	8me jour.	2,01	107,56	63.85	6,05	820,53	Constitut. faible; guérison.
Rossignol.	26	4 ans.	4me jour.	2,86	109,62	62,67	6,75	818,00	Constitution forte; guérison.
Houillon..	38	8 ans.	6me jour.	2,48	130,45	66,47		800,60	Constitution forte; guérison.
Legaux...	37	3 ans.	7me jour.	3,80	141,00	72,20		783,00	Constitution forte; mort le treizième jour.

Les globules ont présenté une altération particulière chez les malades où leur nombre a été trouvé au-dessous du chiffre physiologique : examinés à un grossissement de 1700 fois, ils se montraient sous forme de petites vésicules imparfaitement pleines, sans noyau central ; beaucoup d'entre eux étaient légèrement frangés sur leurs bords, leur diamètre était en moyenne de 1/166 de millimètre ; ceux d'un homme sain comparativement mesurés ont donné 1/125 de millimètre.

La fibrine s'est maintenue aux environs du chiffre physiologique , elle l'a dépassé chez deux malades, Cross et Legaux, individus forts et robustes.

Les matériaux solides du sérum ont été dans leurs quantités en rapport avec la diminution ou l'augmentation des globules.

Dans les cinq saignées où le chiffre des globules a été inférieur, le caillot s'est difficilement séparé du sérum et était très-diffluent, il n'y avait pas de couenne.

Le sang de Cross et de Legaux présentait des caractères à peu près normaux ; le caillot se séparait plus facilement du sérum et offrait plus de résistance : celui de Cross était recouvert d'une couenne bien apparente.

5° Appareil génito-urinaire.

Les urines, abondantes dans les premières périodes, devenaient rares pendant la période nerveuse ; dans l'ataxie l'émission de ce liquide avait souvent lieu par regorgement. Les urines analysées par M. Baudet, pharmacien de 1ʳᵉ classe de la marine, ont fourni les résultats qui suivent :

1° *Urines de la période d'irritation.* — Récemment émises, coloration légèrement rougeâtre ; transparentes, limpides ; presque toujours acides, rarement neutres, jamais alcalines : après plusieurs heures de repos, formation de flocons épais, grisâtres, uniformément répandus dans la liqueur et finissant par gagner les parties inférieures ; pas d'odeur spéciale. Densité moyenne 1015,86 : sur 1000 parties d'urines l'analyse donne :

> Eau. 957,632
> Matières solides........... 25,110
> Urée..................... 10,332
> Acide urique............. 0,676
> Sels fixes. 6,250

Dans cette période, les urines présentent une diminution notable des matières solides, de l'urée et des sels fixes, et une augmentation de la proportion d'acide urique ; le mucus est très-abondant ; pas de traces d'albumine.

2° *Urines de la période nerveuse.* — Coloration jaune rougeâtre ; transparentes, limpides, presque constamment acides ; après un repos de plusieurs heures, formation d'un dépôt épais, floconneux, plus abondant que dans la période précédente ; odeur très-désagréable dans la moitié des cas. Densité moyenne 1022 : sur 1000 parties on obtient :

> Eau. 960,278
> Matières solides........... 24,110
> Urée..................... 9,608
> Acide urique............. 0,730
> Sels fixes... 5,274

Ces urines présentent encore une diminution des

matières solides, de l'urée et des sels fixes ; la quantité
d'acide urique est devenue plus abondante ; elles con-
tiennent de faibles traces d'albumine.

3° *Urines de la période de rémission.* — Coloration
d'un jaune pâle, transparentes, limpides, presque toujours neutres, très-rarement alcalines, jamais acides ;
après quelques heures de repos, léger dépôt de matières
muqueuses. Densité moyenne 1009,65, l'analyse donne :

        Eau. 971,000
        Matières solides...........   19,999
        Urée....................   3,160
        Acide urique..............   0,311
        Sels fixes................   5,530

Dans cette période, la diminution des matières solides
et de l'urée est beaucoup plus marquée que dans les
périodes précédentes ; l'acide urique lui-même est au-
dessous de son chiffre ordinaire ; le mucus est très-peu
abondant ; pas de traces d'albumine.

ART. III. — TERMINAISONS.

Sur les 244 condamnés atteints du typhus en 1856,
168 sont sortis guéris, 76 ont succombé ; la convalescence, chez les 168 malades guéris, a eu lieu aux époques
ci-après :

        A la fin du 1er septénaire.......... 10 cas légers.
        A la seconde moitié du 2e.......... 36
        Pendant le 3e..................... 78
        Pendant le 4e..................... 19

Les autres malades ont eu leur convalescence entravée par des complications et sont sortis à une époque
plus avancée, leur nombre est de 15.

Comme en 1855, la convalescence a été, le plus ordinairement, franche ; et rapide dès qu'elle était établie, les malades supportaient facilement et sans danger des aliments substantiels.

Sur les 244 typhiques, on a compté 76 décès ; une seule fois, à la fin d'avril j'ai observé un cas de typhus *siderans* ; le sujet était employé en qualité d'écrivain dans les bureaux de l'administration de l'hôpital du bagne, où je le voyais tous les jours ; un dimanche au matin, je remarquais un peu d'altération dans les traits, la face était rouge, comme bouffie ; il marchait lentement ; je le fis appeler et je l'examinai avec soin ; je reconnus tous les symptômes d'un typhus initial ; le sujet était constipé depuis 6 jours. Je le fis entrer sur-le-champ à l'hôpital, et je lui prescrivis un purgatif ; il mourut presque brusquement à 2 heures de l'après-midi ; l'autopsie ne nous montra que les altérations que nous avions coutume de voir chez les autres typhiques.

La mort a eu lieu le plus communément à la fin du 2e septénaire, rarement pendant le 3e ; sous ce rapport les 76 décès peuvent se classer ainsi qu'il suit :

1er septénaire	1
Fin du deuxième	44
Pendant le 3e	26
TOTAL	71

Les 5 autres décès ont eu lieu à des époques plus tardives par suite de complications diverses.

ART. IV. — COMPLICATIONS.

Les principales complications ont été des érysipèles, des parotides, des otorrhées et des abcès.

Les érysipèles, au nombre de deux, ont eu lieu à la face; chez l'un de nos malades, le sieur Barthez, nº 6550, l'érysipèle se déclara pendant la convalescence, envahit le cuir chevelu et se termina par deux larges abcès aux régions pariétales; ces abcès fournirent une très-grande quantité de pus bien élaboré. Chez l'autre malade, l'érysipèle se manifesta pendant la période nerveuse.

Les parotides ont été rares, je ne les ai observées que 5 fois ; 3 fois elles ont été simples avec engorgement des glandes sous-maxillaires ; 2 fois elles se sont terminées par suppuration, et ont hâté la mort des malades.

Une seule otorrhée a été notée, elle s'est montrée le 21ᵉ jour pendant la convalescence.

Les abcès ont été rares ; dans le relevé des feuilles de clinique je n'en trouve que trois : l'un siégeait à la région fessière droite, les deux autres à la partie supérieure des aines.

Art. v. — Formes.

Les formes que le typhus a présentées en 1855, se sont offertes de nouveau en 1856 ; elles se classent ainsi qu'il suit :

Forme ataxique	41
— adynamique	35
— ataxo-adynamique	94
— inflammatoire	11
— rémittente	1
Total des formes	182
Typhus siderans	1
Typhus léger	61
Total	244

ART. VI. — RÉCIDIVES ET RECHUTES.

Le typhus de 1855 avait sévi sur un grand nombre de condamnés, plus du quart de la population du bagne avait été atteint ; sur les 1058 typhiques de la première épidémie, 360 avaient succombé, 698 étaient sortis guéris ; il était très-important d'observer avec soin les hommes de cette catégorie et de noter ceux qui retourneraient à l'hôpital pendant la nouvelle épidémie ; les recherches à ce sujet ont été faciles, à cause du soin minutieux que l'on met, dans les hôpitaux maritimes, à conserver les feuilles de clinique où sont inscrits, nonseulement les noms et la provenance des malades, mais encore le traitement et les observations médicales du jour. J'ai pu ainsi, par leur aide, reconnaître que 9 hommes, qui avaient été atteints en 1855, ont de nouveau contracté le typhus ; je transcris dans le tableau ci-dessous leurs noms et les principaux renseignements :

NOMS.	NUMÉROS.	DATE de la 1re atteinte.	CARACTÉRE DE LA MALADIE.	DATE de la 2e atteinte.	CARACTÉRE DE LA MALADIE.
POMET.....	6371	Août 1855.	Typhus léger.	Mars 1856.	Typhus grave.
LACROIX...	6129	Mai 1855.	Typhus grave.	Id.	Typhus léger.
HERBIN....	6954	Juil. 1855.	Id.	Id.	Typhus grave.
HÉBERT...	4134	Juin 1855.	Typhus léger.	Avril 1856.	Typhus léger.
UHLMANN..	6480	Mars 1855.	Id.	Id.	Typhus grave.
CROSS.....	6865	Juin 1855.	Id.	Févr. 1856.	Id.
FRANSCECHI.	6671	Mai 1855.	Id.	Mars 1856.	Id.
LEGOUT....	5951	Id.	Id.	Avril 1856.	Id.
BRUNE.....	3353	Juin 1855.	Id.	Janv. 1856.	Id.

Sur les 9 condamnés portés au tableau ci-dessus, 7 n'avaient eu en 1855 qu'un typhus léger, en 1856 ils ont été gravement atteints, 2 d'entre eux ont succombé ; en ce qui concerne les 2 autres, 1 avait eu un typhus grave dans la première épidémie, il n'a eu qu'une atteinte légère dans la seconde ; l'autre a eu deux fois un typhus grave ; à part ce dernier cas tout exceptionnel, je puis conclure de ce qui précède qu'il est essentiel, pour être préservé d'une nouvelle atteinte de typhus, d'avoir présenté, dans une épidémie précédente, des symptômes typhiques bien marqués.

Dans le cours de l'épidémie de 1856, je n'ai noté que trois récidives :

NOMS.	NUMÉROS.	DATE de la 1re atteinte.	CARACTÈRE DE LA MALADIE.	DATE de la 2e atteinte.	CARACTÈRE DE LA MALADIE.
Perety...	5897	Janv. 1856.	Typhus léger.	Mars 1856.	Typhus grave.
Hébrard.	6278	Id.	Id.	Id.	Id.
Didier...	6080	Fév. 1856.	Id.	Avril 1856.	Id.

Les rechutes ont été très-rares, je n'en compte que 2 en 1856, 1 a occasionné la mort (Morineau, n° 6777).

ART. VII. — ANATOMIE PATHOLOGIQUE.

Pendant l'épidémie de 1856, sur les 76 décès, je n'ai fait que 28 autopsies. En général, les altérations cadavériques ont été les mêmes que celles relatées dans l'histoire du typhus de 1855 ; je me bornerai à exposer les faits les plus saillants.

L'*appareil nerveux* n'a présenté de remarquable

qu'une altération fort singulière et dont j'ai constaté, avec le plus grand soin, la présence chez quelques sujets ; je veux parler de l'effacement plus ou moins marqué de l'arbre de vie du cervelet ; cet état s'est présenté à des degrés divers, et a vivement attiré l'attention de tous les médecins qui assistaient à nos recherches anatomiques ; une fois, assistant à l'autopsie d'un individu libre, mort dans une des salles de l'hôpital principal par suite d'une affection cérébrale et dont le cerveau était congestionné comme chez les typhiques, je voulus m'assurer de l'état de l'arbre de vie : il était parfaitement sain.

Sur les 28 autopsies cette altération si insolite s'est présentée dans les proportions suivantes :

Presque entièrement effacé......... 2 fois.
Peu apparent..................... 5 —
A l'état normal................... 21 —
    Total............... 28

Les sinus étaient gorgés de sang noir et poisseux, la masse cérébrale était injectée, la coupe de la substance nerveuse offrait un aspect sablé bien prononcé ; une fois j'ai remarqué que sa consistance était molle et pulpeuse, trois fois elle était augmentée ; j'ai observé dix fois un léger épanchement de sérosité citrine dans les ventricules latéraux.

La moelle épinière, ses membranes, le liquide céphalo-rachidien ont présenté les altérations notées dans la précédente épidémie.

Appareil digestif. — L'état anatomique de la muqueuse buccale du pharynx et de l'œsophage a été trouvé le même qu'en 1855. En 1856 j'ai remarqué deux fois que la muqueuse de l'estomac avait une couleur vert-olive foncé ; au milieu des parties ainsi colorées, on voyait çà et là de petites plaques de 10 millimètres environ de diamètre d'un rouge vif; par l'examen à la loupe j'ai constaté qu'elles étaient constituées par de fines arborisations ; placées sous l'eau, ces plaques ont présenté de nombreuses villosités.

La muqueuse de l'intestin grêle était hypérhémiée ; sur environ le tiers des sujets j'ai trouvé les taches de Rœderer occupant principalement la partie moyenne de l'intestin à son bord libre ; aucune altération ayant des rapports ou des ressemblances avec celles qui caractérisent anatomiquement la fièvre typhoïde, n'a été notée.

Le gros intestin, le péritoine n'ont présenté que les altérations relatées dans l'histoire de l'épidémie de 1855.

Les ganglions mésentériques étaient sains dans l'immense majorité des cas, quatre fois seulement ils étaient sensiblement hypertrophiés ; une fois j'ai rencontré à leur centre des calculs du volume d'un petit-pois, qui, soumis à l'analyse, ont donné de la cholestérine, du carbonate et du phosphate de chaux.

Le foie avait assez souvent un volume plus considérable que dans l'état normal ; les altérations que cet organe a présentées se classent ainsi qu'il suit :

Hypertrophie peu marquée avec congestion, mais consistance normale....................	8	fois
Hypertrophie plus évidente, avec aspect granuleux du tissu et ramollissement sensible......	15	—
Atrophie avec altérations anciennes............	2	—
Sain.....................................	3	—
TOTAL......................	28	

Sur les 28 autopsies qui ont été pratiquées, 3 fois j'ai trouvé la vésicule biliaire distendue par une bile d'un jaune verdâtre et plus fluide que dans l'état normal.

La rate était saine dans les deux tiers des cas ; elle s'est présentée dans les états qui suivent :

Saine	18	fois.
Hypertrophiée	6	—
Atrophiée	3	—
Hépatisée	1	—
Total	28	

Le pancréas a presque toujours été trouvé dur et congestionné ; une seule fois il a présenté une consistance moindre que dans l'état normal (Bruyant, n° 4558).

Les parotides, les organes des appareils respiratoire, circulatoire, génito-urinaire et musculaire, offraient les altérations notées en 1855. Cependant les congestions pulmonaires ont été moins fréquentes et moins étendues dans la seconde épidémie.

ART. VIII. — PRONOSTIC.

Les causes, les symptômes, les formes du typhus fournissent les éléments nécessaires pour établir le pronostic.

Les condamnés d'un âge mûr ont été plus souvent atteints que ceux d'un âge moins avancé ; ce fait coïncide avec ce qui avait été déjà observé en 1855.

Sur les 244 typhiques, la moyenne de l'âge des entrants a été de 38 ans 8 mois ; elle est sensiblement plus élevée que celle de 1855 ; en ne tenant compte que des décès, la moyenne est de 42 ans 9 mois.

Comparés aux âges, les entrées et les décès se classent de la manière suivante :

AGES.	ENTRÉES	DÉCÈS.	OBSERVATIONS.
De 18 à 30 ans.	60	12	20 décès sur 100.
De 30 à 40 —	76	22	28,94 — —
De 40 à 50 —	67	25	37,31 — —
De 50 à 60 —	39	17	43,38 — —
De 60 à 70 —	2	»	Les deux cas furent légers.
Totaux......	244	76	31,14 décès sur 100.

Le pronostic tiré des symptômes a été à peu près le même qu'en 1855; cependant la grande mobilité des manifestations morbides, pendant la période nerveuse, qui a été un des caractères saillants de l'épidémie de 1856, a rendu, chez un bon nombre de malades, le pronostic plus fâcheux.

La mortalité relative a été un peu moindre qu'en 1855 ; j'ai déjà dit que le chiffre moyen des condamnés, pendant le premier trimestre de 1856, avait été de 3000 ; sur ce nombre 244 ont été atteints, ce qui donne une proportion de 8,13 pour 100 ; sur les 244 typhiques 76 ont succombé, soit 31,14 décès sur 100 ; en comparant ce chiffre avec le nombre total des forçats, nous avons 2,53 sur 100, résultat bien inférieur à celui de l'épidémie de 1855, où la chiourme avait été réellement décimée.

Art. ix. — Traitement.

J'ai suivi, pendant l'épidémie de 1856, le traitement que j'avais adopté en 1855 ; ainsi dès l'arrivée du malade à l'hôpital, je donnais une potion avec l'ipéca et l'émétique, dans le but d'obtenir des selles et des vomissements, puis ensuite le sulfate de quinine à la dose de 1 à 2 grammes et l'acétate d'ammoniaque. Les purgatifs salins employés pour combattre la constipation qui persiste souvent pendant la période d'irritation et les premiers jours de la période nerveuse, ont eu une action plus marquée et plus constante en 1856 qu'en 1855.

Pendant la période nerveuse caractérisée par une très-grande mobilité des manifestations morbides, qui lui sont propres, et par la prédominance de la somnolence et du coma, j'avais employé les divers révulsifs qui m'avaient réussi en 1855; mais n'en ayant obtenu en 1856 aucun résultat bien satisfaisant, j'eus recours à l'huile essentielle de valériane à la dose de 30 à 50 centigrammes dans une potion appropriée (1); les heureux effets obtenus par l'emploi de ce médicament ont été longuement exposés dans le traitement du typhus épidémique, à la fin de la première partie de cet ouvrage.

En 1856, j'ai prescrit l'essence de valériane à 172 malades; les résultats obtenus se classent ainsi qu'il suit :

Avec succès.................... 135 fois.
Sans succès................... 24 —
Effets douteux............... 13 —

En 1855, le musc et le camphre avaient combattu efficacement les phénomènes ataxiques et principalement le délire, mais leurs effets furent moins manifestes

____

(1) Voyez dans le *Bulletin de thérapeutique*, t. LIX, p. 241, mon travail sur les *Effets physiologiques et sur l'emploi thérapeutique de l'essence de valériane.*

en 1856 ; j'eus recours alors aux préparations opiacées ;
j'administrais d'abord le chlorure morphique, mais au
bout de peu de temps je dus renoncer à son emploi, et
je le remplaçai par l'élixir parégorique de la pharmacopée d'Édimbourg (teinture d'opium ammoniacale du
Codex), que je prescrivais à la dose de 1 à 2 grammes
dans une potion ; ce médicament a modéré, avec plus de
promptitude, les symptômes ataxiques et n'a pas déterminé l'excitation qui avait été quelquefois la suite de
l'emploi du sel morphique.

Les toniques et surtout les lavements vineux m'ont
rendu de grands services ; ces derniers avaient une grande
efficacité contre les selles involontaires qui s'observent
souvent dans la forme ataxo-adynamique, à la fin de la
période nerveuse.

Les fièvres typhoïdes, qui avaient disparu de l'hôpital
du bagne depuis le milieu du mois de décembre 1855,
ont été de nouveau observées, dans le courant du mois
de juin, deux mois environ après la fin de l'épidémie.

TABLEAU :

Tableau récapitulatif

DES MALADES ET DES DÉCÈS PROVENANT DES DIVERSES LOCALITÉS DU BAGNE
Du 19 janvier à la fin d'avril 1856.

NOMS des LOCALITÉS.	NOMBRE des places de couchage.	POPULATION MOYENNE de la localité pendant L'ÉPIDÉMIE.	NOMBRE DES ENTRÉES depuis l'invasion.	NOMBRE DES DÉCÈS depuis l'invasion.	PROPORTION des DÉCÈS.		
Bagne n° 1..	800	683	21	4	19,04 déc. sur 100		
Bagne n° 2..	435	401	157	57	36,30	—	—
Bagne n° 3..	435	» (1)	27	6	22,22	—	—
Bagne n° 4..	800	563	13	3	23,07	—	—
Salle n° 2...	370	432 (2)	11	2	18,18	—	—
Salles n°s 3 et 4	522	374	5	»	»	»	»
Salle n° 5...	362	337	10	2	20,00	—	—
Salle n° 6 (3).	246	210	»	»	»	»	»
Totaux...	3970	3000	244	74	31,14 déc. sur 100		

(1) Le bagne n° 3, où se manifestèrent les premiers cas de typhus, logeait, au 19 janvier, 256 forçats : il fut évacué, le 24 de ce mois, sur le bagne n° 2.

(2) Il faut déduire de ce nombre 80 condamnés logés au bagne de Saint-Mandrier.

(3) En 1856, comme en 1855, cette salle a joui d'une complète immunité.

TABLEAU

Tableau des entrées et des décès

DU 19 JANVIER A LA FIN D'AVRIL 1856, PAR MOIS ET PAR JOURS.

DATES.	JANVIER.		FÉVRIER.		MARS.		AVRIL.	
	ENTRÉES.	DÉCÈS.	ENTRÉES.	DÉCÈS.	ENTRÉES.	DÉCÈS.	ENTRÉES.	DÉCÈS.
1	»	»	»	»	8	5	2	2
2	»	»	1	»	3	1	1	2
3	»	»	»	»	3	»	3	3
4	»	»	»	»	7	1	»	»
5	»	»	»	1	5	1	»	1
6	»	»	1	»	8	6	1	»
7	»	»	»	»	3	»	2	2
8	»	»	»	1	3	»	2	1
9	»	»	»	1	»	2	»	»
10	»	»	»	1	4	3	1	»
11	»	»	»	»	2	2	1	»
12	»	»	1	»	4	1	2	1
13	»	»	1	»	8	2	»	»
14	»	»	»	»	3	1	1	1
15	»	»	1	»	2	1	2	1
16	»	»	1	»	6	»	»	»
17	»	»	»	»	3	1	3	»
18	»	»	5	»	2	»	»	1
19	1	»	3	1	»	1	»	1
20	»	»	8	»	1	2	»	2
21	2	»	6	»	4	1	1	»
22	1	»	8	1	6	2	3	»
23	5	»	7	»	3	1	»	»
24	5	»	6	»	3	1	1	1
25	2	»	5	1	11	1	»	»
26	1	»	10	1	2	»	»	»
27	1	1	9	»	2	»	»	»
28	6	»	1	4	1	»	»	»
29	3	2	4	1	3	»	»	»
30	»	2	»	»	1	»	»	1
31	»	1	»	»	2	1	»	»
Totaux.	27	6	78	13	113	37	26	20

Récapitulation.

ENTRÉES.. { Janvier... 27 / Février... 78 / Mars..... 113 / Avril.... 26 } 244

DÉCÈS ... { Janvier... 6 / Février... 13 / Mars..... 37 / Avril.... 20 } 76

FIN

TABLE DES MATIÈRES.

FIN DE LA TABLE DES MATIÈRES.

Corbeil. Typogr. et stéréot. de Crete.

CORBEIL. — Typographie et stéréotypie de CRÉTÉ.